大醫至簡

刘希彦 著——刘希彦解读伤寒论［第二版］

湖南科学技术出版社

U0325099

目 录

绪

论

本书以医圣张仲景的《伤寒杂病论》（简称为《伤寒论》）为底本，来解读古中医的思想和临证。

我们知道，历代名家都对《伤寒论》推崇备至，历代经得起检验的汤液家多精研此书。《伤寒论》所载之方剂名为经方。张仲景是汉代以前的经方的总结者和发扬者。

何为"经"？在我们的文化里，不是随便一本书都可以称为"经"的，唯有通天之学方可谓之"经"，比如佛经是经，《道德经》是经，《易经》是经，简言之都是揭示这个世界最本质规律的。先秦以后，只有两部书称为经：《六祖坛经》和《茶经》。可见这个"经"字之分量。在中医的方剂前面加个"经"字，亦可见经方之分量。现在一提经方，自然就会和元明清的医学相背驰，一背驰就会说否定我们这几百年的医学成果。几百年，相对于漫长的中医历史太短暂了。中国文化成熟得早，易理象数也好，文化哲学也好，青铜器也好，玉器也好，最高成就都是在春秋战国之前，到汉代已经在衰落了。何况近几百年的中医理论主要来自于文人的著作，空谈多过实证，诡辩多过大道，且大多是文人为了博名故意另辟蹊径的东西，立言立派的效果是达到了，医学却变混乱了。

关于《伤寒论》的来源，皇甫谧的《针灸甲乙经》序文上有这样的记载："伊尹以元圣之才，撰用《神农本草》以为《汤液》。"；"仲景论广伊尹《汤液》为十数卷，用之多验。"

张仲景之所以是医圣，首先是他参悟和发扬了伊尹《汤液》，发扬了汉代之前的古经方，然后在纷乱的辨证体系当中确立了最适合汤液学的六经辨证体系，用来指导运用经方。所以，我们今天在这里讲经方不为复古，更不为疑今，只为在杂说蜂起之世，追本溯源的发扬真正的古中医，但求真耳。

对于经方，自古有这样的说法，说只要使用得当，就能有"覆杯而愈"的效果。所谓"覆杯而愈"，就是说喝完药，把杯子洗了扣在桌上，病就好了。这个听起来好像不可思议，以大量经方家的临证实证来看，此言是不虚的。如果辨证准确，外感病常态只需要半剂药，上午吃下午好，晚上吃早上好很正常，该退烧的会退烧，该止泻的会止泻。慢性病的也是几剂药就会有明显效果，甚至是几剂药治愈的也有很多。绝对不是现在所说的中药慢。

历代能够参透这本书的寥寥无几，原因是张仲景在这本书里没有系统地讲述他的医学理论。这就好比一本武功秘籍，只有招数，没有详尽系统的内功心法。加之又是一本残书，经过历代流传还有错简，以及后人加上去的一些自相矛盾的东西，所以历代能真正学通这本书的人是少之又少，很多人只能高山仰止。

现今对《伤寒论》的研究，大部分只停留在依葫芦画瓢的阶段。在临证上，只要能够与书中的方证对应上，就能有好的治疗效果。书中没有提及的，或者那些似是而非的症状，分析起来就有困难了，选方就没有把握，自己组方效果又不理想。《伤寒杂病论》写于竹简时代，行文方式是极简的，不过寥寥几万字，而疾病的反应又千变万化，哪能够一一对应？

胡希恕先生，大家都很熟悉了，是一个很好的经方名家，他推崇方证对应。实际上，张仲景教的是加减变化之道，比方说他用桂枝汤变化出二三十个方子来灵活治疗人体各种各样的情况。胡希恕当然明白这个，他之所以不提倡加减变化，是因为我们还没有弄清楚组方后面的原理。

张仲景所传承的经方医学的指导思想是什么？是如何思考人体的？组方用药的原理为何？这些药物又是怎样在人体当中起作用的？只有弄清楚这些问题，我们才能真正地学到"仲景之法"，而不只在临"仲景之方"，才能像张仲景一样用简单的几十味药物因证组方，以一驭万，而效如桴鼓。现在我们就来逐一破解这些问题。

经方的思想属于道家思想的范畴，这是毋庸置疑的。我们知道，中国的文化在汉代之前是以道家思想为主导的，汉初以后才转为以儒家思想为主导。张仲景传承的是古经方，他和道家的联系自然不言而喻。

要用道家思想来理解《伤寒杂病论》，那就先要讲两个本体上的问题。

第一个问题：人类到底有没有治病的药？

答案是人类目前少有治病的药。为什么？打个比方，我们造了一台电脑，造了一台洗衣机，我们今天就可以修电脑，今天就可以修洗衣机。而我们人呢？人是造物主造的，是上帝造的最精密的仪器，是被造物。从哲学上来讲，我们永远修不了自己，除非我们有和上帝同等的智慧，就好像一台洗衣机永远不可能修它自己一样。

既然说我们修不了自己，那医疗又是什么？先从西医说起。西医领域一直在致力于研究治病的药，那西医领域到底有没有治病的药呢？先说感冒，现在大家都知道了，抗生素不是感冒的特效药。在国外门诊，大夫是没有权利随便开抗生素的，若开了，他可能会面临吊销执照的处罚。那问题就来了，既然抗生素不是感冒的特效药，那感冒的特效药又在哪里？西医界的答案是没有。如果感冒都没有特效药，那别的病呢？自然更没有特效药了。比方说糖尿病、高血压，我们都知道，终生服药。这些药是控制血压，控制血糖，但不能治愈。不但治不好还伤肝肾，因为服用这些药物引起肝肾衰竭的患者现在很多。如果病严重了就手术，把坏掉的器官切割或置换。然后就是排异反应，因为不是原装器官人体不完全接受。这种治疗追求的是五年存活期，如果能存活五年就算治愈。

那中医领域有没有能治病的药？一样没有。

能够对抗疾病的只有人体自身的免疫力。因为我们人体的免疫基因链能对付已知的几乎一切疾病。比方说艾滋病，人体免疫力正常的能抵抗艾滋病十到二十年不发病。个别免疫力极强的终生不发病。癌症、非典之类的自愈的就更多了。既然人体免疫力这么强大，为什么还会生病？是因为我们的免疫力受到了抑制。真正的古中医是反对用药去治病的，而是着眼于恢复人体秩序，打开让免疫力受到抑制的这把锁，然后让免疫力自己去治病。也可以理解为药物是帮人体排病的，而不是自己去治病。人体为天之道场，顺应人

大道至简的古中医

005

体之作为，便为顺其自然，这是道家的思想，真正能"覆杯而愈"的只能是人体自己，而非药物。

第二个问题：古中医和后世中医的区别是什么？

古中医帮人体排病，言证不言病，证为自体如何排病之证据，顺势而为，顺水推舟，不逾越人体去妄自作为；后世中医以为药能治病，总以某方某药治某病某症来论治，常常越俎代庖，越过人体自身之作为。

区分古中医和后世中医应以汉代为界。

先说后世中医。后世中医是以药治病治症的。病好理解，什么是症呢？比方说后世中医经常说的脾虚肾虚痰湿瘀血就是症。

我举一个病例来说明这个问题。男子的虚劳房事类疾病，后世中医大都从肾论治，分肾阴虚还是肾阳虚。如果是肾阴虚，用生地黄、熟地之类的滋阴药；如果是肾阳虚，那就是巴戟天、杜仲这类的药。我早年学过很长时间的后世中医，知道用这类药的效果，多数情况下或有暂时缓解，往往迁延不愈，有时补肾药吃多了还会上火。《伤寒论》里有一个桂枝加龙骨牡蛎汤，没有一味补肾药，辨证准确的话治这个病效果的确立竿见影。桂枝加龙骨牡蛎汤之所以能治好这个病，是因为它没有拿药直接去补肾，而是着眼于人体的大循环，人体的循环恢复了，津血运化归肾，它的肾气自然就会增强。如果人体自己就不能补肾，又有什么药能直接补肾？能隔山打牛的补一点，却起不到根本的作用。这就是后世医家治病动辄给患者吃几个月的药，收效却不明显的道理。

再如治肿瘤类疾病，现在的医师动不动一张大方子，几十味活血化瘀攻坚散结的药，如果人体大秩序没有恢复，人体自己就不散结，仅用这些药也不会有太好的效果。

《伤寒杂病论》的治病思想是道家的，所谓"无为而无不为"，就是不妄自作为，不干预天和，不代人体去治病，而是先弄清楚人体在如何排病，为什么排不了？然后致力于平衡能量，恢复通道，从而让人体能自己去治病。有什么力量大得过人体本身，药物若顺水推舟，自然无往而不利，四两拨千斤；若自行其是，则寸步难行。

既然药物不能治病治症，那药物学上所说的补肺补脾发汗通便又怎么理解？其实这些说法也都是不准确的。举例说明：我们常说桂枝是发汗的，学过《伤寒论》的都知道，桂枝也可以用来止汗。白术这味药，后世说它健脾止泻。北京有个大夫，专用白术治便秘，成了他的独门绝技了。到底桂枝是发汗还是止汗？白术是通便还是止泻？其实这都是后世医家的说法。通便止泻哪能是药物能够做到的，这是人体自身无数条神经配合而形成的一个指令，药物本身不能够代替人体来行使这个指令。药物无非平衡人体阴阳，帮助人体驱走病邪，然后由人体自己来下这个指令。比如桂枝，它只是把阳气送到肌肉组织，表的阳气够了，病邪排出去了，人体则会复其常，该出汗会出汗，该止汗也会止汗；白术是气化中焦的，中焦气化，津液得以运行，该止泻会止泻，该通便会通便。

学过经方的都知道，经方来来去去就是那么三四十味药，《伤寒论》里主要的方子也就那么几个，无非加减变化而已，却能治人体一切的疾病。人体的疾病何止千万，为什么经方能以不变应万变，说明经方不是治病的，而是用来治理人体的，人体排病的方式就那么几种，所谓大道至简就是这个意思。人体排病途径通畅了，自己就能治病了，何用药物代劳？

《伤寒杂病论》的理论当源于黄老之学，也来自当时比较正统的道家思想。其实传统中国文化的理论皆自"道"而来，诸子百家也都宗道。道为何，宇宙自然之规律。百家学说无非是由道及术的分支，后来大道既衰，道才成了专门的一家，谓之道家。《伤寒杂病论》有一个重要特点就是，虽为道家医学，却与道教不一样，其中并无巫医祝由禁咒之内容，而是直取大道，更近老庄之观念。历代将各种纷纭的学说附会入《伤寒杂病论》的很多，其中的道家思想却少有人去探寻。讲道家医学就要讲无为，讲顺应天然，医家不可妄自作为，不妄自作为才能无为而无不为。医学自仲景之后，整体趋势是越来越有为，越来越喜欢滥用药物对抗疾病。结果大家也看到了，中医汤液学相比仲景时代衰落得太厉害了。两千年来，我们非但没有让中医有所寸进，反倒让中医治病从覆杯而愈，一剂而解，沦落到中医不治病，中医治病慢，中医只能调理的境地。

仲景之术和后世医学还有一个区别：其术虽本源于道，却不空谈大道，而是抓住人体运行规律这个根本，将道转化为具体对人体运行规律的认知。这种大道至简，直取核心的立场，才是真正的高见地。后世的医家往往喜欢谈玄说道，细推敲起来里面未必有道，临证用药甚至背离实实在在的人体规律，其分歧繁复更是千门万户观之不尽。本书的主旨不在空谈医理中的道，而是严守仲景的语境，不杂不染，不枝不蔓，让习之者能回归本真，破解仲景的方法和组方用药的规律，以应之于临证提高治愈率。

《伤寒论》的辨证体系是六经辨证。

要讲辨证，就要先把"病"和"证"的概念弄清楚。现今说的病通常是指病灶，比如肝炎、癌肿、感冒之类，这都是病。"证"是人体在对抗和排除这个病邪的时候，产生的全身的整体反应，如发汗、呕吐、下利、发热、肋胀等便是证。

当人体将病邪排解了，病也就好了，证也就减轻了；当人体不能将病邪解除时，就会有证。证者证据也，事实上是人体和疾病对抗和僵持的证据。

人体排除病邪的渠道主要有两个：以周身千万个毛孔为主体的"表"系统；以胃肠为主体的"里"系统。病邪还有可能在中间层面（现今习惯称为半表半里）进退以寻求出路。半表半里是以躯壳空腔为主体的中间区域，这里面富集淋巴和黏膜，多免疫细胞，且下通水道。半表半里这个概念《伤寒论》里没有明确提出，只言及"表里之间"这个概念，我们为了统一语境，按现今习惯称为之为半表半里。

"证"发生的位置，按上面说的可划分为表、里、半表半里这三个层面。

证还有阴阳的区别——阴证和阳证。

何为阴证阳证？临证上，如果人体对疾病的抵抗产生亢盛的反应，我们称为之为阳证；如果人体对疾病产生虚衰的反应我们称为之为阴证。这种反应的差别主要来自于人体津血能量的多少。人体津血的多少，脉象反应得最直接。所以凭脉象的虚实来判断阴阳往往比较准确。

以感冒为例，我们区分寒性感冒和热性感冒，不是看这个患者受的是寒，还是受的是热，而是看这个患者自体对感冒的反应，自体气血充足的人，一般都发烦渴、怕热之类的阳证热症；自体气血虚少的人，一般都发畏冷、拘急之类的阴证寒症。例如冬天亦多热症，夏天亦多寒症，便可佐证此说。

既然证的能量属性有阴阳之分，自然表、里、半表半里三个层面各有一组阴阳，于是便形成了"六经"。

表病的阳证我们称为之为"太阳病"，阴证称为之为"少阴病"；里病的阳证我们称为之为"阳明病"，阴证称为之为"太阴病"；半表半里的阳证我们称为之为"少阳病"；阴证称为之为"厥阴病"。此所谓"六经"，是六经辨证之总纲。

这种六经的划分，是为了临证应用而设，是为了便于运用其工具属性来测量和辨析人体，并非学术上的全面定义。划入半表半里的厥阴病，应该是病位为半表半里而能量偏阴的证型。而阴极阳生，阳气无根欲脱这种极端而典型的厥阴反应，未必能和常规的半表半里证相应。具体到厥阴病章节的时候会详解。

古中医关注的不是病本身，而是人体的排病之势，然后协助人体去排除这个病邪。这就要知道人体的能量状态和人体选择的排病途径在哪里。推定的证据，我们称为之为"证"，也就是诸如发热、体痛、呕吐、腹泻之类的人体的症状反应。中医所谓辨证施治，而非辨病施治，正解应该是这样。

治病之途有二：一曰平衡人体的能量（阴阳）；二曰找到人体自然选择的排除病邪的途径（表、里或半表半里）。合而为六经。这就是六经辨证的实质。

六经辨证将人体分为表、里、半表半里三个层面；每个层面都有一对阴阳，三阴三阳是为六经。

现在来具体分析张仲景的六经辨证体系。

我们知道，后世中医多用五行脏腑辨证、经络辨证等。这些也是《黄帝内经》里的辨证方式。为什么张仲景要在《黄帝内经》之外提出一套六经辨证指导汤液学呢？要破解《伤寒杂病论》的理路，就必须先弄清这个问题。

我们知道汤液学是用药物来治病的，所以还是要在药物上找答案。

后世常说某药入肝经入胆经入肾经之类。事实上药物不是智能的，不能绝对定位。举例说明，黄芩这味药，大家都知道，苦寒药，后世说它清肺火清胃火，也有说它清肝火清大肠火，说法不一，很混乱。都对也都不对，只能说明一个问题，药物并不能单独走到某一个脏腑或某一个经络，药物只能走层面。我们吃辣椒，一吃头有汗，身也有汗，说明辣椒这味药它走表。大黄这味药，一吃就腹泻，说明它走里走下。事实上药物只能精确到走表、里或半表半里，不能精确到只入肝入肾，更不能单顺某经络巡行。药物在人体里的作用是粗线条的，是走大层面的。我们若用局部的思路去指导使用药物，反而不准确。

六经辨证体系是大而化之的，所以才适用于指导药物治病。《黄帝内经》里的经络脏腑辨证体系，主要是指导针灸砭熏之类的疗法的，这些治疗是可以具体定位到某经某穴，以及与之对应的脏腑的。所以《黄帝内经》里讲针灸类理法，不涉方药；《伤寒论》讲方药理论，不涉针灸，经书的分工和界限是明明可见的。很多人在争论究竟是《黄帝内经》里的辨证体系正确，还是《伤寒论》的辨证体系正确？其实是分工不一样。

那六经辨证和脏腑经络辨证是不是矛盾的呢？据我的研究，并不矛盾。在仲景的理论体系里头，脏腑经络虽不能涵盖六经，六经却能涵盖脏腑经络，因为六经是大层面，大层面里面自然能包涵具体的脏腑经络。比方说，"太阴"在六经里指"里"这个层面，自然也包含着这个层面相关的脏腑经络——肺和手太阴肺经；脾和足太阴脾经。其他经络脏腑看其归经的名称为就可知道，都可以分属在六经里头，不一一列举。这个在临证上有没有意义呢？是有意义的。举个例子说明。胡希恕先生曾总结过，肾腹水用越婢汤常常有效，而肝腹水用柴胡方常常有效，为什么？其实只要参考经络脏腑就能解释：肾经既称为足少阴肾经，少阴经在六经里是表经，说明肾经是络表的，自然可以从表论治。越婢汤是治表病的方子，自然治肾腹水有用。肝经既称为足厥阴肝经，厥阴在六经里是半表半里，可以理解为肝经是络半表半里的。柴胡方是治半表半里病的，所以治肝腹水有用。

再举一个药物的例子，在《伤寒论》里常用炮附子温阳，尤其是温表阳。当阴证出汗不止时，张仲景是用炮附子来止汗的。后世说的炮附子温肾阳。为什么所谓温肾阳的药能止汗呢？因为汗出是表证，而肾经是络表的。炮附子能温表阳，表阳亦能归肾。

这就是张仲景对于六经和脏腑经络的思考方法，他虽然没有在书中明确解释，但是可以通过他的组方用药规律和临证的效果反推出来的。我理解仲景的六经辨证体系，就是这样一套以六经统经络脏腑的辨证体系，如此一打通，在临证上会有无穷的妙用，也便于在一个统一可靠的辨证体系里头理解和归纳后世的时方。

但要切记一点，不可将六经的定义解释为经络脏腑，亦不可将六经辨证纳入经络脏腑辨证来理解和运用。于汤液学而言，只能将经络脏腑辨证纳入六经辨证里，把它作为表里大层面里所包含的具体脏腑经络来理解。此主次关系不可颠倒，因药物之力只入大层面，不能入局部。若脱离这个实际，方药的疗效便不确切，仲景之后近两千年，汤液学之失以此处为要。

后世用经络脏腑等理论来指导方药。这些理论是不是对的？是对的，人体确实存在这些规律。但有一个问题，对人体而言，我们能够生存，靠的就是脾胃吸收营养，再通过各脏器的配合将能量往表输送，将代谢的废物从里排出。表里运行才是人体最大的运行，是阴阳运行之大法门。产生热量向上向外，产生废水废渣向下向里，这是人体最大的循环模式，肝克脾脾克肾以及具体的穴位之类只是细节。肺炎患者若不能及时解表和通里，二十四小时之内就可能病危。

至于五行，《黄帝阴符经》里说"天有五贼，见之者昌"。既称为"贼"说明是外部的，不是本质的。可以这样理解，五行只是现象，是阴阳运行所派生出来的表象。如果不从本质和大局入手，是很难左右表象的，就像太阳从南回归线回来了，我们阻止不了春天的到来；太阳若不回来，我们也不能从春天下手让春天到来。所以张仲景的辨证体系不从五行入手，而是直入阴阳。

更重要的是，上古经方医学之法门，也是《伤寒论》的治病理念和后世医学的治病理念之不同在于：《伤寒论》不是以方药直接治病的，而是顺应人体的排病途径，协助人体去治病的；而表、里和半表半里这三个途径是人体排除病邪的天然通道。

针灸砭熏之类的治病原理也治的是人的体表，由表来治里。几根针扎在体表就能治好体内的疾病，这是一种大道至简的治疗方式，典型古人的大智慧。

为什么古人用汤药和针石来治病，而不是别的方式？比如我们古来就有中医的外科手术，华佗就是代表。"文革"时期，还有外国的纪录片导演在中国农村拍到过完全针灸麻醉的中医剖腹产，这个视频网上就有。为什么我们明明早就有中医外科手术，却不普及这种治疗方式？说明古人已经认识到人体是可以通过由外治内，由此处治彼处来治愈疾病的，不需要在人体内部进行伤害性的定点治疗。西医看似大巧，实质上是大拙，上帝创造了疾病这把锁，就一定留下了钥匙，如果治病一定要拆开人体，甚至切除器官，实则是侮辱了上帝的智商。

现在的汤液学独重脏腑辨证，将疾病归结为诸如肝的问题，脾的问题，然后用药去调这个肝脾，这本质上已经接近西医的定点思维了，而偏离了传统中医的真正的大循环整体观，以至于中医越来越背离其真正的传统。

再来说说仲景之后的汤液学辨证体系为什么会越来越杂乱的问题。

这是因为宇宙之中影响人体的因素很多，于外有五运六气；于内有脏腑经络气机升降枢机开阖等各种运行；且有风水命理能量场、七情六欲对生理的影响。如果我们都去推求都去分析，还怎么去治病呢？最关键的是，药物主要是作用于人体层面，而非主要作用于人体之外。仲景辨证体系的特点是不在外围亦不在玄学中打转，而是实实在在地在人体规律里来推求。后世的中医往往喜欢谈天地说气运，言及人体的时候却玄虚模糊，不免流于臆测，总之落不到实处。事实上，药物首先治的不是天地气运，而是人体，如果不以人体自身的真实情况为基准，药物怎么能有确切的疗效呢？再说，药者钥也，同音通解，治病其实就是一把钥匙的问题。如果外在的因素考虑太多，或者一切因素都去考虑，难免会忽略人体自身，忽视重点。即便六经辨证这么极简的归纳法，临证上经常还是会错杂纷纭，还需要从中找主证找大局，找人体的主要矛盾，否则无从下手。张仲景的治病思路就是以人体反应，也就是"证"为依据的来找钥匙找重点的思路。《伤寒论》的主要篇幅就是在分析这个。

我们从主要的方面去理解人体，让药物做到它能做到的，将主要的方面治理好了，人体是一个有自我组织恢复能力的系统，次要的方面也就跟着好了。若从小处着手则终将为大处所制。

《黄帝内经》成书于战国之前，张仲景写《伤寒论》是在几百年后的东汉。也就是说在仲景之前，那些经络脏腑五运六气之类的理论早就有了。为什么张仲景要以六经来论治？是因为真正适合汤液学的是六经辨证体系，他才编写了这部书来归真溯源。本来汤液学可以在此基础上步入坦途，张仲景没有料到的是，后世的医学家又用那些他曾经摒弃的纷乱的理论体系来主导汤液学，甚至很多医家用这些理论体系来解读《伤寒杂病论》，以至于中医越来越复杂，方子和药物越来越多，疗效也越来越不理想。

本人研究《伤寒论》，得入其门主要得益于胡希恕先生的学说，受胡老书本上的恩惠很深。胡老一生提倡严格的方证对应，不提倡将脏腑经络等《伤寒论》中不涉及的理论强行引入《伤寒论》的研究。或云《伤寒论》之前伤寒和后金匮的第一章都言及脏腑经络，此为晋人王叔和所加，学术界已有公论；《伤寒论》的序言学术界也普遍认为是后人伪造的。这里不细谈真伪问题，但看文本，总之，在《伤寒论》第一章之后可靠的原文里的确鲜少提及这个。对于大篇幅反复提及的视而不见，对于偶尔出现的真伪不可靠的文字加以偏执，这种学术精神研究古籍是不足取的。胡老这种原原本本回到《伤寒论》的学术精神对我影响很大。

本人研究《伤寒论》的立场：第一，以道解术，万法无非道之一法，做学问循道而行方可少咎；第二，用张仲景的语境和逻辑来解读，绝不引入其不涉及的理论体系，这样才能确保其理论体系的纯正和解读接近原意；第三，不停留在方证对应的层面，而是破解经方后面的组方原理和规律，解决这一学术难题，以得源头活水。所破解的理法必须放在《伤寒论》的原文脉络里去比对，在组方遣药的规律里去印证，条分缕析，前后互证，做到有理必有据，直至一以贯之，解读无矛盾无死角，方可不自欺欺人；第四，我早年也学过后世中医，回溯至《伤寒论》，一路探索，所有心得皆在临证上运用过，疗效的确殊胜从前，方才确信。合此四则，方敢言去伪存真。

在《伤寒杂病论》的原文中，张仲景极少讲临证的心法，零散的涉及过一些，并不系统。方法后面的原理也极少言明。此书就像是一本只有招数没有心法的武林秘籍，历来但凭习学者各自参悟。加上经历代传抄又是一本残缺和顺序错乱的书，且有后人加上去的很多文字，这就让习学者更加困难。破解《伤寒论》的临证原则和具体而微的组方心法，历来是经方界的难题。

古今注家常借由《黄帝内经》中的五行藏象经络运气等等理论来附会解读。理论上虽然越来越丰富，但是去仲景之原文语境越来越远；并且文字上也很难自圆其说，总是此处能说通，彼处又说不通了；更重要的是在临证上会出现有理论不如无理论，有解读不如无解读的困局，经常是理论搞得很精妙，还不如方证对应，也就是依瓢画葫芦的照搬条文有疗效。若不能破解仲景的临证心法和组方原理，终不得源头活水，自然很难如仲景般组方千变万化，灵活地应之于万病。

关于仲景临证心法的恢复，本人不敢说完全还原仲景之法，毕竟有一部分问题书中并未言明。但也绝不敢背离原文的语境，亦不敢涉及原文不涉及的理论，总之不自欺不造作。经典虽难读难解，草蛇灰线，伏脉千里，总有线索。只要对经典有基本的诚意，不妄生枝节，不妄立名相，便能以诚通微。

医学离不开实证，这套心法是将各种不同门类的对《伤寒论》的解读方法，尽本人所能的大致实践过之后，实证下来疗效更好，也更方便学习和操作，方敢抛砖引玉。

关于《伤寒论》的临证心法，简而言之涵盖三个方面的内容：

阴阳

病位

淤堵

【一】 阴阳

先说阴阳问题。

《伤寒论》里对于阴阳的判断，落实到临证是指人体能量的多少，也可以通俗地说是气血的多少。

《伤寒论》临证的第一原则就是阴阳原则，正确判断人体的能量（气血）水平关系到组方用药的大方向。

阴阳既然是由能量的多少来判断，就好比油箱里的油，油充足自然是阳，油少自然是阴。人体的油箱怎么看？最直观的就是脉象，也就是用血管里血液的充实度来判断阴阳是最准确的。既然判断阴阳最直观的是看血管里面血液的充实度，那这个充实度怎么衡量？

诸如细（形状细）、弱（弱小或无力，不任按）、虚、空、芤（此三者皆可理解为按之空虚，而程度不同）之类血管里血少的脉是阴证的脉；反之，实（按之比正常态更充实，沉取不虚）、盛（来势盛大）、滑（来去如走珠、流利且如珠子般有圆鼓态）之类的脉则是阳证的脉。

需要注意的是，脉象沉（位置偏沉）、迟（跳动慢或不流利）、缓（过于缓和），一般来讲指的是脉的状态，并不是反应血液充实度的准确数据，所以哪怕出现这些脉象，只要血管里的血是充实的，也不可断为阴证；反之，哪怕脉象躁（躁动不安）、数（速度快）、疾（急而偏有力），只要血管里血少，要么是阴证，最多也就是阴虚阳亢，不可断为纯阳证。所以血管里血的多少是判断阴阳的标准。

我们在取脉的时候可以把脉当成一根水管来看，水管里水的充实度，通过你的手去感知。脉以不沉不浮、虚实快慢适中，从容有神为贵。脉上偏阳还是偏阴，是以虚拟的居中值来评估的。需要注意的是，越往夏至走，脉象会浮盛一些；越往冬至走，脉会沉实一些。一天中亦然，午时浮盛；子时沉实。饭后、运动后脉偏盛。只要偏差不是太大，这些都是正常现象。

能量贵在居中。能量过于实盛的，为阳证，且热证的可能性比较大；能量虚少的，为阴证，且寒证的可能性比较大。这个居中值需要我们通过大量的实践，摸过足够多的样本数，才能在心中形成一个参照标准。中医是一个势能医学，不是一个精准的数据医学。所以，不一定要达到百分之百正确，能够判断出脉是偏阴还是偏阳，偏多少，操作当中取一个尽可能准确的估计值就可以，关键是在于偏阳偏阴的大方向判断要准确。

在取脉的操作上，判断津血之多少，沉取是最重要的。有的脉，浮取的时候感觉很弱，沉取下去会发现是有力的；有的脉是浮取有力，沉取下去就空了。那就以沉取的充实度为准，因为浮取比较偏于假象，有可能只是虚热和虚亢在顶着。

取脉的时候经常会遇到这样的情况：左右手，或寸关尺三部脉的状态不一样，那怎么来判断阴阳？取六部脉的平均值更接近准确。比如，我们可以试着在心里打一个分，左脉四分，右脉六分，那平均值是五分，是居中正常脉。比如，寸脉是七分，关脉是三分，也是取平均值。按这个原则来处理，最容易得到准确的阴阳数据。

需要注意的是，在六部脉取平均值的时候，双手尺脉占的评分比要更高。因为这是血液的来源，如果来源没有，其余部脉有可能是假象。另外左手脉也可以比右手脉适当评分比高一点。因为左手更偏向于主血，也就是更主深层有形能量；右手更偏向于主气，也就是更主浅层动能。但重点还是尺脉，这个是关键。我的习惯是，三指整体取脉后，单指再沉取一下尺脉，这样来获得尺脉的准确数据。例如在脉的寸和尺偏差较大，六部合参还是大方向判断不下时，那就以尺脉的状态作为判断的主要依据。

在取脉时必须要做到左右手的寸关尺、浮中沉都获得准确数据，否则很容易误判。

脉上断阴阳还要注意的是，出现诸如弦（琴弦一般的绷直态）、紧（比弦更紧，紧如转索）、躁（躁动不安）、大（外大内虚）的象，往往是病气邪气顶着，它的亢是一种假象，所以需要依据弦紧躁大的程度对这个脉的充实度适当打一些折扣下去。

对于有亢盛假象的脉，要想知道它的气血到底有多充足，我们依然是要通过沉取的办法才能获得相对准确的数据。沉取下去的时候，表面的亢躁会被压制住，才能更真实地感知里面气血的实际充实度。如果还是判断不明确，可以参考回弹力，就是用力沉取之后，迅速松一点（手不离开脉搏），回弹快，回弹有力的气血更充实，反之更虚少。

关于脉象具体形态上的解读，可参考《濒湖脉学》。如果《濒湖脉学》与《伤寒论》上的解读不一样，以后者为准。

取脉最重要的目的是为了断阴阳，因为断阴阳在脉上最准确。这几步严格的操作下来，基本上阴阳的大方向就能断得比较精准了。

《伤寒论》辨证的总原则是脉证相应，单一脉单一证皆不可断。但单从断阴阳这一个数据来讲，本人实证下来，还是脉上容易准确。尤其在判断不下的时候，从脉是最不容易出错的。

表里病位和寒热虚实的问题从脉上也能获得信息，但不能单凭脉来判断。实证下来，表里病位和寒热虚实还是问证比较直观准确，脉上也有一些信息量，可以作为问证的参考。

为了更好地把握人体能量状态的大方向，还可以从脉上获得两个方面的信息：

辨人体整体的寒热。

取能量状态的大象。

如何辨寒热？很简单，寒热从脉上来辨，就是脉搏每一下跳动的推动力。有热象的脉，或是有力，或是速度快（现在的人普遍缺少运动，正常来讲男子每分钟脉搏跳动 75 次，女子 80 次为居中。上下浮动 10 次以内不算明显偏快或偏慢。从事过长期重体力劳动的人脉搏稍偏慢为正常。小儿脉搏偏快为正常。）反之，推动无力或跳动迟缓，可以作为有寒的数据（不限于是有寒）。

寒热和阴阳是两个概念。阴证的脉也可能跳得很数疾；阳证的脉也可以跳动迟缓。这就意味着，阴证也可以有热；阳证也可以有寒。

我们从脉象上收集的人体寒热的信息仅仅作为参考，还需要结合问证来精准判断，因为人体的寒热往往是局部的，呈错综态分布。比如可以同时有胃热和肠寒，或里热和表寒。这就不能单凭脉象来下具体结论，还要通过问证，用脉证相应的原则来确定。

取寒热不能用平均值的方法。应该先看大方向，大方向是明显的热，那就当热证处理，忽略轻微的局部的寒；大方向是明显的寒，那就当寒证处理，忽略轻微的局部的热。如果大方向的偏差不大，则可以分别对待，比如胃寒和表热同时存在且明显，可以相应的寒热药同用。

何谓取大象？若细辨脉象有很多种形态，《濒湖脉学》上讲解很详尽。其实按照《伤寒论》的临证原则，是不讲这么详尽的，因为是能量思维，而非辨病的思维。既然如此，从脉象上取到能量格局和状态的大方向就可以了。此谓取大象。

能量会有哪几种状态上的失衡？相应的脉象有哪几种？

第一种是弦脉。偏弦、甚至偏紧的脉，脉是呈收束态、绷紧态。这类人往往是循环不通，或身体有淤阻（各种淤阻都有可能）。弦脉所主的是整体能量呈收缩态。在用药上就要考虑用到打开闭阻和瘀滞的药来平衡能量的状态，比如桂枝、麻黄、香附、陈皮、厚朴、枳实、当归、川芎、大黄、芒硝。

第二种是散大脉。表现为状态过于涣散；整体脉或单部脉过于散大而虚；快慢不定或脉失从容。这种脉所主的能量是偏向于涣散、散乱的，与弦脉的收束态相反。用药上可以考虑用到收敛和建中的药来平衡能量的状态。比如收敛的白芍、山萸肉、乌梅、龙骨、牡蛎；建中的炙甘草、大枣、人参、饴糖。

第三种是阴虚阳亢脉。最常见的有细数脉（脉细主津液虚，却跳动快或疾而有力），以及尺弱寸盛脉。用药上需要用滋阴药来平衡能量的状态，比如地黄、天花粉、麦冬、阿胶。

关于尺弱寸盛脉补充说明一下：尺脉弱，而非弱至阴证的程度，同时尺弱与寸盛反差较大，这样的脉象才是典型的阴虚阳亢。如果尺脉很阴，沉取极弱，哪怕也有寸盛，可以理解为阴证而有上热，要当阴证来处理。如尺弱和寸盛的反差不大，可归入上热下寒范畴，而非典型的阴虚阳亢。如果尺脉并不弱，脉的上下偏差主要是由于寸关的过于盛、滑、实造成的，可直接视为阳热病脉。这些细微的差别在临证中很难精准定义，但我们的目的不是下定义，而是感知人体最真实的能量状态，根据能量状态配比适当的药物就好。也就是说，根据具体的阴阳寒热状况具体处理就好。临证上这些问题未必就是以单纯的状况出现，滋阴药再合清热药，滋阴药再合扶阳建中药，清热药再合建中药，诸如此类都是有可能的。

取大象，脉可以是主要的依据，但如果单凭脉来断，还是容易有误差。需要结合问证，用脉证相应的总原则，互相参看后再来定案比较准确。

《伤寒论》在脉上讲得最多的是脉断阴阳，其余的东西很少言及。后面两个步骤是本人根据《伤寒论》的基本组方用药精神，结合大量临证实践出来的。阴阳是治病最重要的原则，是前提。而后两步关于能量格局上的问题，偏差如果不大的，不需要去管，也就是不需要再加减针对性的药物；如果偏差较大才需要去顾及。

《伤寒论》是能量和势能的医学。从这三个方面入手来认识一个脉象，就能把握住能量格局大的方面。有些医学体系会用脉象来断人体很细微的东西，根据《伤寒论》的原则，建议在临证的时候先不要去关注那么多，小处着眼，终将受大处所制；大处着眼，小处也会随之得以解决。所以，我们取脉的时候主要是要训练自己取方向取大局的能力。有了把握大局的能力，如果能兼顾精微的技术当然可以；如果说没有定大局的能力，却将注意力放在各种脉的奇巧伎俩，或以脉辨病的名相之学上，是不可能运用好《伤寒论》的方法的。

古人号脉所谓"三部九候"。三部指的就是寸口（腕部桡动脉）、跌阳（足背部的胫前动脉）、人迎（颈侧动脉）。

现在多数情况一般只取寸口脉。《伤寒论》讲到脉象的地方不多，讲到三部九候脉就更少。虽然在《伤寒论》的序言里明确提到三部九候脉的重要性，但关于此序言学术界普遍已有公论，是后人加上去的。如果是序言里明确提出的重点，而正文里却极少提及，这也是不合理的。《伤寒论》的总原则是脉证相应，不以单一现象论病，因为单一数据常常指向多种可能性，只有在全面的脉和证的数据当中来分析人体，且脉证之间，证证之间互相佐证，互相勘误，才能达到最大程度的客观准确。所以《伤寒论》并没有把单一法门发展得很复杂。因为过于发展某个方法或依赖于某个方法，容易带来认知上的偏执和误判。《伤寒论》发展的是辨证思想，就是在全面的现象当中来寻证来推导，不执不着不偏不倚中正公允。在思辨精神和心性上站住脚跟才是学医上最难的东西，比学方法难。三部九候脉可以用，尤其在情况复杂的时候，多一个数据，多一层验证总是好事，但《伤寒论》全面辨证的核心思想不可走偏，走偏了容易丢掉最精髓最有效的东西。

脉象	常用药物或方剂
阴脉	附子、干姜
阳脉	生石膏、大黄、芒硝
寒	附子、干姜、生姜
热	生石膏、大黄、芒硝、黄连、黄芩、黄柏
弦紧脉	桂枝、麻黄、陈皮、香附、木香、枳实、枳壳、厚朴、当归、川芎、大黄、芒硝
散大脉	山萸肉、白芍、乌梅、五味子、龙骨、牡蛎
上盛下虚脉	用药可寒热并进，且可酌情加收敛下行药如山萸肉、茯苓、半夏、白芍、生代赭石。方剂：以里证为主的上热下寒，为半夏泻心汤类方；以半表半里证为主的上热下寒，为柴胡类方剂；以表水证为主的上盛下虚，为越婢汤、大青龙汤类方剂；以阴证为主的上热下寒，为金匮肾气丸、黄土汤、乌梅丸、通脉四逆加猪胆汁汤类方剂。
上虚脉	相应的能量药加上行药如升麻、葛根、桔梗、黄芪。
阴虚阳亢脉	地黄、栝楼根（天花粉）、麦冬、阿胶。

~~~~~ 【二】病位 ~~~~~

　　《伤寒论》里论述最多的是关于排病层面和位置的问题，简称病位问题。《伤寒论》这套医学不立病名，不是以药治病的医学，而是治理人体排病渠道的医学。何以见得？假如用一句话来证明你读过《伤寒论》，应该是这一句："此为表"，"此为里"，"此为津液虚"。这就是《伤寒论》里几乎无限循环模式在讲的内容，大部分篇幅都在重复的表里、津液问题。通俗地说就是往表排病，往里排病，还有能量的问题。研究《伤寒论》不立足于此，临证不把相关的方法和系统弄明白，反而着眼于书中很少提甚至不提的理论，无异于南辕北辙。

六经是人体排除病邪的六个渠道，分为表、里、半表半里三个层面，三个层面各有一组阴阳，统称六经。

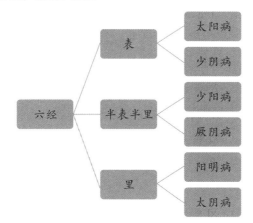

【表：指的是肌肉、骨骼、皮肤为主的躯壳区域。里：胃肠消化道区域。半表半里：可以理解为表里之间的广大的中间区域，《伤寒论》只言及表里之间，现在习惯称半表半里。】

（一）三阳病证及其对应方剂

太阳病

太阳病，简而言之有两个关键含义：表（排病层面）；阳（能量）。

太阳病分为伤寒，中风，温病三种证型。

这三种类型实质上主要是根据能量状态的不同来区分的。

中风，能量有损耗。典型证：汗出、恶风。适用方剂：桂枝汤（桂枝、白芍、生姜、炙甘草、大枣）。

伤寒，能量未损耗。典型证：不汗、喘。适用方剂：麻黄汤（麻黄、桂枝、杏仁、炙甘草）。

温病，能量富余而生热。典型证：汗出、喘、怕热、心烦。适用方剂：麻杏石甘汤（麻黄、生石膏、杏仁、炙甘草）。

先列举一些太阳病的主要症状：

发热（体温升高）、汗出、不汗、鼻塞、头痛、体痛、恶风、恶寒、怕热（自感燥热，非体温升高）、心烦、喘。

这些症状当中，如发热、鼻塞、头痛、体痛、恶寒这几项是三种类型的太阳病都有可能出现的证。余下的证，为相对指向较明确的典型证。

辨证的原则一：**取大象**

即找到最典型的现象。

例：病人出现发热、鼻塞、头疼、体痛、不汗、喘。其中有伤寒的典型证"不汗"、"喘"。是否可以断为伤寒。在现有条件下是可以的。

如果再加上一个证——"怕热"。

这就是"不汗"和"怕热"两个典型证在一起了。怎么办？温病有没有可能不出汗？是有可能的。那伤寒有没有可能怕热？不会。怕热一定是身体里面有富余能量而生热。这样来看，怕热这个情况更典型，更能说明问题，那就要断成温病。这就是取大象的用法，就是取其中最典型最能说明问题的现象来综合分析而断病，才能做到更高的准确率。

临证之难在于错综复杂，似是而非。为了达到更高的准确率，辨证原则二：**单一证不可断**

比如说单一典型证"汗出"，有多种可能性；单一典型证"喘"，也有多种可能性。单一典型证"怕热"，也有多种可能性，比如后面会讲到，阳明病也会怕热。单一证一般来讲都具有多重可能性。所以，只有两个及两个以上的证来合参指向同一个结果，准确度才高。比如说，不汗而喘定伤寒，汗出而喘定温病，准确率就高了。

辨证原则三：**脉证相应**

脉象主要是定阴阳大方向的，所以必须要脉证合参。

比如：汗出、恶风两个证，如果合上大方向为阳的脉，才能是太阳病，才能指向太阳病里面的中风类型。如果汗出、恶风两个证合上大方向为阴的脉，那就是表病和阴病组合，为少阴病。

《伤寒论》的理法就是这样通过证据，层层比对推导而得出结论，就像法院审案。从整部《伤寒论》的基本条文可以看出，皆是客观证据的推论，无丝毫之主观。这才是《伤寒论》在临证上的可谓伟大之处——律法精神。这也是《伤寒论》之所以能达到极高疗效，在临证方法上与其他医学最重要的区别。

这种精神的核心观念是客观，而非主观。主观的医学容易错误率高，而且需要很长时间和很大量的经验积累，才能达到一定疗效，而且很难复制。而客观的，有严格推论方法的医学则可以短时间学会，而且能达到很高的治愈率，而且好复制。这就解决了中医界的两大难题：可言明可操作的清晰理法和复制传承问题。在今天的中医学现状下，经方中医的这种客观和理法精神，尤为难能可贵。

证型	方剂	典型脉证
伤寒	麻黄汤	无汗而喘；脉紧
中风	桂枝汤	汗出、恶风；脉缓
温病	麻杏石甘汤	汗出而喘、怕热、心烦；脉盛、疾

少阳病

关键含义：半表半里；阳。

少阳病是中焦脾胃功能弱，而造成的上下表里不交通，邪结于半表半里区域。适用方剂为小柴胡汤（柴胡、黄芩、半夏、生姜、炙甘草、大枣、参），以建中和疏通半表半里区域为主旨。

主方	典型脉证
小柴胡汤	往来寒热、心烦喜呕、胸满胁痛、嘿嘿不欲饮食、目眩、口苦、咽干；脉弦
柴胡桂枝汤	少阳病和太阳病合证
大柴胡汤	少阳病和阳明病合证

往来寒热、心烦喜呕、胸满胁痛、嘿嘿（牵连情志的不适感）不欲饮食这四个主证只要具备一条就可以断为少阳病，因为此四证为二证合一，不违背单一证不可断的原则。

在临床上往往会出现驳杂的局面，比如太阳病和少阳病同时存在，那怎么办？这里再讲一个原则。

辨证原则四：**合方原则**

就是同时存在两个明显的证型，那就两个方剂合而用之。

例：脉为阳，证见胸满胁痛，同时还有汗出、恶风。这就是既有少阳病，又有太阳中风，那么就将小柴胡汤和桂枝汤合为一方，即是柴胡桂枝汤。

例：脉为阳，证见头痛、体痛、发热、恶风、恶寒、烦躁、不汗出，脉浮紧。我们知道，除了"头痛"、"体痛"、"发热"等太阳病的共有证之外，"恶风"为津液虚，中风的典型证，指向桂枝汤；"不汗出"是表不解，伤寒的典型证，指向麻黄汤；"烦躁"是温病的典型证，指向麻杏石甘汤。将三个方向合方，组出就是大青龙汤（组方为：麻黄、桂枝、生姜、杏仁、大枣、炙甘草、生石膏。考虑发汗和温病用白芍皆不宜，去掉了桂枝汤里的白芍）

阳明病

关键含义：里；阳。

阳明病主要是指肠胃有淤堵，往里排病不畅通的情况；泛指胃肠道的能量状态为阳的所有情况。根据淤堵的程度和能量状态，有以下几个主要方剂：

调胃承气汤（炙甘草、大黄、芒硝）：肠实胃弱，即肠道有淤堵，而略有胃及津液的不足。故有大黄芒硝泻实，还有炙甘草建中补津液。

小承气汤（大黄、厚朴、枳实）：里有淤堵，未至硬结，故有大黄而无芒硝；

大承气汤（大黄、芒硝、厚朴、枳实）：里有严重淤堵，有硬结，大黄芒硝同下。

还有一种情况，胃及胃以上的区域有热且津液虚，我们一般也将其归入阳明病，适用方剂为白虎汤（生石膏、知母、炙甘草、粳米）。

主方	典型证
大承气汤	便秘或热泻、腹不按即痛、潮热、谵语、腹泻急迫而恶臭；脉实盛。
小承气汤	便秘或热泻、腹按之才痛、潮热、谵语、腹泻急迫而恶臭；脉实盛。
调胃承气汤	便秘或热泻、潮热、腹泻急迫而恶臭；脉盛而略虚。
白虎汤	怕热、大烦、渴而多饮、热汗出；脉洪大。

阳病有三经（太阳、少阳、阳明）。

如果同时具有两经或三经的证，将如何处理？

大医至简——刘希彦解读伤寒论【第二版】

原则上人体的能量是有限的，不大可能同时支持解表又同时支持攻里。所以，如果是表里同病，因战线太长，需要先表后里。如果是太阳和少阳的合病，或少阳和阳明的合病则可以合方。

辨证原则五：**表里合病，先表后里**

例：脉为阳，证见发热、不汗出、喘、便秘、脉紧。在这里"发热"、"不汗出"、"喘"为表不解，"便秘"为里证。为表里同病。先表后里，处麻黄汤。

举个生活中的例子就好理解了。茶壶的盖子上的小孔如果堵住了，壶里的水是倒不出来的，我们只要把那个小孔疏通了，水自然就下来了。这里用麻黄汤就相当于去疏通那个孔，打开表气，表气一通，大便也就下来了。

先表后里的准确理解，是不可以同时用汗法（发汗）和下法（致泻）。

如果以桂枝汤为主，略加少量大黄辅助，而成桂枝加大黄汤，不造成病人明显腹泻，或桂枝汤也不是典型发汗剂，这样处理是不违背理法的。

如果三阳证同时具备，辨证原则六：**三阳合病治从少阳**

万变取其中。人体的能量有限，半表半里是中间区域，是表里的枢纽，枢纽疏通了，其他层面也随之而解了。

例：证见发热、头痛、恶风、口苦、胸满、便秘。这里有表证"恶风"、"发热"、"头痛"；也有里证的"便秘"；同时还有半表半里证的"口苦"、"胸满"。三个层面皆有，处小柴胡汤。

辨证原则七：**取大局原则**

如果同时见两经及两经以上的证，其中一经证明显，其余经证不明显，那就直接取明显的一经来治疗。

比如：表证和里证同时具备，里证明显程度重，表证轻微，可治里。

比如：三阳合病，而太阳证明显，其余两经证轻微，可治表。

取大局原则和前面的原则不矛盾，因为取大局是在部分情况很明显或严重，而其余情况不明显或不严重的情况下才用的。

取大局原则在临证的时候非常重要，因为一般来说单纯的病少，错综复杂的病多。治病须从大处着手，大方向处理好了，小方向会随之转变；如果从小处着手，终将被大处所制。所以需要抓大放小。

（二）三阴病证及其对应方剂

三阴病一言以蔽之：能量（津血）少，人体排解病邪呈现出消极衰退的反应。三阴的对治方法是建立能量为先。

少阴病

关键含义：表、阴。典型证：但欲寐、汗出多、身体拘挛；脉微细。主方：麻黄附子甘草汤（炮附子、麻黄、炙甘草）

太阴病

关键含义：里、阴。典型证：腹泻不止、四肢厥逆（冷过肘膝）；脉沉弱。主方：四逆汤（生附子、干姜、炙甘草）

厥阴病

关键含义：阴极阳生。典型证：阴证的上热下寒类证。主方：通脉四逆加猪胆汁汤（生附子、干姜、炙甘草、猪胆汁）

辨证原则八：**能量永远是第一位的**

三阴病以能量为先，所以附子和干姜是最重要的药。

	主方	典型证
少阴病	麻黄附子甘草汤	绝大多数表证，如果以脉象阴为前提，都可以定义为少阴病。
太阴病	四逆汤	绝大多数里证，如果以脉象阴为前提，都可以定义为太阴病。
厥阴病	通脉四逆加猪胆汁汤	绝大多数半表半里证，如果以脉象阴为前提，都可以定义为厥阴病。广义上的厥阴病可以用柴胡类方剂合扶阳类药物（炮附子、干姜为主）来处理。

（三）阴阳之辨

在临证上，阴阳指的是人体能量的多少。

理论上不会有阴阳的合病，因为人体能量的总量是一定的，不可能又多又少。但是，结合上六经层面，阴阳合病的情况是有的。这种合病，其原理是能量分配在人体不同区域的不均衡，与人体能量的总量不是一回事，人体的能量总量还是一定的。

比如说，证见便秘、心烦，这是阳明证；同时又见汗出多，恶风、四肢拘挛不伸，这是少阴证。这种情况如何处理？

阴阳凭脉断，脉象是关键。如果脉象偏阳，那就以阳明为主方向；如果脉象偏阴，那就以少阴为主方向；如果脉象的阴阳偏差不大，那就阴阳同治，可以阴阳病的方子合用。

【三】 淤堵

在治病过程中除了辨明阴阳和排病层面之外，还要考虑人体内存在的各种淤堵。

淤堵的问题不是一定有的。因为用前面两个原则即可组成一个常规的经方了，针对病位的引导能量药往往也能祛除淤堵。如果淤堵较重，才需要另外增加祛除淤堵的药。

何为淤堵？就是结实之邪，如：气、湿、饮、痰、痈脓、瘀血……

偏气态之结是气结；如雾之水液为湿；有形之水液为饮；顽结之水液为痰为痈脓；血之郁结为瘀血；结而坚则为燥屎为瘤为癌。

常见瘀堵类型	典型证	相应方剂及药物
水饮	渴不欲饮，饮不解渴，小便不利；心下满；头昏眩；身肿或重；黄疸；心胃腹区域的悸动反应。	方剂：茯苓甘草汤，苓桂术甘汤，五苓散，猪苓汤，小青龙汤，大青龙汤，越婢汤，真武汤，茵陈蒿汤、防己黄芪汤等。
食淤	参考阳明证	方剂：白虎汤、承气汤类方剂。
淤血	其人喜忘或如狂（涵盖各种情绪异常），羸瘦（干瘦而怯弱），皮肤枯槁甲错，消谷善饥（能吃易饿），面目黯黑，腹部硬或拘急。	方剂：桃核承气汤，抵当汤，大黄䗪虫丸，百合地黄汤，桂枝茯苓丸，当归芍药散等。
痈脓	肺痈证：胸满隐痛，咳吐浊脓，肌肤甲错，振寒脉数，口燥不渴，喘不得卧。	方剂：《千金》苇茎汤，葶苈大枣泻肺汤等。
痈脓	肠痈证：肌肤甲错，面多横肉，话多，手足燥热或汗多，腹中肿痞，腹中淋痛（刺绞类痛感）。	方剂：大黄牡丹汤，薏苡附子败酱散等。
气滞	胸闷气窒，打嗝，屁少，爱生闷气，胸肩内抠。	方剂：四逆散等；以及陈皮、香附、木香类开气滞药。

阴阳、排病层面、淤堵。这三个方面构成了《伤寒论》的经方辨证系统的大方向。在临证时，都是看当下证，随当下证治之。

辨证原则九：**随当下证治之**

何为当下证。如发烧之类的急性证，以当下为准，烧退了就是退了；一些慢性证状，以发作周期为准，过了常规发作周期而未发作，就是当下已经没有此证了，常规来讲是以一到三天为周期。

有时证情复杂，三个方面的问题兼有多种，比如同时太阳病、少阳病、阳明病、水饮、瘀血、食淤皆具。那就以抓大局为原则，不可面面俱到。力量分散，大局不明往往疗效不佳。

原则上大局可以不止一个，但也不可过多，过多则说明辨证不明确，而且兵力分散，重点不明，问题是解决不好的，疗效势必掣肘。何谓多，常规来讲，大局问题在三个以内为宜。

在绝大多数情况下，抓大局的原则都是适用的。但也有极少数的情况，多个方面的问题都有，都势均力敌，难分主次，如果强行去分主次，便犯了主观之弊，所以在这种情况下也可能同时处理三个以上的主要问题；或者模糊就当模糊治；实在局面过于混乱，万变取其中，从中论治（常用四逆散和小建中汤）。因为在辨证原则上，**客观是真正的前提——辨证原则十**。

如果从更高的层次上来看，只要还在六经辨证的框框里，就谈不上真正的客观。真正的客观是真实的辨识人体能量和排病势能的运作，与人体实实在在的觉知和合力。如果执着在某个辨证系统，或某个医学流派上，那就还是在工具上着眼。六经辨证再高明，也是有限的，只是一个用六个层面来分析的相对粗糙的定法而已。而人体的运行就像河水一样，是自然而然的，是不定法。在自然法面前一切定法皆非正法。所以我们最终要将人体看成流动的，看成一团能量，与这团能量发生真实的互动，人体怎么做你就怎么做，顺势而为，合着人体的想法去拿捏处理的层次和分寸。医家最忌讳的就是有我，要无我，要破掉执着和主观才能入道。没有定法容易走入主观和臆断，执着于定法又容易走入着相和僵化。

《易》云："易无思也，无为也，寂然不动，感而遂通天下之故。"这才是中医里最重要的"易"的精神。

大医至简——刘希彦解读伤寒论【第二版】

【四】临证演示

（本医案为模拟医案）

病：外感。

证：脉弦；小便多，渴不欲饮，咽干，胸闷，头晕，胃口差。

步骤一：释证（按照阴阳、排病层面、淤堵三个方面来读解证状。）

脉弦：能量无明显的偏差，可划归为阳证范畴。

小便多：表（病位）。

【注：按《伤寒论》的原则，小便关联的是表的问题和水液代谢问题。小便多说明表是通畅的，且水液代谢通畅。】

渴不欲饮：里；水饮（淤堵）。

咽干：半表半里。

胸闷：半表半里。

头晕：表。

胃口差：里。

步骤二：辨证（在证和证的比对互参之中，去伪存真，归纳出最终的确证，然后依脉证处方。）

渴不欲饮为水饮，但合上小便多，水饮存疑。再合参胃口差，胃弱有时候也会不太想喝水。可考虑排除水饮。

咽干、胸闷二证同时指向半表半里少阳病，可确定。

脉象指向阳证。

结论：能量：阳。病位：少阳和太阳的合病。太阳病不明显，因为小便多说明表是通畅的。少阳病很明显。本着取大局的原则，治从少阳。淤堵问题不明确。处小柴胡汤。

接下来，我们试着改变某个条件，再来演示辨证过程。

变化一：将脉象改为盛大脉，余证不变。

证：脉盛大；小便多，渴不欲饮，咽干，胸闷，头晕，胃口差。

根据脉象的变化，能量的指向变了，阳证偏温热。

虽渴，却不欲饮，此温热不在胃里面，应该偏上偏表。脉象阳热加上渴与咽干，上热的证据充分。从能量走向上来说，主上亦主表，可归入太阳温病。

在脉象为阳热的前提下，咽干当是由上热引起。咽干指向少阳存疑，胸闷变成了孤立证，指向也就不确切了。

再来看，咽干、胸闷合参胃口差。少阳病的实质是胃弱而有上热，少阳证还是可以确定。

结论：能量为阳热；病位为少阳和太阳温病的合病，其中少阳病和太阳温病都明显，可以合治。处小柴胡汤加生石膏（因有胃弱，不必去掉生姜）。

变化二：将"小便多"改为"小便不利"，余证不变。

证：脉弦；小便不利，渴不欲饮，咽干，胸闷，头晕，胃口差。

"小便不利"合上"渴不欲饮"，两证锁定水饮证。余证同前，依然是二阳合病，少阳是大局，治从少阳。

结论：能量为阳；病位为少阳；淤堵为有水饮。处方为小柴胡汤加白术、茯苓。

这里演示的辨证技法，是本人精研《伤寒论》的辨证组方规律，将所有方证条文拆分缕析，探微索隐，从而总结出来的一套尽量忠实于仲景法度的临证操作系统。供大家参考。

《伤寒论》原文解

明·赵开美校刻本

辨
太
阳
病
脉
证
并
治
上

◎1　太阳之为病，脉浮，头项强痛而恶寒。

这是太阳病的总纲，所谓总纲就是太阳病典型的证。

我们上面说过，中医不是治病灶的，所以不管是病毒性感冒，还是非病毒性感冒，也不管是典型肺炎，还是非典型肺炎，我们看的是人体对这个病的反应，通过这种自体反应来分析人体在哪个层面排解这个病？为什么排不出去？以此为依据来组方恢复人体的能量和通道，协助人体去排病。所以作为六经之一的太阳病的总纲是一些"证"，也就是人体的排病反应，而不是病毒本身。这也就是为什么中医不分科，好的中医大夫一个人就是一所医院，可以治全科的病。只要发生同样的证，不管是外感病和内伤病，用同样的方子都能治好；如果证不同，哪怕病相同，方子也是不同的。这就是真正的中医的治病理念。

用这种理念治病效果如何呢？古今无数的经验和医案证明，《伤寒论》如果能学通个大概，治急性外感病只要半剂到一剂药就应该治愈；慢性病三五剂药就应该显效；西医所谓的绝症亦有可能在不借助任何现代疗法的前提下短期内治愈。后世说《伤寒论》适合治外感病而不适合治内伤病，这是没有学通《伤寒论》，误解了《伤寒论》。

现在一个一个地来分析条文中的证。

何为"脉浮"，当体表感受到外界的邪气，气血会本能地往体表走，去驱赶这个邪气。手腕的脉象和人体气血是相应的，于是脉浮于表，手指轻取就能摸到。需要注意，这个脉象的相应不是绝对的，有时候也并不相应。

辨太阳病脉证并治上

人每时每刻都在感受外界的邪气。比如，走到外头风一吹，一个激灵，我们就已经感冒了。绝大多数情况下，人体的气血能量可以将这个邪气驱赶出去，所以不会发生感冒的症状。在自体功能相对薄弱的情况下，气血和邪气在体表僵持住了，于是就发生了太阳病。

"头项强痛"，气血不能驱邪外出，就要源源不断地增加兵力，壅塞不得出之气血上冲于头就会发生头痛；壅塞于颈项，也会胀痛。

"恶寒"，当体表的气血有余，体表温度就会升高形成发烧，这就与外界有一个温差，所以会觉得怕冷些。如果不发烧呢？当体表气血充实，人应该不怕冷才对，可是，如果因为体表汇聚了过多气血，体内因此而空虚了的话，表热内寒，这个人还是整体会感觉虚怯怕冷的。如果发烧还怕热的话，就是温热病了。

我主张学中医要分析人体的内在运行机制。为什么要具体分析人体反应的内在机制？因为真正的道思维的医学是顺势而为的，让人体自己去作为，药物只是协助人体排病。既然是协助人体，首先就要明白人体到底在做什么，否则就会帮倒忙。张仲景就是依据实实在在的人体机理来治病的，《伤寒论》里陈述最多的都是具体的人体反应，也就是"证"。我理解的"证"的含义应该是：人体自己如何排病的证据。这是学《伤寒论》的大关目。

◎2　太阳病，发热、汗出、恶风、脉缓者，名为中风。

太阳病有三个证型，一为中风，二为伤寒，三为温病。中风是气血功能偏向于不足的（未至虚衰，虚衰为阴病）；温病是气血功能偏向于亢盛的；伤寒气血功能居中。这一条说的是中风。

"发热"，说到发热，现在大家对这个很恐惧，只要一发热，迫不及待地用抗生素或者物理降温。这个观念不对。上帝造人为什么要造出疾病这个模式？说到底这是一个应激模式，自保模式。可以这样说，如果没有疾病这个模式，我们一刻都活不下去。比如，如果没有发热这个模式，一旦感受了寒气，怎么能排出体外？体表的寒气驱除出去，人体自然会退热，强行退热反而容易演变成肺炎或慢性低热，因为邪气没有驱除，人体不会解除发热这个模式。西医是对抗思路，所以经常把急性病治成慢性病。道思维的古中医要

大医至简——刘希彦解读伤寒论［第二版］

顺应人体来想问题，所以不会把疾病看成敌人，而是看成朋友。我们要协助人体之作为，让疾病自退。对抗疾病的结果常常是病治不好，人体的局面更混乱了，一个病治成了多个病，并发症后遗症转移什么的都来了。

"汗出"，人体主要有三个途径将病邪赶出体外：汗、吐、下。就是发汗、呕吐和大小便。如今汗出而病未解，毛孔打开了，津液丧失了，肌表空虚，邪气往往就更深入了。

为什么会有"恶风"呢？一旦毛孔打开了，人当然会怕风；恶风是一种更严重的虚怯的反应，津血虚的人往往会怕风，所谓弱不禁风就是这个意思。

"脉缓"，感冒了，气血往体表汇聚形成脉浮；如果不能发汗，气血被束缚，便会形成"脉紧"，就是像绳子一样绷得紧紧的；一旦汗出了，脉便迟缓松懈了。这就是脉缓的道理。

◎3　太阳病，或已发热，或未发热，必恶寒、体痛、呕逆、脉阴阳俱紧者，名为伤寒。

之前说过，不管有没有发热，气血往体表汇集，里面若空虚了，人都会感到"恶寒"。如果气血郁于肌肉之内不得出，就会感到"体痛"。

"呕逆"的原因有二：一是当气血大量往体表走的时候，胃所获得的气血会相应减少，运化食物的能力减弱，胃就会产生一种本能的呕吐反应，将不能运化受纳的食物呕吐出去，此为"呕"；二是气血的运行是要先往上走才能往表走，这种往上的运行会带动胃有一种上逆的反应，此为"逆"。

"脉阴阳俱紧"，脉的阴阳有三：越偏寸越主阳，越偏尺越主阴；左手偏血偏阴，右手偏气偏阳；越沉越主阴，越浮越主阳。这是偏向性，不是绝对性，事实上每一部的脉都能反映阴阳的情况。此处因为不能汗出，气血郁于体表，于是脉紧。

区别伤寒和中风表象的鉴别方法就是有没有汗出，汗出的为中风，不汗出的为伤寒。但这不是本质，本质是津液的盛衰。

◎4　伤寒一日，太阳受之。脉若静者，为不传；颇欲吐，若躁烦，脉数急者，为传也。

◎5　伤寒二三日，阳明、少阳证不见者，为不传也。

　　这里讲的是一个传经的道理。"颇欲吐"传的是少阳，这是少阳病的证。"烦躁"和"脉数急"传的是阳明，这是阳明病的证。少阳和阳明以后会专门讲到。感冒是个急剧变化的病，如果两三天不传也可能就不会传了，因为正常来讲，三四天也就好了。

◎6　太阳病，发热而渴，不恶寒者，为温病。若发汗已，身灼热者，名风温。风温为病，脉阴阳俱浮，自汗出，身重，多眠睡，鼻息必鼾，语言难出。若被下者，小便不利，直视失溲。若被火者，微发黄色。剧则如惊痫，时瘈疭，若火熏之，一逆尚引日，再逆促命期。

　　这一条讲温病。我们之前说过，中风是气血功能呈偏虚弱反应的证型，温病是气血功能呈亢盛反应的证型。伤寒和中风的区别在于汗与不汗。温病分普通温病和风温，区别也是汗与不汗。其实汗只是个现象，它的本质是看津液有没有丧失。**《伤寒论》的整个辨证体系就是以津血的盛衰来作为阴阳的判断标准，并组方用药的。**

　　温病的纲领是"发热而渴，不恶寒者"。"渴"是内有热的渴；"不恶寒"说明气血虽往体表走，里面却并不空虚，所以发热而不恶寒。既然是温病，为什么不直接说怕热呢？这就要说一下温病的原理了：我们如果平时吃多了饮食，身体消耗不掉，人体就要烧掉这些多余的能量，如果一时不能完全代解，这就产生了热的反应，就是温病。

　　如果外界环境很热，也就是受热了，有没有可能产生温病呢？有可能，但不一定。比如说，夏天热到三四十度，或者在很热的环境里，发生感冒也有可能不是温病。冬天冷，属于温病类型的感冒也很多。可见，虽然得温病有可能是受外界的热诱发，但外界的热并不是发生温病的根本原因。体内的热量富余才是发生温病的根本原因。有饮食的积滞，如果再感受外邪，毛孔一闭塞，温病就会加重，这就是"热伤风"的道理。如果汗出而解了，也就没有温病了，所以不严重的温病往往是里面热，体表感觉并不一定热，如果热烧不出来，一般只是不恶寒；当然，严重的温病是表里俱热的；轻微的温病，患者甚至有怕冷的现象，只是这种怕冷并不感觉需要多穿衣服。

"若发汗已，身灼热者，名风温。"温病若出汗，说明里面的能量从体表排出来了，体表自然会感觉到灼热。一般情形况下，汗出了，热排出去了，病也就好了，如果身体持续灼热，说明热邪还没有排除完。汗耗散了津液，加上里热也烧灼津液，便产生了津液不足的现象，这就叫风温。中风和风温，只要带个风字的，都有津液不足。

风温的症状是"脉阴阳俱浮"，说明病在表，于是"自汗出"；因汗出，肌肉里积累了过多津液，所以"身重"；"多眠睡"也是温病的表现，因为热往大脑走，人就昏昏欲睡，春夏天，天气转热人会犯困，或坐在有暖风的车里人就犯困，也是这个道理；当身体里有过多的热，呼吸自然要加重以帮助排出热能，所以"鼻息必鼾"。这一条在儿科很有用，幼儿不能摸脉，也不能问证，感冒了怎么辨别是热证是寒证呢？一般来讲，呼吸粗重，大便臭，打屁多，面色赤红，鼻唇干的是热证。幼儿本是阳气最旺的年龄，加之家长生怕饿着了，往往喂食多，肠胃容易囤积，多发热证。现在很多家长一见孩子感冒，不分寒热就急着添衣服捂被子，于是容易造成高烧肺炎进医院。

下面讲的都是典型的津液虚的反应："语言难出"，舌头缺津液滋养，不灵活了，说不出话了。若医师再误治，下泻药，更伤津液，于是便产生"小便不利"，这是已无尿可下。再严重则"直视失溲"，眼睛直了，因为眼睛里的筋络失去滋养；膀胱也是结缔组织，膀胱失去滋养，约束力丧失了，便"失溲"，也就是小便失禁。"若被火者"，若用火熏蒸之类的方法误治，热蒸郁于肌肉，便"微发黄色"，也就是发黄疸。津液再严重丧失，便"如惊痫，时瘈疭"，也就是有关大脑的惊厥惊恐反应。为什么大脑会发生这样的反应呢？这个需要顺应人体来理解，人体让哪个地方兴奋起来，就是往哪个地方调集津液，这是人体的基本模式。惊恐说明大脑缺津液了。后世治疗这种证一般用定惊止痉的药，什么蝎子蜈蚣川芎的，全部是些通窜化瘀药，这就是不顺应人体想问题，典型的头痛医头脚痛医脚。到了这个阶段就已经很严重了，因为人体的自保模式一定是先保护大脑，大脑出问题了，一定是极期反应，若再用"火熏之"，"一逆尚引日，再逆促命期"，一次逆治可能还能支撑些时候；再次逆治，患者很快就会死亡。

到这里，六经之一，太阳病的三个证型就讲完了。

病有发热恶寒者，发于阳也；无热恶寒者，发于阴也。发于阳，七日愈；发于阴，六日愈。以阳数七、阴数六故也。

前面说过，恶寒的原因主要有体内津血虚少。若体表还能发热，则是"发于阳"，是属于太阳病的范畴；若体表不能发热，则是更虚了，"发于阴"，是少阴病的范畴了。

至于六和七，这两个数字很有意思，《易经》里上下卦是六个爻，到了七就变了，这是东方人特有的哲学和计算法。西方呢，上帝造人用了六天，第七天是休息日，也是这两个数。从人体来说，女子七年一个生命周期，七七四十九岁就是更年期。从天气来说，一般一次寒流也就是六七天，必定会转暖。无论是宇宙还是人体，这两个数字好像都适用。中国文化是天人之学，中医更是天人之学，因为人是天地的一部分。这些问题有兴趣的朋友可以去深入研究，限于时间，在这里就先不详做解释了。

在《伤寒论》里，张仲景论治很少涉及易理，像这样偶尔涉及的地方，也是很孤兀，联系上下文的语境来看，很有可能是后人加的。况且并不论述，纵是原文，可见并不是仲景立论的立足点，否则不可能不展开论述。而对于人体的能量和表里通道，《伤寒论》中则是从头至尾一再反复地强调，几近循环模式。学经典，一定要跟着经典的语境走，看医圣反复提的地方，以此为纲，若舍大取小，则容易自欺和走偏。

◎8 太阳病，头痛至七日以上自愈者，以行其经尽故也。若欲作再经者，针足阳明，使经不传则愈。

◎9 太阳病，欲解时，从巳至未上。

◎10 风家，表解而不了了者，十二日愈。

针灸上的问题，非《伤寒论》的立论范畴，这里统一不做解释。

第9条说，太阳病，欲解的时候是巳时、午时到未时上。这个时间段在五行主要为火，是一天中阳气最旺，由阳转阴的交界点。所以太阳病在这个时候会解。有的老大夫会顺应时辰让患者服药受针，容易收功。南怀瑾就说过这样的例子，当初有老大夫给小孩子治病，只煎一碗，看时辰到了给小孩服下，小孩服完肚子痛得满地打滚，父母在旁亦不惊慌，少顷，肚子不痛了，病也好了。那时候医家和病家的水平都很高。

◎11 病人身大热，反欲得衣者，热在皮肤，寒在骨髓也；身大寒，反不欲
近衣者，寒在皮肤，热在骨髓也。

这里说的是里外阴阳不交通的情况。患者感觉身热，能量气血都在体表
了，如果不能往里回转，里面就更空虚了，里面就寒。所以这样的患者虽然
体表发热，却还是感觉恶寒，且欲加衣服盖被子。有时候患者是里热，外面
却感觉怕冷，因为热郁在里面出不来，这种情况虽冷，却不愿意多穿衣服，
甚至还想脱衣服。

这种不循环的情况常常是因为体内有痰饮、宿食或者瘀血之类而造成的。
很多喜欢饱食的人，内则上火便秘，外则怕冷虚乏，就是这个道理。人体是
一个不断运行着的能量场，一旦哪里有阻塞，上下表里就有可能不交通，阴
阳之气便不能交接，就有可能会发生这种情况。治病求其本，以里为准，里
寒则是寒证，里热则是热证，不要被表面现象迷惑。

《伤寒论》一上来讲的就是表里循环的联系，以及假热真寒，假寒真热的
鉴别。后者是临证上容易忽视和出错的地方。

◎12 太阳中风，阳浮而阴弱。阳浮者，热自发；阴弱者，汗自出。啬啬恶
寒，淅淅恶风，翕翕发热，鼻鸣干呕者，桂枝汤主之。

桂枝汤方

桂枝　三两（去皮）　芍药　三两　甘草　二两（炙）　生姜
三两（切）　大枣　十二枚（擘）

上五味，哎咀三味，以水七升，微火煮取三升，去滓，适寒温，
服一升。服已，须臾啜热稀粥一升余，以助药力。温覆令一时许，
遍身漐漐，微似有汗者益佳，不可令如水流漓，病必不除。若一服
汗出病差，停后服，不必尽剂。若不汗，更服依前法。又不汗，后
服小促其间，半日许，令三服尽。若病重者，一日一夜服，周时观
之。服一剂尽，病证犹在者，更作服。若汗不出者，乃服至二三剂。
禁生冷、粘滑、肉面、五辛、酒酪、臭恶等物。

这一条讲太阳中风的治法。

先说脉象，"阳浮而阴弱"（脉之阴阳请参看第 3 条）。阳浮说明病在表，所以发热；阴弱，说明津液虚了，汗出所致。

"恶寒"、"发热"是太阳病的主证。

"汗出"、"恶风"表明津液虚了。这两个条件合在一起就是太阳中风，也就是桂枝汤的主证。

"鼻鸣"是感冒常见的症状，人体的气血大量往体表走时，壅塞多余的气血自然会上冲到头部，就会形成鼻腔充血，于是鼻塞鼻鸣，同时也能阻止寒气进入肺部，人体就是这样设计的。我去医院，看到耳鼻喉科有很多治鼻炎的在熏洗鼻子，很荒谬。鼻炎不管是什么原因诱发的，实质在于表气不通，感冒的时候你们可以去体会，如果一开始不出汗，只要微有汗出，鼻子马上就通了，光去洗鼻怎么行？有的慢性鼻炎还去做手术，然后得空鼻症。空鼻症极度痛苦，这种患者自杀的向医院维权的很多。

现在又有一个问题，为什么太阳中风有汗出了还会鼻鸣呢？汗出了不等于邪气就一定能解掉；再者，治感冒是微有汗出才会解，如果汗出多了，精气过多丧失，正气消耗，不但不解，病反而会趁机深入。邪气不去，气血自然还是会大量往体表往头部走，所以还是会有鼻鸣。这个汗出多不是自己感觉的多，而是相对于自身的气血水平的多。也就是说，自体的津血能量，也可以说是正气，才是治病的关键。

"干呕"，当气血往表走时，里就空虚了，于是胃会虚弱，接纳不了食物，就会有呕的反应。

上面是桂枝汤的证，现在来说桂枝汤的方义。中风这个证是已经汗出而病不解，好比打了一仗没打赢，兵力丧失了，津液也虚了，脾胃也弱了，想再战就必须先建中，建中洲之运化，生脾胃之津液。前面说过，仲景的整个辨证体系是以津血的盛衰来作为阴证阳证的划分标准并组方用药的。那津血从何而来呢？津血自然是从脾胃运化而来。脾胃好比汽车的发动机，是一切动能的来源。**在《伤寒论》的原则里，治病首先要守中建中，就是守中土，健脾胃之运化。**脾胃都不运化，津血都不生成，谈何治病？

建中用什么药呢？《伤寒论》里是四味药：人参、姜、炙甘草、大枣，简称为"建中四味"。很常见的药，对脾胃最管用的自古以来就是这四味。生姜和大枣已广泛种植，是最常见的食材了。中国人早已经将这四味药引入了日常生活之中。很多人追求稀有昂贵的保健品，其实最管用的东西都会被普及，哪里可能昂贵呢？昂贵的多数没太多用。这就是所谓的"老百姓日用而不知。"

现在说药性，先说甘草和大枣。这两样东西都是甘而微温，煮出来甜甜的，能够直接补充胃里的津液，同时气厚微温，可以提高脾胃的运化能力。所以这两样补充脾胃津液最适合。

这就出现一个问题，我之前说过反对药物归脏腑，此处说建中四味又如何解释？所有药物都要先经过脾胃吸收然后输布全身，如果说药物能直接入某脏腑的话，也就只能是脾胃。

现在来说说五味和五脏的关系。

"辛"，也就是辛辣辛散之类的味道，是上行的，它是整个地走上走表，肺在上，自然也能入肺。肺是主收敛主吸纳的，辛味是发散的，和肺的主要功能相反。辛味一来自然先刺激到肺，肺就会亢奋起来抵抗，这是人体的自保模式。所以适量的辛气能刺激助长肺的功能，也能制约肺性之偏收纳，辛多了则伤肺。这就是"辛入肺"的道理。这种解释是层面之学，是实实在在地理解药物对人体的作用和原理，与定点地说归某经、归某脏腑是有区别的。

"酸"是收敛的，而肝的作用是升发疏泄，酸的作用和肝的作用相反，自然一进入人体就先抑制肝的功能，肝脏受到抑制自然也会亢盛起来抵抗，所以"酸入肝"，适量酸味助长肝气，也能制约肝性之偏，酸味多了也伤肝。

"苦"是降的。心脏在上，功能是永远搏动向上，永远有热能的。同理，适量的苦助长心的功能，也能制约心性之偏，苦多了则伤心。

"咸"是下行的，所以地球上海水是咸的，因为海的位置最低。肾脏是人体的元气之所在，它像水泵一样，位置虽然在下面，却是引能量上行的，这种元气能量在西医称之为肾上腺素。能量的代谢物是废水，从膀胱排出，就像汽车开起来也会滴水。既然肾的功能是上行，适量的咸能刺激兴奋肾的功能，也能制约肾性之偏，咸多了则伤肾。

最后说到"甘"。甘甜味不偏不倚不走不散，和缓居中。脾胃在中间。脾胃津液的主要成分是食物转化的糖分，而甜本身就是糖分，等于能直接补充津液。脾是主运化的，而甜有和缓之性，与脾性相反，所以适量的甜是刺激兴奋脾的，也能制约脾性之偏，甜多了则伤脾。这就是为什么炙甘草和大枣两味药入脾的原因。

这个"甘"就能解释建中四味里炙甘草和大枣的作用。再来说说建中四味里其他两味药。

姜，辛热而发散，能让脾胃热起来运行起来。所以只要是脾胃寒的，一味姜就管用。后世的医学一见津血亏，就喜欢用麦冬地黄来滋阴养血，问为什么不用姜，则答曰姜性热，会耗散津液。津液靠的是脾胃运化而生成，难道是靠生地黄、麦冬里那些黏液直接补进去的吗？后世的医学理解问题就这么简单。脾胃虚了寒了，本身就是阴了，麦冬生地黄之类的滋阴药，也是寒凉属阴，阴上加阴，脾胃就更不运化了。《伤寒论》的用药法则是从阳引阴的。阴上加阴必是死路。除非阴虚阳亢，脾胃不缺运化之力，才可用麦冬地黄滋阴制阳。我看过很多慢性病的患者，吃了很多年中药的，病没治好不说，看脉证尽是一派阴寒之象，再看吃过的方子，无非就是滋阴养血之类的药。

人参这个药要多说几句。后世说它补气，"气"是什么？从医理上来说，气是"阳"，是能量，是无形的气化物质；与气相对应的是"血"，血是"阴"，是有形的物质。既然"气"是能量，气化是需要热能的，所以姜桂附是气化药；"味"是有形物质，像地黄、阿胶这样很黏稠的东西就是典型味厚的，所以补阴。药物主要是以"气"和"味"两个方面组成的。人参在土里长得很慢，得土气最厚，所以补中入中焦。其"气"是一种很厚郁的参香，所有香的东西都有刺激亢奋的作用。这种气有没有热能呢？我们尝一下就知道了，它不辛不辣不麻不热，没有热能。所以人参亢奋的主要是"阴"的层面，"阳"的层面居少。《伤寒论》里人参是用来救阴的。药物里亢奋阳的药居多，能亢奋阴的很少，这就是人参作为药物的不可替代性。经方里人参寒热不禁，既能合温热药治阴证，也能入白虎汤之类的寒凉之剂治大热伤津。后世说人参补气，所谓"阳化气、阴成形"，人参既然没有热能，哪里擅长阳化气呢？

还有一味所谓的补气药黄芪也是如此，黄芪的作用类似于人参，也是没有一点热能的，只是黄芪的性味更轻更升能往表走，能滋养表而已。后世的中医却惯用这两味药治虚寒之证，说是补气。有一个癌症术后的患者，四肢冰冷懒言少气，脉沉弱得摸不到，已是四逆汤的症候，非姜附不能救的。去找北京一个大医院的专家，没用姜附，主药是五十克黄芪。后世对药物的认识阴阳混淆，气味不明，陈陈相因，人云亦云，以至于中医落到了今天这个境地。

　　总结一下建中四味的作用：炙甘草和大枣，甜而微温，能快速补充津液。炙甘草补中最速；大枣微香，亦能略助脾的运化。炙甘草偏向于补津；大枣兼能补血。姜是亢奋阳的，运化脾胃而去寒。参是平性，味厚而饱满，是亢奋阴的，聚合生成津液之力。这四味药各司其职，在临证上可以选而用之。

　　现在说桂枝的作用。桂枝性温，其气是热郁的浓香；煎的水有微微的甜味。桂枝的作用主要是气，而味很薄。桂枝的气相比薄荷、白芷，没那么轻扬；相比川芎、当归又没那么浓厚。所以薄荷、白芷是走表走巅；川芎、当归走血，桂枝则只能把能量送到肌肉里，我们称为之为"解肌"。至于那一点微微的甜味呢，也是有作用的，前面说过，甜是入脾的，脾又主肌肉，所以桂枝是一味气化中焦脾胃而解肌的药。

　　桂枝后面标注的"去皮"历来有各种不同的理解。有两种考证供参考：古人是桂枝和桂皮不分的，如果是树皮，则要去掉外面粗糙的表皮，留里面富含油脂的皮；也有可能此药效果好的部分是桂树的嫩枝尖，皮和木不分开的部分。如果皮和木分开了，就不是严格意义上的桂枝了。虽然其药用在皮，剥落下来的皮还是要去掉，效果不好。皮里面的木头是没有疗效的。现在药房的桂枝多是皮和木分开了的，一截截的木头渣子都在里头。

　　白芍，这是一味很常用的药。后世有说白芍敛肝的，有说养阴的，有说降胆火的。到底是什么呢？药物的作用不能光凭书上的几个词语去理解，因为语言的传递太有限了，也太笼统了。比如阿胶、地黄、白芍这三味药书上都说是养阴养血，可这三味药一尝就知道，相差很远。所以我主张真要学药，药材一定要单味煎好品尝过，细细体味，才能确切把握其性味。白芍没什么气，味是一种类似于破水缸里存的陈年雨水一般的寡淡的沤味，这是典型的阴而降的味道；其次有些微苦，苦是主降主泄的；酸味不多，绝对没有五味子、山萸肉和乌梅那么酸，所以它不是以酸敛为主的；黏液也不多，滋阴强壮的作用也不大。所谓神农尝百草，这是尝过之后的真实感受。总结一下，白芍以降和泄为主，收敛滋阴为辅。临床常用它治腹痛。降则能引气血下行，苦则能泄而去实，所以能治腹痛。

古人白芍和赤芍是不分的，赤芍更苦，偏祛瘀；白芍平和，偏敛津液。桂枝汤里用白芍为宜。

现在我们将桂枝汤的药和中风的证做个一一的对应。中风是汗出后津液虚了，人体却要再次作战，于是白芍、生姜、炙甘草、大枣合在一起主守，守津液；桂枝一味主攻。当然，生姜也有一定的解表作用，但整个方子是以守为主的，服了药之后还要喝粥，用谷类直接补充津液营养。桂枝将阳气送到体表，于是该发汗的会发汗，该止汗的会止汗。白芍的作用相反，负责将阴气收回，阴成形的力量强了，阴血充足了，才是病愈的后备力量。后世说桂枝汤是发汗的，我说过药物不能代人体行指令，药物只是让人体回到正常状态。使用过经方的都知道，桂枝汤止汗的效果也是如神的。我曾经治过一个患者，只要稍一动就汗出如洗，脉浮大，口不渴。之前吃过很多敛阴止汗的药，黄芪白术玉屏风也吃过不少，汗出反而加重。用桂枝汤一剂而愈。

简而言之，桂枝就是"阳化气"，白芍就是"阴成形"，调和阴阳，一阴一阳谓之道；姜、草、枣守中。仲景的核心法门就是这两个，所以桂枝汤被称为伤寒第一方。理解了桂枝汤，讲后面的就好办了。

最后还要讲一下药物剂量的问题。历来认为《伤寒论》中的一两是三克，三两就是九克。汉代的衡器已经出土几十年了，汉代的一两是约十五克（15.625克）。桂枝三两也就是约四十五克。现在学院教材里的衡器换算，说汉代一两等于十五点几几克，很精确，到了讲桂枝汤的时候，依然是三两等于九克。教材连度量衡的问题都可以公然自相矛盾，这就是我们的学院，有什么办法？我的经验，要想治疗效果好，一定要尊重汉代剂量的。当然，病有轻重，人的体重也有差异，是要变通的。那如何变通呢？外感急病可以取书中一半左右的剂量，其余的病可以取书中三分之一到三分之二的剂量。病重的特例则依具体情况变通。

为什么是三分之一到三分之二的剂量呢？原因有三：

其一，汉代没有现在的饮片制度，而且当时的医家是以行医为主，就是背着药箱四处走，所用的药多数都不是干品，应该大多数都是生鲜的。比如《伤寒论》中少数晒干的药材会注明一个"干"字，比如干姜、干地黄。可见多数都不是干品。如果是现在，都是干药材自然无此必要。还有的药注明"去皮"、"洗"，可见当时是有用生鲜药材的习惯的。生鲜药材自然量要重一些。一般三斤生药材晒一斤左右的干药材。当然，药不同，晒干后的重量也差别很大。非生鲜品的药材最好尊重书中的原剂量。

其二，《伤寒论》里的一剂药一般不是全喝掉，以桂枝汤为例，方后注解说的是煎好后是分三次服，如果喝第一次好了，后面的就不服了；不好再喝后面的，可见这个剂量是有控制的，不是一上来就全喝完。后面一些用大黄的方子，大黄剂量很大，注解说煎好后不是一次喝完，先喝一小部分，中病则停后服。咱们现在是煎好全喝掉，剂量上当然就需要变通了。

其三，因为古人用药一般都是一剂，药简力专，下药必效，不像现在一吃好多剂。咱们现在约定俗成的方法，一次至少也要开个三剂五剂的，开一剂药房都不给抓。所以剂量可以轻一点。

所以，综合以上三种情况，再结合当今的药材多为化肥激素种植，药力不能比古时候的野生药，用《伤寒论》的三分之一到三分之二的剂量比较合理。比方说，《伤寒论》里最常见的剂量是三两，三两大约今天的四十五克，三分之一是十五克，三分之二是三十克，这和今天的临证剂量相差并不太悬殊。

现在煎药的习惯是水开后小火煎二十分钟左右，煎两回。不太妥当，因为药物不同，药性释放的时间也不一样，煎两回喝常常味道有差异。如果要这样煎的话，最好将两遍煎的药合在一起，再分两次喝比较妥当。

煎药的方法最好依照《伤寒论》中的提示，一次煎好分多次喝，一天服完一剂药的量即可。

一般的药在水开后小火煎四十分钟即可。

宣散解表药不要超过三十分钟。治外感的清解宣散药，如果花叶类的芳香药材偏多，这是不耐煎的，甚至需要边煎边服。煎的时间越短，挥发物质耗散得越少，才能保全其宣散之性。

滋补药可以煎一小时以上。

还有一些药是需要先煎的，比如附子，先煎的时间要保证附子能煎煮一个小时以上即可。

◎13　太阳病，头痛、发热、汗出、恶风，桂枝汤主之。

这一条读来有重复前文之嫌，有可能是弄乱了顺序，或是后人又补缀了一条更加简洁清晰的桂枝汤方证。

汉代是竹简，一旦绳子断了就容易错顺序，加上流传靠传刻传抄，难免有误，也难保后人不根据自己的理解往上加东西。这就给我们的研究造成困难。

◎14　太阳病，项背强几几，反汗出恶风者，桂枝加葛根汤主之。

桂枝加葛根汤方

葛根　四两　麻黄　三两（去节）　芍药二两　甘草　二两（炙）　生姜　三两（切）　大枣　十二枚（擘）　桂枝　三两（去皮）

上七味，以水一斗，先煮麻黄、葛根，减二升，去上沫，内诸药，煮取三升，去滓。温服一升，覆取微似汗，不须啜粥，余如桂枝法将息及禁忌。

这个条文好像是冲后面来的，后面有一条"太阳病，项背强几几，无汗恶风者，葛根汤主之"，这个顺序应该弄错了。

在感冒的时候，如果身重或酸痛，是肌肉的反应；如果是"强几几"这样的僵直不灵活的反应，是筋的反应。筋的常见反应还有身子僵硬不能转侧，抽筋（包括痛经）等。这就是"强几几"为什么发生在项背部？因为脖子这一片里面全是筋，这是人体运动的枢纽。颈椎病腰椎病，其实不是骨头的问题，是因为维系骨头的筋出了问题，才引起骨头的问题。筋出了问题，骨头就要增生寻求支撑，于是变形、长骨刺。而筋的问题则是津液虚失去滋养的问题。所以一定要学会思考人体为什么会出现问题才能真正地治病，千万不要轻易相信某个药治某个病，或者某个方子对应某个证。在具体的病和证的层面上没有一成不变的，还是要把人体弄清楚才能减少误治。

回到条文。当人体大量气血往体表肌肉走的时候，里面的筋就失去了滋养，于是就发生这种项背强几几的现象。这种情况下就要用到一味药，葛根。葛根煎的汁液清、稀、滑，类似于人体的津液，会有直接滋养津液的作用，但这绝对不是它的主要作用，如果只是为了直接滋养津液，可以选择更黏滑的天花粉、阿胶。葛根主要是有一种上升之力，大剂量喝胸口会觉得顶、闷。其香气淡而升，不强烈，所以不能开孔窍，只是引津液而上行。为什么是引津液，不是引别的呢？因为它本身就像津液，这是《易经》的同声相应，同气相求原则。就像衣服上有油要用汽油去洗一样，清水是洗不掉的。和葛根相对应的是白芍，白芍煎的水也是清、稀、滑，有苦降之性，所以引津液下行。葛根治颈椎痛临证常用，很有效，不过要重用，四十五克以上，因为葛根本身药力很轻，食品嘛，超市有卖葛根粉当早餐的。白芍治腹痛都知道，不过是治津虚引起的腹痛。腹痛是什么？前面说过，不是腹部肌肉痛，而是腹部里面的筋痉挛，也是筋缺少滋养了，所以用白芍引津液下行。

这个方子是有传抄错误的，"汗出恶风"是桂枝汤证，应该就是桂枝汤加葛根，不应该有麻黄。麻黄的原理后面的条文会专门解释。

◎15　太阳病，下之后，其气上冲者，可与桂枝汤。方用前法。若不上冲者，不得与之。

首先是"太阳病"，说明有表证，其证略去了。医师给治错了，用了泻药。为什么用泻药是错误的呢？这里要先说一个治病的大原则：

病在表从表解；病在里从里解；病在半表半里和解

从表解常用汗法；从里解常用下法，就是泻下，从肠道解。汗与下本来就是人体排除邪气的自然模式，药物只是顺势而为。这两个都好理解。那半表半里"和解"怎么理解呢？当邪气在半表半里，里外都不能解的时候，人体还有另外一种方式，就是通过三焦网膜系统的水液上下运行交换来代谢排邪。邪气陷入半表半里往往是因为人体脾胃虚弱了。脾胃虚弱则痞塞，上下便不能交通，于是常发生一种现象——上热下寒。人体正常应该是下面热上面寒才对，如此上面的阴往下降，下面的阳往上升，这样循环起来便是"泰"卦，阴阳交泰之意。如果上面是阳，下面是阴，上面的阳更往上，下面的阴更往下，便阴阳离绝，成了"否"卦，若严重了人就要死了。半表半里证就是否卦。只有让上下阴阳和解归位，疾病才能自退。这就是半表半里证须用和解之法的阴阳之理。

说回条文，医师用了下药，因为药物的作用，人体气血暂时会往下往里走。但是表证还在，药效过了，气血的自然模式还是要往上往表走的。若气血能正常顺畅上行，是感觉不到气上冲的。因为腹泻损失了津液，气血往上走的时候能量不够走不上去，便会感觉到一次次往上冲，就像汽车爬坡发动机的反应一样，这是人体在努力。

后世有医家说气上冲是肾有积气积寒。类似于肾积气这样的臆断之语后世很多。肾又不是肺，怎么会积气呢？寒性沉潜，积寒和上冲似乎也没关系。后世医家的问题就是凭空想象出一些貌似有道理的结论，再扣上一些玄学的帽子，使人不敢质疑。

那这种情况为什么要用桂枝汤呢？因为桂枝汤与其说是治汗出的太阳病，不如说是治津液虚的太阳病更究竟。此条既是太阳病，又有津液虚，桂枝达外以驱邪，芍、姜、草、枣建中而回津液，无药治冲，而其冲自平，所以桂枝汤适用。有经方家说桂枝是治冲的，这样的解释是知其然不知其所以然，终究难以应变于临证。

◎16　太阳病三日，已发汗，若吐、若下、若温针，仍不解者，此为坏病，桂枝不中与之也。观其脉证，知犯何逆，随证治之。桂枝本为解肌，若其人脉浮紧，发热汗不出者，不可与之也。常须识此，勿令误也。

上面说了，桂枝汤是治津液虚的太阳病的。现在是经过汗、吐、下了还没治好，如无意外津液应该已经虚了。一般来讲，津液虚了应该用桂枝汤，但也不尽然，因为病还有可能转其他层面，不一定是太阳病了。所以仲景在这里又说了一个治病的大原则："观其脉证，知犯何逆，随证治之。"

"观其脉证"的意思是，我们治病要讲究脉和证相对应，不要只凭脉。治病就像破案，所谓辨证施治，讲的是证据，证据越充分，结论的准确性就越大。有的问题脉反应得准确，有的问题问证更清楚。现在很多医师看病摸一下脉，也不详细问诊就开方子，至少说明他不是传统中医。传统中医所谓"望、闻、问、切。"切脉是最后一步。《伤寒论》讲证多过讲脉，看条文就知道。单凭脉来判断太玄妙了，在阴阳的判断上，若功夫好还能准确，在排病的位置上则很难获得足够信息量，很容易断错。

"知犯何逆，随证治之。"虽然知道这个病是如何来的，或是如何逆治的，但治疗的时候却要以当下症状为准。比如以前是伤寒来的，当下的证是温病就当温病治；之前是太阳病，当下是少阳病就当少阳病治。这也是《伤寒论》的大原则。

接下来讲到一个问题：桂枝是解肌的，就是将能量送到肌肉，不是开表开毛孔的，开表开毛孔的是麻黄。若这个患者脉浮紧，发烧汗不出，也就是伤寒证，你若将能量送到肌肉，毛孔却没打开，关门放火，情况就不好了。麻黄这个药，若单独煎来喝有一股老白茶的味道，喝了喉咙感觉微麻涩。麻黄不是温热药，寒热不禁，温病也能用，如麻杏石甘汤。麻黄要合桂枝这样能将阳气送到肌肉的药才能发汗，不合桂枝则只是宣通孔窍。可以将桂枝和麻黄的组合理解为刀把和刀刃的组合，桂枝是刀把，麻黄是刀刃。只有刀刃没有刀把则没有力量；只有刀把没有刀刃则不能开口开门。

事实上麻黄合桂枝也不等于一定就发汗。我碰到过用四五十克的麻黄桂枝下去，患者也不出汗的。还是那句话，汗与不汗是人体自己的事，有时候肌表阳气充足了，邪气去了，人体也未必就出汗了。就像我们吃火锅也不是每个人都出汗一样。人体自有其协调机制，药物只是顺应人体顺势而为。越过人体的调节机制去理解药物理解治病，这是西医的做法，结果经常是病没治好，却把人体伤害了，一时或有缓解，却小病治成大病，一病治成多病。

再说一下麻黄的剂量问题。伤寒论用麻黄，少则二三两，多则六两，也就是三十克到九十克。就算当年所用为生鲜药材，折去多半，这个剂量亦不轻。在《伤寒论》里，麻黄一般会提示先煎去上沫，就是把煎出来的沫子去掉，这种沫子在《千金要方》里说是喝了会让人心烦，可见有兴奋大脑的作用，而不是宣通。麻黄的提示里还有"去节"，就是节不能用，只能用节与节中间的直茎。

◎17　若酒客病，不可与桂枝汤，得之则呕，以酒客不喜甘故也。

　　爱喝酒的人，胃里常有湿热，喝了桂枝汤有可能会呕吐。酒客不喜甘，是因为桂枝汤是甘温的，甘温本身就是助湿热的。说明桂枝汤治的是胃虚证，而不能治胃中的实证，比如湿热证。

◎18　喘家，作桂枝汤，加厚朴、杏子佳。

　　这条说的是桂枝汤证再有喘的话可以加厚朴和杏仁。

　　厚朴这个药后世说燥脾湿，这是不够准确的。后世解药总喜欢将药和某个脏腑或某条经络联系在一起，这是他们以药治症的思路决定的。前面说过，药物只能走表里上下走层面，而不能精准到只走某经某脏腑。厚朴这个药，主要香和苦。芳香药大都是叶子和细茎，取其生发之气而宣散。如果是树皮还有芳香，其气一般来讲就要厚重沉潜得多，其发散的层面就趋于里了。厚朴就是这样，听这个名字就知道，香气不仅厚重，而且还味苦，苦则趋下，所以厚朴偏重于下气除腹部胀满。

　　杏仁不是我们平时吃的那种杏仁，而是苦杏仁。它的香气很轻，轻则能上行宣气，同时有微苦，富有油脂，所以兼能下行润肠。杏仁在经方里没见过用来做主药，一般是配合其他药使用，比如配合麻黄宣肺，配合厚朴下气。经方用药一般都是力量专一的药，像杏仁这种既上且下，药力不专一的药一般都是辅助。

　　"喘家"，人为什么会喘呢？所谓肺主皮毛，也就是肺气通表，如果感受邪气，体表闭塞，肺自然就要喘了；或者体表虽不闭塞，却也不能有效排除邪气的话，人体也会通过喘来排除。这两味药，杏仁以宣气为主，借桂枝的上行之力，助肺将邪气宣散出去，厚朴以降气为主。宣则宣其清气，降则降其浊气，人体的功能本来就是这样，有升有降，一阴一阳。桂枝汤让人体的中气充足了；厚朴、杏仁让该通的通了，该下的下了，通道顺畅了，其喘也就自平了。

◎19　凡服桂枝汤吐者，其后必吐脓血也。（也有作"凡吐家，服桂枝汤，其后必吐脓血也。"）

经常呕吐的人，有可能是胃里有溃疡。如果是桂枝汤证，服了溃疡当然会好。如果服了桂枝汤反而呕吐严重了，说明不是桂枝汤证，那溃疡有可能加重，会吐脓血。这种情况多是胃热的人，桂枝生姜温散之力过强，如果是热证的溃疡，容易造成胃出血。我有个朋友，平时喜欢酒肉，胃中积热之人，连吃了一个星期的四川火锅，结果胃出血穿孔了。桂皮生姜就是常用的做火锅汤底的料。

像这种条文，我怀疑是后人加的，因为不严谨。不能说吐家服了桂枝汤就一定会吐脓血。桂枝汤对证了也是能治呕吐的。这样的表述不像《伤寒》的方式，《伤寒》的辨证施治是综合的比对分析，不会凭单一现象下结论。

◎20 太阳病，发汗，遂漏不止，其人恶风，小便难，四肢微急，难以屈伸者，桂枝加附子汤主之。

桂枝加附子汤方

桂枝　三两（去皮）　　芍药　三两　甘草　三两（炙）　　生姜
三两（切）　　大枣　十二枚（擘）　　附子　一枚（炮、去皮、破八片）

上六味，以水七升，煮取三升，去滓，温服一升。本云桂枝汤，今加附子，将息如前法。

《伤寒》很多条文都是一个完整的医案，这一条便是。《伤寒》的好处是都以医案的形式讲治病方法，好操作好模拟；不好的是后面的医理解释太少。当然，这只是后人的看法，也许在当时，阴阳之道，顺势而为之法都是常识，无须特别解释，一看就懂的，就像现在一说什么分子原子大家多少都懂一些一样。要不怎么说文化衰落，大道已废呢。在孔子的时代，孔子就说大道已废，所以他要编订《诗》《书》《礼》《易》《春秋》以传承文化，并且呼吁恢复周礼。中国文化成熟得早，别说周代，商代的青铜器，原始社会的玉器现在用现代化工具都很难做出来。已经出土了约八千年前的骨笛，乐器的出现是必须要有数学、音律学作为支撑的。"盛极必衰"这是天道，连《伤寒论》这样的医学普及读物，近一千多年来竟然都说难以参透。

说回条文，太阳病如果用药不当，误发了汗，造成"漏不止"，就是大量出汗止不住，人就会陷入阴证。因为汗和下是最容易虚人的。慈禧太后因为看京剧受了寒，连续腹泻几天止不住，太医就束手了，然后就看着她死了。腹泻这么快死人，必是阴证，若是太阴腹泻非四逆汤不可救。学通了《伤寒论》的人都知道，这不是什么难断的病，是很典型的太阴病。慈禧最后用的那个方子我见过资料，石斛老米之类补中养阴之品，典型后世医家的思路。当了帝王又能如何？好医师未必在庙堂之上，民间未必没有高手，古来如此。当然，也有可能是医师怕担责任，明知附子干姜可救，却也只明哲保身的开太平保济方，毕竟治病没有绝对，这样治死也没有责任。不管怎样，慈禧若到民间找医师，略通《伤寒论》的都有办法救她。

下面讲的是陷入阴证的过程，"其人恶风"，前面说过，是津液已经虚了。

"小便难"，因为津液虚而无尿可下了。这里说的是阴证津液虚的无尿可下，前面讲过热证伤津液的无尿可下。所以治病不能单凭一个证来判断，要综合起来分析才行，《伤寒论》的法则是要几个证同时来参才能得出结论的。现在的医师，一听尿少就利尿，一听口渴就滋阴，这不是真正的辨证。

"四肢微急，难以屈伸"，津液虚少时，筋里面毛细血管少，首先失去滋养，于是四肢拘急不灵活了。

综合分析，太阳病，津液虚，这是桂枝汤证。若汗出不止，能量丧失，就有可能向阴证转，炮附子可以止阴证的虚汗。虚汗一止，津液自回，就可以阻止陷入阴病。所以这个方子是桂枝汤转向阴证的变化方。有人说，敛汗不是要用白芍吗？说某药有某种功效是后世的说法，药没有敛汗不敛汗的，人体需要强阴，用白芍这样的阴性药材可以敛汗；人体需要扶阳，用炮附子才可以敛汗。

我们常常看到方后有以水几升，煮几升这样的话。汉代的一升是200毫升，一升为10合，10升为一斗。炮附子一枚，分大小不同，15克到30克之间。

◎21　太阳病，下之后，脉促胸满者，桂枝去芍药汤主之。

桂枝去芍药汤方

桂枝　三两（去皮）　　甘草　二两（炙）　　生姜　三两（切）

大枣　十二枚（擘）

上四味，以水七升，煮取三升，去滓，温服一升。本云桂枝汤，今去芍药，将息如前法。

前面说过，太阳病误下会出现气上冲的情况。这里也是误下，出现了"脉促胸满"，情况不一样，其实原理是一样的：因下药的作用让气血暂时陷于里，表证还未解，药效过去，气血自然还会再回到体表来驱邪，因气血已伤，能量不够了，不能顺利达表，于是便产生了"脉促胸满"这样的证。"脉促"的意思是脉往上往寸部顶，寸盛尺弱。这是津液无能力气化出表而产生的壅塞反应，自体感觉便是"胸满"。这是桂枝汤的适应证。为什么去芍药呢？既然是气血能量不够，自然要助一把力以驱邪外出，芍药是引津液下行的，所以要去掉芍药。去掉芍药，等于桂枝的向外之力增强了，所以桂枝不用加量，依然是三两。

有人问我，什么是"道家"中医。这一条就是最能体现道家中医特色的。后世的中医，一碰到脉促寸盛，就说是相火胆火，又说白芍降胆火，不仅不会去白芍，更加苦寒药，桂枝这样的助阳药自然是不敢用的了；又说"胸满"是气机上逆，应该下气；或说寸盛尺弱是肾不纳气，更加五味子山萸肉之类的收敛药。于是用药一派收敛寒降，这都是对抗思路。根源是没有从人体的角度来考虑问题，从脉象而言，寸盛尺弱说明气血是够的，只是分配不均匀，都跑上面去了。那为什么会跑上去？人体的自然模式是哪里有邪气或有瘀滞，气血往哪里跑。后世中医辨为肾不纳气，那自然要补肾。气血既然没有不够，只是分配问题，补那些滋腻之品有何用，非但无用，很有可能还助长了邪气。如果邪气不去，气血又怎么可能自己回来？用补肾纳气的方法效果怎样，我早年学后世中医的时候试过，失败的时候多，吃上个一两个月不见什么效果的多得很。古中医的处理方法是道家的顺应思路，顺应人体，顺势助人体一把力，驱邪出表后脉象自宁。效果怎样，试过便知。

如果脉象的寸盛尺弱是寸大而虚，尺弱而细，驱邪的同时重用建中药，再配合些补肾药也是可以的。那些补肾药事实上都是些滋腻滋补药，或可直接滋补些营养物质，但这不是问题的关键。按《伤寒》的津血原则，津血虚要先建中，若只用脏腑辨证，也不驱邪，也不建中，只是用滋腻药滋补是很难奏效的。不但难以奏效，还很容易上火，后世有句话叫"虚不受补"就是说这种情况。虚既然不受补，那实就可以补吗？实当然不能补，补了更上火；那不虚不实的话，又补它做甚？这就说明了"补"之一法的局限。人身自有大药，要着眼于恢复人体的运化循环让人体自己去补，不要越俎代庖。人体自己补才是真正的补。若身体真能靠地黄、苁蓉补起来，我相信没有人去锻炼了，费那力气干嘛？也不会有人生病，地黄、苁蓉大家都吃得起。一定要补也只能辅助，人体若有邪气，若中焦不运，若表里不通，补也只是造成堵塞。

◎22 若微寒者，桂枝去芍药加附子汤主之。

桂枝去芍药加附子汤方

桂枝　三两（去皮）　　甘草　二两（炙）　　生姜　三两（切）
大枣　十二枚（擘）　　附子　一枚（炮、去皮、破八片）

上五味，以水七升，煮取三升，去滓，温服一升。本云桂枝汤，今去芍药，加附子，将息如前法。

这一条是接上一条说的，在"脉促胸满"的基础上又多了个"微寒"的证。"微寒"在这里的意思应该是脉微恶寒，而不是微微恶寒。说明已经陷入阴证，于是加了炮附子。炮附子不单是虚汗可加，一切阴证都可以加。

这几条都是用一个桂枝汤在加减变化，桂枝汤的变化方后面还有很多，无非是因邪气的性质和气血的阴阳盛衰而加减变化。引气血而上则去芍药用葛根，引气血而下则重用芍药。偏于阳则加石膏；陷于阴则加炮附子。表不解加麻黄而成葛根汤；里兼热则少佐大黄而先表后里。表虚加黄芪而成五物汤，主治肢体萎废和麻痹；里虚则增芍药加饴糖而成小建中，主虚寒之腹痛；气机闭阻则加厚朴杏仁；水湿中盛则加茯苓、白术。这些都是经常会使用到的药。经方的药物很有限，也就三四十味常用药打转；方子更有限，无非几个主方变来变去；药物既然是作用于阴阳表里，而不作用于病，就可以不必那么多药，只要力量专一，分工明确就可以，所谓"药简力专"就是这个意思。经方是本乎"道"的，因而能大道至简，以一驭万。后世搞出很多药性含糊驳杂的药，也搞出了很多的方，一个方子几十味药，方子越组越大，疗效越来越不确切。

◎23 太阳病，得之八九日，如疟状，发热恶寒，热多寒少，其人不呕，清便欲自可，一日二三度发，脉微缓者，为欲愈也。

太阳病到了八九日的时候，出现"如疟状"的情况，就是定时发作，像疟疾那样。还有"发热恶寒"的证，可是"热多寒少"，并不怎么怕冷，说明正气稍胜，津液不太虚。"其人不呕"是未传少阳。"清便欲自可"是未传阳明。"一日二三度发"说明这个病不能持续，自体能量已经占了上风。

再看脉象，"脉微缓者"，脉证相应，这就是病要好了。为什么"微缓"是病要好的脉象呢？辨脉的时候经常会碰到诸如大而硬的脉、躁动不宁的脉、弦或紧的脉、上盛下虚的脉。我们会以为这是有热，是气血有富余，便用药去清热，其实这是被假象迷惑了。这些脉象都是因为邪气盛，脉亢盛紧张起来了，其本来的脉象往往是偏向于弱和虚的。辨别这种假阳真阴的脉象需要沉取一下，沉取空而无力，回弹力不足的就是这种假阳脉。所以脉诸如大、躁、弦、硬、紧未必是阳脉。如果脉滑，也就是脉如走珠一般流利，或沉取有力，或回弹有力，就要注意了，有可能就是阳脉了。辨阴阳脉最关键的依据是血管里血的充实程度，阳脉就是血管里血充足的脉；阴脉就是血管里血虚少的脉。如今脉现微而缓了，说明邪气退了，脉象呈现出本来的样子了。这时候就是疾病向好的征兆了。

◎23 （续）脉微而恶寒者，此阴阳俱虚，不可更发汗、更下、更吐也。

这里又讲到一个治病的大原则。

我们前面说过，病有三个解决方法：汗、下、和（解）。其实还有一个方法就是吐，人为催吐的药现在用得少了。汗、下、吐这三个方法都是伤津液的，只可用于三阳证，三阴证不可用。因为阴证不可更伤津液。这也再次说明了《伤寒》的体系是以津血的盛衰为主要原则来辨证组方的。

◎23 （续）面色反有热色者，未欲解也，以其不能得小汗出，身必痒，宜桂枝麻黄各半汤。

桂枝麻黄各半汤方

桂枝　一两十六铢（去皮）　芍药　生姜（切）　甘草（炙）

麻黄（去节）各一两　　大枣　四枚（擘）　　杏仁　二十四枚（汤浸、去皮尖及两仁者。）

上七味，以水五升，先煮麻黄一二沸，去上沫，内诸药，煮取一升八合，去滓，温服六合。本云，桂枝汤三合，麻黄汤三合，并为六合，顿服。将息如上法。

这一条可以看出《伤寒论》组方之严谨和精准。

面有热色，太阳证仍在。汗出是桂枝汤，不汗是麻黄汤。身痒说明汗已到了皮肤下，只差一点就要出来了。这时候算是汗还是不汗呢？算汗与不汗之间，于是用桂枝麻黄各半汤。足见经方用药法度之森严，是不可以主观和随意的。

有人说，《伤寒论》里的方子擅长治外感病，如果是感冒效果很好，如果不是感冒，效果就不明显了。这话是不对的，要看你在治慢性病的时候是不是也有这样严谨的法度，一般所谓的经方家，能大概选个差不多的方子就不错。至于后世的中医，同一个患者，这个医师是这样一套方子，那个医师是那样一套方子；用药也全凭主观，这个医师喜欢用这些药，那个医师喜欢用那些药；用的剂量这个医师六克十克，那个医师二十克三十克。这只能说明一个问题，后世的中医根本就没有一套确切的体系，所以大家才各想各的办法，各凭各的理解。

当下医界的辨证法，五行生克的脏腑理论是主流，这套理论对不对？是对的。脏腑之间当然有生克关系，就像树木会影响河流，河流会影响田地，但旱季一来全都要缺水。不能说五行生克不对，相对于人体的表里大循环，它的作用太小了。以它为原则来组方治病无异于螳臂当车，收效怎么可能明显。所以后世的中医自己都说中医只能调理不能治病，给人开药一开就是十几二十剂，甚至吃几个月也没个明显的效果，就是这么来的。

以这个方子为例，我们可以来谈一下如何运用经方治慢性病。我们知道，荨麻疹、带状疱疹之类的顽固性皮肤病，西医是没有特效药的。古中医不管它是何种病毒，长何种疱疹，所有的疱疹其实就是本条所说的，湿气到了皮肤下出不来了，于是形成疱疹。再辨证如果是太阳证的话，我们就可以用桂枝麻黄各半汤来治。我用这个方子治好的皮肤病很多，都是三五剂药就能治好。我有一个朋友，自己家里有搞中医的，去泰国旅游一趟回来得了荨麻疹，吃了一年多的中药还只是好些了，没有治愈，平时什么葱姜蒜海鲜都不敢吃，说是发物。我治这个病从来不禁发物，不但不禁，麻黄桂枝生姜本身就是最发的东西。病在表从表解，发出去病就好了，这就是道家的顺应思路。我看那个朋友吃的方子里都是些什么丹皮、白藓皮、金银花、生地黄之类，说是清血热，结果清了一年多还没清好。这就是后世中医的思路，不从整体来看待人体，而是凭局部现象得出一个结论："血热"，然后用药去对抗，去清这个血热。为什么治不好，原理我在前言里已经说过了，西医以药治病灶也好，后世中医以药治"症"也好，五十步笑百步而已，究其实不是根本。

那什么是"证"，什么又是"症"呢？"证"者证据也，我的定义是：证包含两个基本点：人体如何排病的证据；能量出现何种失衡的证据。比如口苦、肋胀、发热、疼痛之类，通过这些去找到人体排病的位置；又如拘挛、恶风、怕热，通过这些来判断人体能量的多少。现在所谓的"症"本身就是结论，如肾虚脾虚血热血寒之类，只是人体的某种现象，而这种现象往往不是根本原因，只是结果。

当我们用药物去健脾去凉血的时候，我们已经是在代人体行事了，药物又怎么能替代人体本身呢？所谓治病求其本，并不是说这个病是肝的问题，那个病是肾的问题就是求其本，而是要再问一句，肝为什么有问题？肾为什么有问题？你又没比别人少吃肉少睡觉，甚至补肾清肝的药吃了一大堆，为什么还有问题？还是要回到人体的大循环上来。《伤寒论》的思路是着眼于人体大循环的，所以《伤寒论》不讲肝怎样肾怎样气怎样血怎样。还是那句话，人身自有大药，要让人体自己去补去清，我们只是用药去恢复人体秩序，不能代人体行事，这才是道家的顺应医学思维。

◎24　太阳病，初服桂枝汤，反烦不解者，先刺风池、风府，却与桂枝汤则愈。

服了桂枝汤烦不解，说明能量还是不能够外达出表，而是在往上冲。上冲于头自然就会心烦。这种情况下可结合针灸，刺风池、风府。这两个穴位是枢纽，能解表，能散头上的风热。先将道路打开，再与桂枝汤，病就好了。

这一条如果不行针刺，而直接处方的话，可以考虑大青龙汤，解表加清热除烦。

◎25 服桂枝汤，大汗出，脉洪大者，与桂枝汤，如前法。若形似疟，一日再发者，汗出必解，宜桂枝二麻黄一汤。

桂枝二麻黄一汤方

桂枝 一两十七铢（去皮） 芍药 一两六铢 麻黄 十六铢（去节） 生姜 一两六铢（切） 杏仁 十六个（去皮尖） 甘草 一两二铢（炙） 大枣 五枚（擘）

上七味，以水五升，先煮麻黄一二沸，去上沫，内诸药，煮取二升，去滓，温服一升，日再服。本云，桂枝汤二分，麻黄汤一分，合为二升，分再服。今合为一方，将息如前法。

发汗有个原则，大汗出病必不解。这个原则说的还是津液的原则，大汗出伤了津液，病怎么能好？治病是以微汗出为宜的。"脉洪大"，这个"洪"字很多注家认为是错的，应该是"浮"大才对，理由是洪脉是有热，不可用桂枝麻黄剂。其实这要看对洪脉怎么解释。在《濒湖脉学》里洪脉是来盛去衰，是夏天的脉象，夏天的人体机理是气血往表走，外热里寒津液虚。所以洪脉应该理解为阳气亢盛而津液不足。我摸过经常爱出汗的人的脉，也常现这种洪大的脉象。如果这样理解，这里的"脉洪大"也没有错。如果这里说的"洪大"是成立的，这个大脉必须为虚大的脉，洪而实或滑的脉不在此例。

表证不解，津液虚，自然还是用桂枝汤，所以"如前法"。

后半条行文上似乎太简略了，古人的文字是多一个字都不肯的。意思是汗出后如果又再次出现发热不汗的现象，那就用桂枝二麻黄一汤。津液已失当然要以救津液为主，以发汗为辅。至于是不是像疟疾那样一日再发其实无所谓，是不是汗后再发也无所谓，只要是津液虚的不汗都可以用这个方子。学经方贵在明方义，而不能只是方证相对。

◎26 服桂枝汤，大汗出后，大烦渴不解，脉洪大者，白虎加人参汤主之。

白虎加人参汤方

知母　六两　　石膏　一斤（碎　绵裹）　　甘草　二两（炙）

粳米　六合　人参　三两

上五味，以水一斗，煮米熟汤成，去滓，温服一升，日三服。

这一条讲白虎汤，这是用途极为广泛的一个方子，治温热病的。《伤寒论》也是有温病这个体系的。六经辨证，各有阴阳，本来就没有偏废。《伤寒论》不分派，不分什么温病派滋阴派扶阳派，人体就是人体，人体没有派别，疾病没有派别，只有辨证施治。

这里说的可能是热证服了桂枝汤，误汗后，热证加重的情况。桂枝汤是治津液虚的太阳病的，大汗出后津液更虚，应该转为阴证。这里变成了热证，说明之前应该是偏热证的，误下了桂枝汤热证加重。

先说脉象。从这个方子来看，再次说明洪脉、大脉在《伤寒论》里确实是偏津液虚的脉，因为这个方子里有人参粳米救津液。"脉洪大"说明津液虽虚，热却是很重的。热重而津液虚的脉一定要沉取才能判断，沉取是偏空的，不会实或有力。

石膏这个药要重点说一下。石膏煮出来是无色无味的清水，有一股微微的寒凉之气。寒不用解释；凉事实上是一种冷而散的味道，比方说薄荷糖就是典型的凉味，所以能去表热。石膏寒且凉能同时去表里之热。

这个方子石膏用一斤。汉制一斤是今天的 248 克。石膏治阴证的标热都可以用到三五十克，因为药力不强，又是矿石，很压秤，要重用才有效。解热一定要用生石膏，煅石膏性质相反，不解热反收敛，用了坏事。现在很多医师治热证习惯性地开个二三十克，说明他们没有亲身试验过这个药。明理的经方家清热不喜欢用黄连、黄芩这样的苦寒药，而是用石膏这样的寒凉药。因为芩连是苦的，苦的作用主要是降，就是将气血往下拉，是折损气血的，苦寒药吃的时候虽然感觉下火了，但气血被强制下行了，不吃了又会再次上火，上得更厉害，因为人体的气血还会反弹回来。甚至有人吃苦寒药吃成了心悸、气上冲的反应，这就是气血受损了。石膏只是寒凉而不苦降，药力和缓而不彪悍，不容易折损气血，所以用石膏清热不容易反弹。后世用药一个很大的弊病就是惯用芩连清热，患者就会依赖医师，病迁延不愈，吃的时候上火好一些，不吃又不好，总在吃药。

知母，阴润而平和，不滋腻。这个药形象地说是从云化雨，炎热的天气，哪怕冷空气来了，要有点潮气才能下雨。后面有一个桂枝芍药知母汤，主治阴证的下肢关节湿痹疼痛。这个方子里为什么用到知母，打个比方吧，热性药材让骨节间的湿蒸发为热气，知母将不能气化出表的再化合为废水从小便排出去。这是个能量现象，所以说知母有利水的作用。

方中的人参在第12条里已经说过，是亢奋阴的，生津液治口渴，寒热不禁。白虎汤证有渴不解可以加人参，阴证津液虚的口渴亦可用。

粳米有说是糯米，有说是普通大米，这两种米煎取都很黏稠，是直接补充津液的。热证的话，糯米还是要慎用，因为糯米黏腻偏热性。用普通大米就好。有用山药代粳米的，这个亦可取，山药性平多汁液，不黏不腻。若用山药，在这个方子里以生山药为宜。

◎27 太阳病，发热恶寒，热多寒少。脉微弱者，此无阳也，不可发汗，宜桂枝二越婢一汤。

桂枝二越婢一汤方

桂枝（去皮） 芍药 麻黄 甘草（炙）各十八铢 大枣 四枚（擘） 生姜 一两二铢（切） 石膏 二十四铢（碎，绵裹）

上七味，以水五升，煮麻黄一二沸，去上沫，内诸药，煮取二升，去滓，温服一升。本云，当裁为越婢汤桂枝汤，合之饮一升。今合为一方，桂枝汤二分，越婢汤一分。

此条"脉微弱"三个字疑有错简，"脉微弱"是阴证的脉象。"发热恶寒，热多寒少"应该是偏向一点温病。同时又有津液虚，所以说"此无阳也，不可发汗"。这里的"阳"应做津液来理解。既然说津液少，不可发汗，为什么又有麻黄桂枝这样可以致汗的组合呢？如果病在三阳，哪怕津液虚，用姜、草、枣救了津液后，是可以发一点微汗的。

这个方子准确地说，是治太阳病中风和温病同时都有，且津液虚多而温热少的情况。用桂枝汤略嫌温补，用白虎汤又太寒，于是以桂枝汤为主，越婢汤为辅，合成此方。越婢汤里有石膏，合入此方剂量很轻，可以清一点热；又有麻黄，合桂枝可以发一点汗。这就是《伤寒论》的法度。

这个方子里药的剂量都很轻，麻黄和桂枝都不到一两，这是因为病也轻。《伤寒论》的剂量临证是要变通的。现在的医师用药整体剂量偏轻，病重的一般也就二三十克到头了。《伤寒论》里麻黄重用可以用到六两，六两是多少，用汉代剂量换算一下就知道了，约为90克。哪怕是生药材，折成干货也不少。这个剂量能不能用？既然做医师，就自己煎来喝一下，你不试药，怎么做医师呢？

◎28 服桂枝汤，或下之，仍头项强痛，翕翕发热，无汗，心下满，微痛，小便不利者，桂枝去桂加茯苓白术汤主之。

桂枝去桂加茯苓白术汤方

芍药　三两　甘草　二两（炙）　生姜（切）　白术　茯苓各三两　大枣　十二枚（擘）

上六味，以水八升，煮取三升，去滓，温服一升，小便利则愈。
本云桂枝汤，今去桂枝，加茯苓、白术。

此条文普遍都认为有错误。要去的话应该是去白芍，而不是去桂枝，因为仍有表证，所以不可能是去掉桂枝。再说桂枝是气化剂，也能祛湿。

现在说说湿证，湿证是很常见的证。这里的情况是湿阻中焦脾胃，说了三个症状：

"心下满"，心下一般来讲指的是心脏以下腹部以上，胃及胃周围的这一片区域。为什么张仲景不说湿气在脾或在胃，而说是心下呢？还是那个原因，在张仲景的眼中，人体是用层面来区分的，湿气可以在上中下焦，可以在表在里，却不可能只在脾只在胃。人体是一个整体，不大可能只是某个狭小的局部有湿气。所以仲景用的是"心下"这个词，这个词语是很能证明仲景的人体观念的。心下满说明湿气囤积在这个区域，所以感觉到胀满。

"微痛"，心下至腹部的"痛"一般多见于陷胸汤和承气汤方证，此区域的痛在湿证里不多见。"微痛"，只是轻微的反应，可见还是以满为主，也有可能是湿证引起的胃的轻微疼痛。

"小便不利"，这里说的是水湿不运化下行的"小便不利"。这个证多种情况下都有可能发生，有津液虚极的小便不利；有热炽伤津的小便不利；有湿证的小便不利。所以《伤寒》的原则不会是单一证，而是多个证指向一个结论，且还要印证于脉。单个症状是会有歧义的。

茯苓和白术是极为常用的两样祛湿药，经常同时使用。

先说茯苓。茯苓是寄生在松树根上的菌类，乃松根之精华。茯苓煎成的水就是清水，貌似无色无味，其实有一种不易察觉的性味，在本草上称为之为"淡味"，味淡的东西性质是向下的，就像清水永远往下渗一样。甜的东西才会黏住，所以甜入中焦。药物对人体的作用首先是直接的能量场作用。

茯苓不寒不热而清爽，所以下行的不是火也不是瘀血，而是将水湿这样清稀的东西带下去。有说茯苓利水，有说茯苓安神，有说茯苓治眩治心悸，其实都是这个下行之力。

同样是下行药，石膏凉而寒，是解热的；知母阴而润，化阴解热；白芍阴润苦酸，得阴气全，敛降津液而强阴；赤芍比白芍苦，则更重凉血破淤之力；桃仁苦温而味厚，所以下血破血；厚朴苦温而气厚，下的是气，除腹部胀满；芩连类苦而燥，毫无滋养之性，且下降之力彪悍，下热的的同时折损气血。这些药单味煎来尝过就很容易区分开来。

理解药物不应该说"用"，比方说茯苓安神利水治心悸就是用，应该说"体"，就是这个药的本体作用。说"用"容易不求甚解，容易理解局限，不知道其原理，单知道个茯苓治心悸，心悸的原因有很多种，到底是治哪种心悸呢？这就容易用错。况且药物不能代人体行使某样指令，更不能直接祛除某种病症，它只是一种作用于人体的能量，当这种能量平衡了人体疏通了人体，让人体回归正常秩序，人体自己的力量便能祛除病症。所以只有理解药物的"体"才能准确地将药应用于百方百病。

白术香燥而温，根入药。植物一般是枝叶气烈而发散，根茎味厚而收敛。白术却是根部有香燥之气，所以其气偏厚，是一种温厚的香气，这种香气闻一下就能感知到，是走不到体表的，主要是在中焦的位置，所以是气化中焦的药，能燥散中焦水湿，大剂量才能达到肌肉。中焦涵盖脾胃，所以有说白术去脾湿去胃水。《神农本草经》上说白术主湿痹、死肌、止汗、消食。湿痹消食很好理解；死肌呢？所谓脾主肌肉，脾健运了，肌肉自然能得以滋养而生肌；湿气不是汗解就是尿解，湿气多的人有时候汗也多，湿去了自然止汗。后世有说白术是止泻的，这个好理解，湿气从肠道走会腹泻，湿去了自然止泻。有用白术治便秘的，这个怎么理解呢？脾胃不气化，水湿不能化生为津液输布全身，于是水湿囤积在中焦，而下焦的肠道黏膜却得不到津液的滋养而干结。白术让中焦气化运行，津液化生了，得以输布至肠道，于是也就不便秘了。说到底就是气化中焦这一个作用而已，治病要求其理求其本，识药也要求其理求其本，这样心里才能清晰明了。

苍术和白术作用近似，其气更香燥，运行力更强，更能往体表走。古人是苍术、白术不分的，统称为白术。临床上可以兼而用之。

这两样药综合起来可以这么理解，白术将能气化的水湿气化为津液，让人体利用；茯苓将不能气化的废水淡渗下去排出体外。所以这两样药能相须为用。

《伤寒论》的原则，北窗不开，南风不入。但凡人体里有湿淤食瘀血淤之类的瘀阻，表气是打不通的。在这种情况下，要想解决表证，必须同时祛瘀。这里有湿气，于是桂枝汤里加了茯苓、白术。

◎29　伤寒脉浮，自汗出，小便数，心烦，微恶寒，脚挛急，反与桂枝汤，欲攻其表，此误也。得之便厥，咽中干，烦躁，吐逆者，作甘草干姜汤与之，以复其阳。若厥愈足温者，更作芍药甘草汤与之，其脚即伸。若胃气不和谵语者，少与调胃承气汤。若重发汗，复加烧针者，四逆汤主之。

甘草干姜汤方

甘草　四两（炙）　　干姜　二两

上二味，以水三升，煮取一升五合，去滓，分温再服。

芍药甘草汤方

白芍药　甘草（炙）各四两

上二味，以水三升，煮取一升五合，去滓，分温再服。

调胃承气汤方

大黄　四两（去皮，清酒洗）　甘草　二两（炙）　芒硝
半升

上三味，以水三升，煮取一升，去滓，内芒硝，更上火微煮令
沸，少少温服之。

四逆汤方

甘草　二两（炙）　干姜　一两半　附子一枚（生用，去皮，
破八片）

上三味，以水三升，煮取一升二合，去滓，分温再服。强人可
大附子一枚，干姜三两。

此条阐述了病在阴证和阳证之间的转化规律和治疗方式。

首先是"自汗出，小便数"，说明这个患者的津液通过两种主要途径在大量
地耗散。我们说过在《伤寒》里区分阴证和阳证就是看津血的多少。这个患者
"心烦"，这是津液虚的虚烦；"微恶寒"是脉微怕冷；"脚挛急"是筋失养了。

脉微；怕冷；筋发生挛急反应，脚伸不直了，这些证都指向津血虚，这
就已经是明显陷入阴证的指证了。这时"反与桂枝，欲攻其表，此误也"。阴
证不能攻表，因为在人体津液不够的时候，人体的自然模式是先保里，先保
内脏，这时候还用桂枝攻表以耗散津液，自然是误治了。

误治的结果当然是造成津液更虚了，于是"得之便厥"，"厥"的意思是
四肢冰冷，气血已经不能够往四肢走了，这是比较严重的阴证了。同时还有
"咽中干，烦躁"，这两个证像是热证，为什么比较严重的阴证还会出现热证
呢？还是要说到人体的自保模式，当津血不够的时候，人体就要亢奋起来，
以加快津血的运行和生成，于是产生这种上火的反应，我们称之为"虚火"，
也就是津虚而有火。咽喉是全身阴经的交汇点，所谓诸阴之汇，是需要大量

大医至简——刘希彦解读伤寒论【第二版】

津液滋养的，在这种情况下首先就会"咽中干"。还会"烦躁"，我们称为之为虚烦。虚烦也可理解为大脑通过情志反应在调集津液。同时还会发生"吐逆"，因为胃部的津血供应不够了，消化能力弱了，胃不受纳了。这时候要"作甘草干姜汤与之，以复其阳"，阳就是津液。我们以前说过，表里同病是要先表后里的，这里也有恶寒表证，为什么只用温里的药呢？这又牵系到另一个法则：

三阳病先表后里，三阴病以建立能量为先。

建立能量当然首要从里从脾胃下手。这里表证并不严重，所以治里就可以了，里阳温胃气津液复，表证人体自己就解决了。

后世医家碰到这种"咽中干、烦躁"的虚火虚烦的反应，处理方法一般都是滋阴清热去烦，用药通常是生地黄麦冬栀子芩连辈。这是不推求人体原理不辨阴阳的结果。如果是阴证的虚火，仲景的处理方法先要用干姜和甘草，来增加胃的生化能力，因为津液是不能只用滋阴药直接补的，而主要是靠脾胃运化来吸收生成，这个原理前面已经解释过了。所谓"甘温除热"说的就是这个。但是这里有个前提，要在阴证或胃弱的情况下才可用此法。实热证当然要下热以存津。阴虚阳亢证则要用滋阴之法，也就是用麦冬、生地黄了。这种阴虚阳亢证，实质是津血虽虚，热却亢盛，不在于有多阴或有多热，而在于反差大，非虚火之标热所能比。且脾胃不寒，不缺生化能力，才可以滋阴以制阳。这个要在临证上细心推求。阴虚阳亢用脉来鉴别常常比较准确，一般脉会细数或虚大。细说明津液少，数说明有热，阳气亢；同理，脉虚是津液少，脉大也是阳气亢。

这里顺带说一下阴阳。在中医的运用思维里，阴阳是一对互相制约，无时无刻不在寻求平衡的对抗力。阴阳是大概念，但也可以具象化来理解：阴是有形物质，是津血；阳是气化物质，是热能。我们用数字模型来解释一下阴阳。取五为中点平衡值，假设阴是五，而阳是九，这就是热证；假设阴是二，而阳是四，虽然阳也偏少，却相对阴还是多一点，也会有一点上火的感觉，这就是虚火；假如阴是二，阳是七，这就是阴虚阳亢了。那如果阴是八，阳也是八呢？这个人只是很强壮，体质偏热，不会有病，因为平衡。那阴是三，阳也是三呢？这个人只是很虚弱，需要养气血，也不至于有什么太大的问题。这就好比一个八十岁的老人，衰退了，阴阳俱虚了，但只要平衡，他也会很健康。人体无时无刻不在寻求阴阳的平衡。此阴阳平衡之理，不仅是天地运行之本，亦是人体运行之本。

"若厥愈足温者"，意思是服了甘草干姜汤后四肢不冰冷了，脚温热了，这时脚却不能伸直，说明筋还是缺少滋养。为什么会这样呢？我们说过，《伤寒》的治疗法则是从阳引阴的，用药物让阳气先生成，然后通过阳气的运行带动脾胃的运化来生成津液生成阴。可是，阳可以即有，阴却不能速生，为了加快阴的形成，"更作芍药甘草汤与之"。芍药是负责阴成形的，炙甘草是直接补充脾胃津液的。为什么要用炙甘草呢？因为《伤寒》补阴始终不离脾胃，不逾越人体的自然生成机能。甘草干姜汤在前，芍药甘草汤在后，于是"其脚即伸"了。这个顺序是不能错的。中轴脾胃永远是治病的前提和关键，就像车轮的车轴，汽车的发动机，后世之所以滥用滋阴寒凉药就是忽略了中轴脾胃的作用。

在误攻表伤了津液之后，也有可能发生另外一种情况，就是"若胃气不和，谵语者"。这种情况是阳明病。阳明病严格意义上是指胃肠这个里的区域发生的问题，现在多用于指里热证，也就是肠胃中实热。为什么会"谵语"呢？肠胃有积滞，人体的自然模式就会调津液能量过去排除积滞；如果大脑因此缺少津液，人体又用谵语，也就是用大脑的亢奋往回争夺气血。人体就是这样来回在寻求平衡，既要用津液去攻邪，又要时时注意反过来保证重要部位的津液供应。——这就是阳明里热证了。为什么热证的津液虚会发生这么剧烈的症状，而寒证的津液虚则症状相对和缓呢？因为热证消耗津液多，人体也亢盛，所以争夺津液的反应大；阴证消耗津液少，人体趋于消极，所以很多阴证患者感冒了也不发烧不出汗。

阳明里热证虽然也大量消耗津液，之所以还在阳证范畴，本质上不是津液不够的问题，而是津液分配不过来的问题。这也是阳明里热证和阴证的区别，也是阳明里热证的发病机理。这就意味着只要将肠胃的积热下了，津液就够分配了，人体也就协调过来了，病也就好了。这时候要"少与调胃承气汤"。为什么是"少与"呢？因为服多了造成严重腹泻，津液更伤了。这与治

大医至简——刘希彦解读伤寒论【第二版】

病不能大汗出，只能微汗一样，津液伤了，又转成其他情况的病了。所以调胃承气汤里大黄虽然下四两，其实只让你先服一点点，大便通了也就不服了，方后注明了"少少温服之"。

说说调胃承气汤里的大黄和芒硝这两味药。

大黄是植物的根茎，有走窜而寒凉的香气。其香气阴沉而趋下，有泻下破淤之力，既能下宿食，亦能下瘀血，用途很广泛。

芒硝是矿物质，酸咸寒破，是和大黄一样性质酷烈的药。其凉散之力类似于石膏，能达表，所以可用于去潮热（潮热者，顾名思义，像潮水一样从里往表走之热）；其散坚结的作用也很强大，同时具泻下之力。在承气汤里取其软坚结解热之力。

大黄擅长攻下破淤阻，芒硝擅长去热软坚结，所以这两味药经常相须为用。

大黄的剂量《伤寒论》里一般用得都比较大。这里用的是四两，也就是约六十克。但是要注意，这里的大黄注明去皮，且酒洗，可见不是干品，所以剂量要折下来。而且并不后下，现在的医师用大黄大都要求后下，煎煮时间短。酒洗加煎煮时间长，大黄的泻下作用会减轻。有时候阴证的血瘀，用几克酒大黄或熟大黄辅助，增加下瘀血的力量，又不伤正，效果也非常好。方后写着"少少温服之"，可见只喝一点点，并不是一下子全喝了，药不中病再接着喝，由此也可理解芒硝半升的剂量偏大的问题。

接着讲下面的条文。用桂枝误攻表伤了津液之后，"若重发汗，复加烧针者"，也就是继续伤津液，于是陷入阴证了，"四逆汤主之"。四逆汤是太阴病之主方，内有三味药，炙甘草，干姜和生附子。

这里着重说一下生附子。附子这个药是有毒的，阳毒，号称为"扶阳第一药"，阴证没有它是不行的。生附子毒性更强。植物的所谓毒性其实是偏性，凡物皆有毒，看毒理报告，连蔬菜水果都有致死量，只是偏性弱，每公斤体重的致死量很大而已。附子一般必须煎煮一小时才可服用。那煎煮一小时毒素就分解了吗？当然不是全部分解，是部分分解，我们治病靠的就是这种毒素，全分解了就没用了。这里需要解释一下植物毒素的问题。我们知道很多植物未煮熟的情况下都有毒，比如蔬菜里的扁豆，黄花菜。扁豆未煮熟毒死人的情况是有过的。植物毒素和化学毒素不一样，植物毒素一般人体是可以辨认分解的，所以哪怕我们吃一辈子扁豆，里面的残余毒素不会造成累积而肝肾衰竭。化学药品就不一样，化学药品的毒素是化学合成的，人体很难辨认代解，所以西药吃成肝肾衰竭的很多。附子半夏这样的所谓毒性药材只要不发生煎煮不当的急性中毒，长期服用，无论是中医几千年运用下来的经验，还是现代实验报告，目前没有证据表明有严重危害性。

附子和半夏这两个药，真治病不要用药店里的，那是用化学药品制过的，已经成药渣了，没有疗效了，而且还有化学毒素。现在的扶阳派，用附子动不动一剂药几百克也不见效，这就是用化学药品，用所谓新方法炮制传统中药的结果。这是另一个中医面临的大问题，以后再专门讲。生附子这个药走窜之力是很强的。生附子擅长于走，擅长将阳气四通八达。这就有一个弊病，阴证的患者首先是胃的生化能力弱，光用阳气通行全身，胃不生化，岂不是更耗散气血，涸泽而渔？所以在《伤寒论》里生附子一般和干姜同用，干姜是温里，能迅速促进脾胃的生化能力。炮附子在《伤寒论》里常常单用，因为附子炮过之后，其通行之力大减，其扶阳之力温和而聚敛。

在四逆汤里，干姜温里，附子通阳，炙甘草建中补津液，共治太阴里寒。

◎30　问曰：证象阳旦，按法治之而增剧，厥逆，咽中干，两胫拘急而谵语。师曰：言夜半手足当温，两脚当伸。后如师言，何以知此？答曰：寸口脉浮而大，浮为风，大为虚，风则生微热，虚则两胫挛，病形象桂枝，因加附子参其间，增桂令汗出，附子温经，亡阳故也。厥逆，咽中干，烦躁，阳明内结，谵语烦乱，更饮甘草干姜汤，夜半阳气还，两足当热，胫尚微拘急，重与芍药甘草汤，尔乃胫伸，以承气汤微溏，则止其谵语，故知病可愈。

此条所讲和前一条是差不多的，表述比较混乱。以脉论病更像是后人的说法，不像仲景的原文，可能有后人的笔墨掺杂其间，因而不做解释。

◎31　太阳病，项背强几几，无汗恶风，葛根汤主之。

葛根汤方

葛根　四两　麻黄　三两（去节）　桂枝　二两（去皮）　生姜　三两（切）　甘草　二两（炙）　芍药　二两　大枣　十二枚（擘）

上七味，以水一斗，先煮麻黄、葛根，减二升，去白沫，内诸药，煮取三升，去滓。温服一升，覆取微似汗，余如桂枝法将息及禁忌。诸汤皆仿此。

将葛根汤放在太阳病中篇的第一条是有深意的。这个方子事实上是上篇学过的主要法则的一个总结。

"项背强几几"，这是上部缺津液，用葛根升补津液。

"无汗"要用桂枝和麻黄这两味药合用发汗。

"恶风"是津液虚，用姜草枣芍药救津液。

这个方子很有意思，它事实上就是桂枝汤加麻黄和葛根。有汗是用桂枝汤的，因为汗出导致津液虚了，里面有姜草枣芍救津液；无汗是用麻黄汤的，麻黄汤里有麻黄、桂枝合用发汗。现在的情况是津液虚又无汗，怎么办？于是用桂枝汤合了麻黄和葛根。按说津液虚是不能发汗的，但病在三阳（太阳、少阳、阳明），救了津液是可以发一点汗的。

由此也可以看出，**经方组方用药的第一原则，是以津液盛衰，也就是人**

体的能量为原则的。所以治病求其本，辨证也要求其本，不能只死板地对应方和证，依葫芦画瓢。

这个方子的另一个特点是葛根和芍药同用。葛根是升补津液的，白芍是敛降津液的，它们的作用会不会互相抵消。我经常被问到这个问题，力量相反的两个药在一起会不会抵消？一般从大局来讲是不太会的。寒药和热药在一起未必就变得不寒不热，因为药物是走层面的，它们各有各的层面，各有各的道路。葛根升补津液是从肠胃吸收往上升津液，芍药降津液是将全身的气血往回收往下降，本就是两回事两条路。又如黄芩，主要是降半表半里和三焦系统的热的，干姜主要是温里增加脾胃功能的，经方里它们经常在一起合用，在某些局部可能会有互相牵制，但在更大的人体层面是不会一寒一热互相抵消的。

葛根汤治颈椎病很好用。当然，我们不能说某个方子治某个病，这不是中医思维。我们要辨证。肩颈酸痛属于哪个病位？表证。颈椎病的主因是维系骨头的筋松弛了，脊椎承压便用增生来增强自己，这是人体的自我保护模式而已，只要是骨节增生的问题大多不外此理。筋的问题是津液的问题。这里是津液虚。看脉象，津液还没有虚到阴证的程度，那就还在太阳病的范畴。津液虚的太阳病用桂枝汤，上部缺津液加葛根；有汗无须麻黄，若无汗便再加麻黄，组出方子来就是葛根汤。

上面演示的就是一个完整的六经体系治病的过程。六经辨证治病就是这么简单，阴阳和六经层面而已。无须止痛药，一般也不需要额外加什么补气养血药，它只去着眼整体恢复人体的运行，秩序恢复了，津液就会自回，人体很快就会自愈。《伤寒论》的六经辨证是一套以一驭万的方法，其中的方子也都是外感病和内伤病通治的。很多患者拿着拍的片子去找中医，其实真正的中医是不需要看片子的，甚至不需要问病名的，只要问证就好了，然后按六经辨证之法分析人体出现的问题，就能组方子。吃了药你想治的病会治好，不想治的病也会治好。我自己还不会治病的时候，去找一个老中医治我的颈椎病。我没有说我还有失眠和便秘，结果吃了药都好了。

在这套方法里我们可以看出中医的核心理念：其一，中医是辨证施治，而不是辨病施治。其二，中医是思考人体的，而不是研究病灶的。其三，中医治疗的是人体整体上的问题，帮助人体排病，而不是治病灶。人体治则病治，像西医那样只治病灶不治人体，伤害了人体不说，就算暂时对付了症状，病还会复发和传变。

◎32　太阳与阳明合病者，必自下利，葛根汤主之。

　　这一条简单来说就是太阳病再加上腹泻，也可以用葛根汤来治。腹泻是里证。里证若属阴是太阴，属阳是阳明。这里虽然说是阳明，当然也不会太热太实，太热太实就应该合承气汤了。

　　刚才说了，葛根是治上部津液虚的，腹泻要说津液虚也是下部津液虚，为什么腹泻也能用葛根汤治呢？首先，**表里合病，以先表后里为原则**。太阳病，病应该从表解，如今表不能解，人体自然就要寻求其他解决途径，于是从肠道解，变成了腹泻。葛根汤是主治太阳表证的，前面讲过先表后里，若有表证，就先考虑从表解，若从表解了就不用从里从肠道解了，腹泻自然就好了。葛根是从肠胃升津液的，能让陷于下部造成腹泻的津液回来，所以也能帮助止泻。《伤寒论》里很多药物和方子都是治上亦治下的，这也说明中医治病对人体的思考是整体的，思考药物亦是药物在人体里的整体作用。后世喜欢说这个药治肝治胃，那个药止痛止泻；或者说这个药治这个病那个病。这种说法是人为地把人体割裂为一个个的脏器和局部的病症，这就失去了中医最核心的整体观，也曲解了药物在人体里的作用，已经接近西医化思维了。用这种思维来指导辨证和用药无异于缘木求鱼，自然是达不到好的治疗效果的。

◎33　太阳与阳明合病，不下利但呕者，葛根加半夏汤主之。

葛根加半夏汤方

　　葛根　四两　麻黄　三两（去节）　甘草　二两（炙）　芍药　二两　桂枝　二两（去皮）　生姜　二两（切）　半夏　半升（洗）　大枣　十二枚（擘）

　　上八味，以水一斗，先煮葛根、麻黄，减二升，去白沫，内诸药，煮取三升，去滓。温服一升，覆取微似汗。

这一条是接着上一条来讲的，说明这一条的主证还是葛根汤方证。兼证不是下利了，而是另一种阳明病，就是呕。呕是胃问题，在《伤寒》里胃的问题属于阳明，脾的问题属于太阴。这是为什么呢？既然肺经和脾经都络太阴，太阴又是里阴证，难道肺和脾就只有寒证没有热证吗？

说明这个问题之前，先说一下什么是脏腑。"脏"指的是五脏：心、肝、脾、肺、肾。"腑"指的是六腑：胆、胃、大肠、小肠、膀胱、三焦。脏主收藏，腑主传化。脏主阴，腑主阳。

"脏"所联络的都是阴经；"腑"所联络的都是阳经。为什么？因为脏是不能受热的。比如说，我们吃过动物的肝脏肾脏肺脏，下锅只要炒几下就熟了，可见"脏"不耐热，于是人体会将"脏"的热移于"腑"。因此脾不能有热证，热会移于胃，胃是阳明。以此类推，肝移热于胆；肾移热于膀胱；心移热于小肠；肺移热于大肠。热性腹泻的脉象往往右尺不盛而右寸盛，寸盛主热在上在肺，为什么症状反而是热泻呢？因为肺的热会通过大肠排出去，这是脏腑之间的规律和协作，各经以此类推。比如肺有没有可能热，有可能，大肠就是肺解热的一条重要转移途径。

"呕"前面说过，胃弱不受纳会呕，有表证气血上逆也会加重呕。有呕加半夏，这个都知道。那半夏是做什么用的呢？半夏在经方里是最常用的药之一。这个药煎成水几乎无色无味，略有些滑滑的。这个药力量很轻，小剂量不会有明显反应，大剂量煎水喝下去之后主要有两个感觉，一是呼吸顺畅了深了；二是喉咙里微麻。呼吸深了说明半夏有降逆的作用。麻呢？所有麻的东西都有宣通和消解的作用。半夏的麻在喉咙和口腔，喉咙是诸阴之会，说明半夏主要是作用于阴的——痰和饮都属阴。喉咙和口腔又是里和半表半里（也就是肠胃和三焦黏膜系统）的出口，咽喉麻了说明人体里面也是麻了的，只是人体里面没有神经感觉不到。这么推求，半夏主要就是作用于里和半表半里的。半夏没有热能，所以宣通的作用不强。半夏煎的水有些滑滑的，据同气相求原则，也能证明半夏消散的应该是水和痰层面。历来说半夏的作用也无非化痰散结，止咳止呕，就是这么来的。

举个临证上的例子吧，半夏是可以治失眠的。有人会说，半夏跟失眠有什么关系，半夏不是治痰的吗？我们知道，失眠无非是阳在上，是晚上阳不入阴，降不下来。如果这个"阳"的实质不是能量多，而是痰和水层面的郁火，半夏就能有作用。这也说明，药物在人体里面只是一个能量场作用，如果人体通过降逆消散的能量作用达到了正常的状态，相关产生的病症就都能治。所以不能说药物治失眠这个病，也不能说药物治痰这个症，这都不是真正的中医思维方式。而是要弄清楚药物在人体里到底起什么作用。我们现在的药物学，一来就说药治什么病治什么症，对于药的本体作用却笼统得很，无非是寒热补泻之类大概的描述，总之落不到实处，结果用了有效没效都不知道个所以然。

后世医家喜欢把药物的作用一味玄学化，尤其是明清医家多有此弊，说到药物喜欢绕天文地理阴阳五行之类的玄学名词。比方说半夏是"禀天秋燥之金气，入手太阴之肺经。"这两句话，前半句玄之又玄，后半句似为针灸而设——药物进入人体走的是大层面，又不可能顺经络而循行，只有针灸才能定位经络。这都是不落到实处的医学，只是文字和理论本身的一种圆满。中国文化用金木水火土之五行来对应一切，只是一个代号，只是一种意向，并不等于肝就是木，肺就是金，就像处女座并不等于是处女，狮子座也不等于是狮子一样。你在大道理大意象上说通了，但是人体里面到底怎么样了，具体的机理是什么，还是落不到实处。再说了，治病的时候还在绕玄学名词，只会把实际问题搞复杂。说明还没有参悟到大道至简的境地，这样治病犹如秀才造反，纸上谈兵，必定是要打败仗的。仲景之学的好处就在于朴素，虽然里面有大道，并不是空谈大道，而是落实到人体的机理：病位怎样？津液怎样？表里上下的运行怎样？这才是道以致用，这就是仲景之学这两千年来高于众人的原因。

半夏这个药如今问题很多。现在药房的半夏都是用明矾或石灰反复煮过制过，就是药渣。为什么要这样制呢？因为生半夏是有毒的，会引起过敏，严重的会急性中毒甚至会引起死亡。半夏是天南星科，和芋头是一个科属，其毒素和芋头毒素是同一类。削生芋头手是会发麻的，就是这种毒素的作用。植物毒素是普遍存在的，蔬菜里也有。绝大多数植物毒素都有高温分解的特性，半夏毒素也是如此，所以半夏经过严格煎煮是不会引起中毒的。

《伤寒》里用半夏只注明一个"洗"字，可见用的是生半夏。近代名医张锡纯用生半夏，只用开水浸一浸晒干就入汤剂直接煎煮了，稍制其毒性而已。这些方法都可以仿效。真要治大病还是要用生半夏才能效果好。《伤寒》里用半夏论升，据考证，汉代的一升半夏约等于130克，这个方子里半升就是65克，考虑到当时可能是生药材，剂量可以酌情再做打折。半夏煎出来的水味道很淡，说明这个药力量很轻，所以要重用。为什么现在中医不治病治病慢，从药物上来讲，半夏这味药是最能说明问题的，炮制方法是问题，剂量更是问题。

◎34　太阳病，桂枝证，医反下之，利遂不止，脉促者，表未解也，喘而汗出者，葛根黄芩黄连汤主之。

葛根黄芩黄连汤方

葛根　半斤　甘草　二两（炙）　黄芩　三两　黄连　三两

上四味，以水八升，先煮葛根，减二升，内诸药，煮取二升，去滓，分温再服。

这是由桂枝汤证误治，转为阳明病的病例。此时的证是"利遂不止"，就是腹泻不止。腹泻有寒泻有热泻，这里是寒是热呢？要接着看下面的证。

"脉促"，前面说过，脉促是脉往寸部顶，寸主上主表，人体的气血往哪里走说明哪里有病邪，这里是因为表证未解。

"喘而汗出"，这是一个很典型的情况。一般来讲，外感病无汗才喘，因为气血上涌不能出表，汗出了就不喘了。这里汗出了还喘，说明是肺里面有热，人体要用喘的方式将热排出去。肺有热也会移于大肠，所以同时有腹泻。综合起来看，这个腹泻应该是热性的。

这个方子用药很简单，炙甘草是建中补津液的不用讲。黄连和黄芩是苦寒药，是降火的。黄芩黄连性味相近似，以味胜，苦味。从层面上来讲，这两种药是降里和半表半里的热的。黄连的苦味尤厚重，倍于黄芩，所以黄连的作用更偏里，而黄芩的作用更偏半表半里。葛根是升津液为主，兼能滋养津液的，其用量很重，汉制半斤，一百二十多克。

这个方子有意思的地方是药物的搭配。葛根升而芩连降，一对矛盾的组合。其实是不矛盾的，前面说过，药物走的是不同的层面。芩连是降里热，将肺和大肠里的热排出去；葛根从肠胃升津液，同时作用，自然就止泻了。

我们前面说过，表里合病的治疗原则是要先表后里的，这里面有没有治表证的药呢？葛根的作用既然是把津液往上送的，人体运行的规律，主上亦主表，主下亦主里，所以葛根重用也能稍透其表。葛根性平微凉，尤其适用于热证的表证。

事实上这个方子在治表和治里上都不典型，毕竟葛根也不是严格意义上的解表药，桂枝合上麻黄才是；芩连也不是严格意义上的通泻里热的药，大黄芒硝才是。这样的组方适合表不解和里热都有，都比较轻微，都不典型的情况。在理法上，这称为——**模糊就当模糊治**。常规辨证是抓特征，抓大局，比如太阳病，汗出恶风为特征是桂枝汤；无汗而喘为特征是麻黄汤，麻黄汤下面就要讲到。这是辨证的大原则。但特征模糊而不明显的时候，非要去找个特征，就犯了主观的毛病，这时候需要的是尊重模糊，按模糊处方。抓大象和尊重模糊，说矛盾也不矛盾，圣人立法往往是叩其两端的，后面的原则事实上是一个，就是客观。客观的按照人体的情况来，不犯主观的毛病，这对现在的中医来讲是最难的。

这个方子在阴阳上也可以理解为降浊火升清阳，再加建中。所以这个方子不仅仅是治腹泻这么简单的，真正理解了会有无穷的妙用，以后还会讲到。

◎35　太阳病，头痛发热，身疼腰痛，骨节疼痛，恶风，无汗而喘者，麻黄汤主之。

麻黄汤方

麻黄　三两（去节）　　桂枝　二两（去皮）　　甘草　一两（炙）　杏仁　七十个（去皮尖）

上四味，以水九升，先煮麻黄，减二升，去上沫，内诸药，煮取二升半，去滓，温服八合。覆取微似汗，不须啜粥，余如桂枝法将息。

在太阳病里，中风是津液虚的证，已经汗出了，治疗要以救津液为主；

辨太阳病脉证并治中

伤寒是表紧无汗的，津液还没有耗散，治疗以解表为主。麻黄汤就是典型的解表剂。

先来看证。"头痛发热"不用解释了，前面已经说过了，这是表证的典型证。

"身疼腰痛，骨节疼痛。"这是因为表紧津液不得出，所以囤积在肌体里面造成疼痛；寒气进入肌骨造成局部瘀堵也会疼痛。

"恶风"是典型津液虚的证，这里可能是传抄错误，此条有恶风不通。

"无汗而喘"，因为津液往上走，又不能汗出，肺的压力很大，只能通过喘来缓解。

麻黄这个药我们说过，是宣通毛孔的，它本身没有能量，所以它合桂枝这样的能量剂才能发汗。桂枝是作用于肌肉的，将肌肉里的水湿往外逼，麻黄打开毛孔，协同作用以致汗出。我们知道，麻黄合石膏能治温病，石膏也是能量药，一种寒散的能量，石膏将热散出去，麻黄打开毛孔，所以温病服了也能热出而解。

麻黄后面标注了"去节"。现在的药房基本上都不去节，效果不好，不好发汗，还添躁烦，用麻黄的时候要注意这个。

杏仁既能宣散又能下气，宣散助麻黄发表，兼下气则能平喘。杏仁因为其药性比较驳杂，所以在《伤寒论》里一般不用做主药，只是配合使用。这里杏仁七十个，大约二十几克吧，古时候的杏仁都比较小。

炙甘草这里只用一两，量很轻，可见津液不怎么虚。少量的甘草，也可以理解为是发汗后的善后之药。

说一个麻黄汤的医案。有一个老人夜里常尿炕，用现今的中医理念，自然是从肾论治，结果吃了无数补肾收敛药都不见效。后来遇某医给开了剂麻黄汤，一剂而愈了。这其中的原理用后世的五行辨证体系是没办法解释的，发汗药跟遗尿有什么关系？用六经辨证却不难解释：人吃进去饮食，通过中焦气化作用变成能量送出体表，不能完全气化的能量则代谢为废水，通过肾和膀胱排出体外。如果肌表的气化作用弱了，意味着大量的能量会转为下行之水，加重膀胱的压力，于是容易遗尿。麻黄汤里麻黄和桂枝的组合无非是加强体表的气化功能，也就能减少膀胱和肾的压力，便能治遗尿。

大医至简——刘希彦解读伤寒论【第二版】

有人会问，患者若有肾虚怎么办？我们不能只看肾虚这个结论，要问为什么肾虚？大循环通畅了，人体自己就能补肾，肾脏的代谢压力减轻了，肾脏自己也能补回来。单靠补肾药，哪能替代人体自然之作为？佐以适量的补肾药会不会有些帮助？用药贵在对证对机，对人体之机理，补肾药大都滋腻，滋腻药若下错了，反而妨碍了气化功能，就适得其反了。

这个医案很好地阐释了如何用人体表里循环的观念治病。表里循环是大循环，其力量大，是人体运行的主流；相比而言，脏腑五行生克的循环是小循环，其力量小。后世的医师用五行生克理论断为脾克肾，光是去健脾补肾，这治的就是小循环，从小处着眼，必将为大所制，自然久治不愈。

有人说《伤寒论》的方子擅长治外感病，不擅长治内伤病。从这个医案亦可看出这个说法是不客观的。既然我们治的是人体而非疾病，何来内病外病之别？所谓辨证施治，辨的是证在外还是证在内，而不是病在外还是病在内。证是人体自己如何排病的证据，排的是人体的一切病，哪有单排外感病的道理？所以有经方家说，治感冒和治癌症其实并无二理，帮人体排病而已。这就是传统古中医和后世中医主要区别点之一。

有一本民间偏方的书上载了一个治老人遗尿的偏方，其中有用白芷泡酒服用，说有神效。民间偏方之所以称为之为偏方，是因为用常规的中医理念解释不了，却又常有效验。天下事本为一理，你的中医理论果真正确的话，就应该能解释一切有效验的方子，如果解释不了，只能说明这套理论有问题。如果我们参透了《伤寒论》的辨证思路，这个偏方是可以解释的：白芷是辛散的，是解表气化药；酒也是解表气化药。这个偏方说白了和麻黄汤的作用相类似而已。

◎36 太阳与阳明合病，喘而胸满者，不可下，宜麻黄汤。

这里说的是太阳和阳明合病。阳明病后面会专门讲，这里既然提到了，就先大概讲一下。

阳明病在六经上的概念一般有两种认识方式：一为呈实热反应的区域为里的病；二为胃肠道的病。所以阳明病的总纲就是一句话"胃家实"。《伤寒论》里的"胃"既指胃又指肠道。胃家实也就是肠胃道里面有堵塞。

为什么肠道里有堵塞会喘呢？在脏腑观念里，肺和大肠相表里，肺和大肠事实上是一组有表里交通连属关系的系统，肺主皮毛，是主表的；大肠是主里的。所以肠道有实证，肺也会喘。临证上我碰见过很多这样的情况，患者有热性的肠炎或便秘，表现在脉象上往往是寸脉盛，而不是尺脉盛。从脏腑运行来讲，肺的热会移于大肠，如今大肠的热不能排出去，热就只能壅于肺了，于是就喘了。

条文中"太阳与阳明合病"，从后面用麻黄汤来治疗看，除阳明病的方证外，还应该有太阳伤寒麻黄汤的方证，行文的时候略去了。那既然是合病，为什么只用麻黄汤治表，而不能用下药治里呢？这就牵系到一个治病的大原则——三阳病的治疗是先表后里的。所以不可下，要先治表。治了表，里也就是好了，不用再去治里。这种临证规律也印证了表里循环在人体大循环中的重要性。

这里的里热证并不太严重，所以直接用麻黄汤。一般来讲，解了表之后大便就会通。为什么呢？可以用茶壶来做比方，如果把茶壶的盖子上的眼堵住，茶壶里面的水也倒不出来。茶壶盖子上的眼就是表的通道，表气不通，大便出不来；表气通了，大便也就出来了。可见我们治便秘，不能只去攻下和滋阴润肠，还要考虑表证的问题。

如果内热证严重的话，可以考虑用麻杏石甘汤。麻杏石甘汤也就是把麻黄汤里的桂枝换成石膏，可见一个是治偏寒，一个是治偏热。

◎37 太阳病，十日以去，脉浮细而嗜卧者，外已解也。设胸满胁痛者，与小柴胡汤。脉但浮者，与麻黄汤。

小柴胡汤方

柴胡　半斤　　黄芩　三两　　人参　三两　　半夏　半升（洗）
甘草（炙）　　生姜（切）　　各三两　　大枣　十二枚（擘）

上七味，以水一斗二升，煮取六升，去滓，再煎取三升，温服一升，日三服。

这一条讲小柴胡汤。这个方子很重要，可以说是临证用途最广泛的一个

大医至简——刘希彦解读伤寒论【第二版】

方子。为什么呢？因为它是治半表半里的阳证，也就是少阳病的主方。半表半里涵盖的是除表与里之外的广大区域，三焦系统和大部分脏腑都在这个区域，各种疑难杂症也大多在这个区域。

为什么疑难杂症多在半表半里？因为表病相对来讲没那么复杂，万病若能出表都是好事。偶尔长湿疹长皮肤病是好的，说明病出表了，毒素出来了，里面就无事了。长疮长疔更好，记得小时候常见有长疮的，尤其是春夏之交的时候。现在长疮的少了，生癌的就多了。是不是跟抗生素有关系？很难讲，先不说化学毒素的伤害和沉积，吃过西药片的都知道，一般来讲是很苦的，用中医的角度来看都是苦寒的东西；大量的水直接从血管输入身体也会造成阴寒，因为水是阴性的。所以西医治疗往往会让人体陷入阴证。阴证有个特点，诸如发烧疼痛炎症之类的排病反应比较少，患者自体感觉没那么难受。病入了里，身体里面没有神经，当然也没那么难受。很多人输了液觉得舒服些了，其实是阳证治成了阴证。当时舒服些，随后又会造成别的疾病，所以现在长期依赖医院的患者特别多，疑难杂症和恶疾也特别多。

为什么病会从表进入半表半里呢？根源在脾胃。**《伤寒论》是以脾胃为中轴来看待人体的。脾胃好比车轮的轴心，其他的地方好比车辐，车辐是围绕车轴运转的。**当脾胃弱了之后，津液能量化生不够了，无力将病邪排出于体表，病邪就会入内。如果在半表半里这个区间僵持住了，就产生了半表半里证。

先把此条文解释一下，再来详细讲小柴胡汤。

为什么说"脉浮细而嗜卧"是"外已解也"？前面说过，脉浮紧是表不解，汗不得出。如今是脉浮而细，说明体表通畅了，邪气已经开始解了，所以脉不紧绷着了。为什么脉细呢，说明气血也消耗了。这时人就会产生"嗜卧"的反应，就是老想睡觉，这是人体为了生长气血产生的一种自我调节反应。这种反应往往是在邪气解除之后才会有。当人体还有邪气的时候，哪怕疲乏也常常是烦躁的，想睡也睡不着，因为肌体需要亢奋起来去攻邪。

在临证上经常碰到这种情况，患者刚吃药的头几天会头晕嗜睡，有时还会有腹泻的反应，患者往往以为这是不好的反应，其实不是这样。如果没有给患者下泻药，甚至给的是一些所谓的健脾药，患者反而有腹泻的话，这是大好的反应，这是人体自己在排邪气排淤积。《尚书》里有一句话："药不暝眩，厥疾弗疗。"暝眩反应最常见的有诸如眩晕、嗜睡、腹泻、呕吐之类的反应。这句话的意思是，吃了药如果没有暝眩反应的话，严重些的病是治不好的。有患者刚吃一二剂药的时候头晕得要扶墙，但病很快就好了。暝眩反应也可以理解为是人体生长能量和排病邪的反应。

如果"脉但浮者"，就是脉只是浮，没有嗜睡反应，那病邪还没有完全去，还有表证。条文里说的是与麻黄汤，古代用竹简刻字很费力，难免惜字如金，不能但凭一个脉浮就给麻黄汤。还是要全面辨证，有确切的麻黄汤证才给麻黄汤。

"设胸满胁痛者，与小柴胡汤。"这个胸满胁痛是柴胡汤的四个主证之一。另三个主证是"往来寒热"，"心烦喜呕"，"嘿嘿不欲饮食"。

要弄清楚这四个证的机理，就要详细解释一下人体的表里大循环。对于人体的循环，历来理论很多，下面讲的是我根据《黄帝内经》之记载，结合《伤寒论》之理法得出的人体大循环的理解——

人体吃进去饮食，脾胃将其吸收并气化为能量。气化的阳性热能以往上同时往外的走势向体表散发，就像喷泉一样。人体气化出去的能量只能是一部分，喷泉没有完全喷射出去的水还要再回落下来，从体表回归于三焦的网膜系统，然后下行。下行的有能量物质，也有代谢后的废水。能量物质在以肾为中心的下焦元气系统保存起来，废水则为尿液通过膀胱排出去。肾保存的能量物质又可以再次气化上行，成为小肠和脾胃消化食物的动能，也成为人体的应激能量，再次上行为气化循环。这就是人体的能量大循环。经络学里说脾经胃经为里经，肾经膀胱经为表经，也符合此循环之定义。

半表半里证的实质是脾胃弱了，气化无力了，里外上下的循环痞塞不通，邪气便结于半表半里这个中枢位置。

邪结于胁下和胸中这两个区域形成"胸满胁痛"。为什么在这两个区域呢？从位置而言，可以这样来认识：胸中是气化能量出表的中间区域；胁下是回收能量下行的中间区域。胸中结滞则有胸满。胁下这个位置是躯壳内的空腔离体表最近的地方，只隔着薄薄的一层肌肉，里面结滞住了，便会投射到胁下的体表神经产生感知。

邪陷于半表半里，正邪在表里之间交争。当正气稍胜时，驱逐病邪，同时也携带能量往表走，人体便感觉发热；反之，驱逐病入里，人体便感觉发冷。这就是"往来寒热"的原理。

"心烦"是因为上焦有热。人体正常的模式应该是下热上寒，也就是《易经》里的泰卦的格局，下阳上阴。为什么要这样呢？因为下面为阳，阳主上行；上面为阴，阴主下行，便形成了上下交通，此所谓阴阳交泰。气化物质由下往上升，升的过程中渐渐冷却后，凝结为有形物质往下降，回归下焦；下焦通过元气的作用再次将有形物质转换为无形能量上行。这是用阴阳的运行来理解人体的大循环。当因脾胃虚而痞塞不通的时候，人体上部的能量不能下行，于是郁积而生热，便为心烦；人体下部得不到回收能量的补给，便会变冷，于是形成了上热下寒、上阳下阴的局面，也就是《易经》里的痞卦，上阳下阴便会阳更上阴更下，于是阴阳就离绝了。此为少阳证里面蕴含的易理。

"喜呕"，胃弱了，不能接纳食物。心烦和喜呕合参才是少阳四证之一，单心烦或单喜呕不能断为少阳证。

"嘿嘿不欲饮食"也是此理。"嘿嘿"二字的含义历来有很多解释，有说头晕的；也有说是胃里不舒服的呻吟声。这都对，总之关联的是脑系和情志的反应。有时候不想吃饭只是不想吃，有时候则同时会有情绪上的难受。这就是少阳证常见的反应。

此为柴胡四证。在临证上只要四证具其一，便可作为少阳证来治，不必悉具。这在《伤寒论》里是特例，其实也不算是特例。《伤寒论》的辨证精神是多个证合参来锁定答案，因为单一证永远具有多重指向性。比如心烦，阳明病、太阳温病、少阳病都会有心烦，心烦和喜呕合在一起才能锁定少阳病。这是《伤寒论》伟大的地方，也是其治愈率远远高于普通医学的关键点。为什么这里四证具其一就是少阳病。因为一证便是两证，同时有两个条件，而非单一条件。比如往来寒热，是寒热两个条件合并在一起，并且交替出现，而非单一条件。

现在来说小柴胡汤的方义。

这个方子只有七味药，建中的参姜草枣占了四味，可见少阳病的根源是脾胃弱。柴胡是疏通剂，疏通半表半里之结滞。半夏是降逆的，降的是水。黄芩是苦寒的，降的是火。

先建中，再以柴胡疏通表里，半夏、黄芩降之，生姜升之，上下表里之循环便得以恢复。为什么没有干姜附子这些能温下寒的药呢？因为少阳证是以上热为主的，下寒并不明显，只需循环恢复了，能量归于下焦，下焦自然就热起来了。半表半里的阴证（也可以归为厥阴病，因为是具有寒热夹杂的特点的阴证）会用到干姜附子。

小柴胡汤运用是非常广泛的。在古今的医案中，小柴胡汤几乎可以用于治疗一切急慢性疾病。我个人用它治过的病也数不胜数，涵盖诸如妇科儿科、肿瘤瘰疬、消化肝胆、无名炎症、血压血糖、哮喘皮肤等几乎所有类别的疾病。因柴胡汤运用之广，据说江湖上还出现了一个"柴胡派"，治病专开柴胡类方剂。

柴胡汤之所以运用广泛，首先是因为半表半里所主的区域太大；其次，**当三阳合病的时候，是治从少阳的**。当同时具有太阳证、阳明证和少阳证的时候，只要治少阳就都可以治愈，这又大大地增加了柴胡类方剂的使用频率。

现在从药物上来讲小柴胡汤。

七味药当中的建中四味是后世医家认为不治病的药。现在医师的方子里很少有甘草大枣了，用一点甘草还说是"和百药"，意思是不起什么实质作用。柴胡、半夏、黄芩也不是什么特别的"治病"的药，只是普通的常用药。为什么这么普通的几味常用药组成的方子，却可以治好这么多的疾病呢？这就证明了药物是不治病的，药物治的是人体的秩序。小柴胡汤正因为能平衡一种很常见的人体失衡的局面，所以才得以运用无穷，治好那么多的病。

柴胡这味药历来误解很多，最主要的就是说它升提，很多后世的医师因此不敢用它。少阳病的四个主证，心烦也好，胸满也好，呕吐也好，头晕也好，包括兼证口苦、咽干、目眩，哪个不是上逆的的症状？为什么吃了都能好呢？先且不说柴胡是不是真的有那么升提，本身上逆的证是人体通过向上的趋势来驱邪，顺势而为就应该升提来解决。《伤寒论》里所谓病在上从上解，病在下从下解；病在表从表解，病在里从里解，说的就是这个顺势而为的大原则。惧怕柴胡升提实质上就是一种对抗人体，而非顺应人体的治病思维。

柴胡这味药，香气平和，煎的时候不易闻到，尝的时候才有。这种香气没有白术之厚，没有桂枝之散，没有白芷花椒之辛扬，而是居中，不偏不倚，所以疏通的是半表半里。柴胡还略微兼有一些辛凉和苦味。辛凉则能透表；苦则能降下，所以柴胡兼能疏通表里上下。经方里作为主药的药，都有其不可替代的属性，柴胡所禀的居中之性便是，是极其难得的。柴胡算不上升提，要说升提，姜桂芷椒荆防都比它升提得多。

柴胡药力轻，药性平和，临证上用量要比较大才能奏效。小柴胡汤里用的是汉制半斤，合一百二十五克。考虑到当时可能是生鲜药材，晒干后要损耗一部分，所以按目前的方式，应用的时候是需要打折扣的。我在久服的慢性病方子里一般也要用个三十克以上。如此平和的一味药，既非香烈，且有微苦，何来升提之惧？何来耗肝阴之说？如果用柴胡都怕升提耗阴的话，芷椒荆防怎么办？南方人天天吃辣椒吃火锅怎么办？我曾见过一个老大夫开方子，白芷、黄芩、苦参这样峻烈的药一开就是二十来克，柴胡开个三五克却还小心翼翼，实在不可理解。正是这些以讹传讹，不重实证的言论将中医锁入了重重迷障。

同样像柴胡这样被误解的常用药物还有麻黄、细辛。坊间传言"麻黄细辛不过钱，过钱有危险。"一钱是三克，也就是说这两味药不能超过三克。在北京的药房超过六克不卖给你。其实古今很多医学大家遵《伤寒论》，用量都偏大。包括胡希恕在内的很多经方大家都驳斥过这种言论，胡希恕说他按《伤寒论》的剂量运用了一辈子，没有出过危险。是不是要按照《伤寒论》的原剂量，这个要探讨，毕竟当时有可能是生药材，而现在都是干品，但也不是今天所认为的这样。其实个别中药说吃了有问题有可能是因为误服了生品，并不是指的入汤剂。很多植物都不能吃生的，这是常识，扁豆黄花菜吃生的都能毒死人。麻黄细辛这两味药就是生服，过敏的有，毒死人的情况别说见过，连权威医书的确凿记载都找不到。有说细辛闭气，细辛是芳香疏通的药，怎么会闭气？后世医学之弊就在于不实证，人云亦云，宁误信其有，亦不敢说其无。世人只知医学上的错话杀人，不知说废话，不敢说真话也要杀人。柴胡、麻黄这样常用的经方药，如果不正其名，当用不用，岂不也是要误人杀人的。

◎38　太阳中风，脉浮紧，发热恶寒，身疼痛，不汗出而烦躁者，大青龙汤
　　　主之。若脉微弱，汗出恶风者，不可服之，服之则厥逆，筋惕肉瞤，
　　　此为逆也。

大青龙汤方

　　麻黄　六两（去节）　　桂枝　二两（去皮）　　甘草　二两
（炙）　杏仁　四十枚（去皮尖）　　生姜　三两（切）　　大枣　十
枚（擘）　石膏　如鸡子大（碎）

　　上七味，以水九升，先煮麻黄，减二升，去上沫，内诸药，
煮取三升，去滓，温服一升，取微似汗。汗出多者，温粉粉之。一
服汗者，停后服。若复服，汗多亡阳遂虚，恶风烦躁，不得眠也。

　　古人竹简刻字不易，行文太简，以至于文字中处处有玄机。此条说"太
阳中风"，紧接着讲的却都是伤寒的证："脉浮紧"，"发热恶寒"，"身疼痛"，
"不汗出"。这是为什么呢？从后面所出的大青龙汤这个方子里是可以找到
答案。

　　大青龙汤这个方子很有意思，它事实上是以治伤寒的麻黄汤为底方，炙
甘草加倍，然后又加上了生姜、大枣和生石膏。倍甘草加姜枣这说明有津液
虚。中风证的实质不在于有汗无汗，在于津液虚。但为什么条文中没有出津
液虚的证呢？因为开头已经说是"太阳中风"了，也就等于说有津液虚的证，
只是略去了。这就是《伤寒论》的行文方式。这种行文方式会让读不惯古书
的现代人不知所云，望而生畏。没办法，我们要学医要攻古籍就得习惯这个。

　　有伤寒麻黄汤证的"不汗出"，又有中风桂枝汤证的津液虚，自然是麻黄
汤加姜枣来解表并建中生津液。后面多出了一个证——"烦躁"。烦躁是轻微
的里热，没有到真正的热证那种汗出而喘和大烦渴的地步。这是有可能是兼
有轻微的温病，同时亦有可能是津液虚的烦躁。既然有烦躁，就加了一点生
石膏去热。石膏用得不多，鸡子大，古时候鸡蛋小，应该也就是个几十克
而已。

　　综合来看，此方证其实就是三个方面：表不解，津液虚，有轻微里热。
其实我们就算不学大青龙这个方子，熟悉了张仲景的组方规律，自己也可以

组出此方来：表不解麻黄汤；津液虚是姜草枣芍，因为要发汗去掉白芍；有微热加生石膏。组出来就是大青龙汤。

此前，我们学习的桂枝汤和麻黄汤，可以说是在一堆类似的证当中找特征抓大象，以津液虚为其特征则用桂枝汤，以表不解为其特征则用麻黄汤。但如果情况很模糊，什么都有一点，都不明显，那模糊就当模糊治，于是就有了大青龙这样的方子。所以辨证施治是灵活的东西，唯一不能灵活的是客观。

这个方子还有个值得注意的地方，就是麻黄的剂量是六两，也就是90克（当时有可能是生品），而石膏的用量却很轻。因为此时的里热主要是毛孔不开郁在里面了，而不是真的有多热，所以石膏的用量是较轻的，而重用麻黄打开毛孔。有人评价《伤寒论》的方子活泼灵变且丝丝入扣，从剂量的变化尤其能体现出来。

后面说"若脉微弱，汗出恶风者，不可服之"。如果已经脉微，就不能服用大青龙汤，脉微是津液大虚的指证，毕竟大青龙汤还是发汗剂，若再发汗的话，势必更亡津液，就会有"厥逆"，就是四肢冰冷，四逆证了；还会有"筋惕肉𥆧"，筋脉和肉都会有𥆧动不灵活的反应，这也是津液大虚的反应。这就是所谓的逆治了。

大青龙这个方子，除了外感病外，很多头部的疾患都有机会用到它，比如五官疾患、颅内疾患、癫痫羊角风之类神经科疾患，包括治现代医学所谓的"中风"，也就是高血压中风瘫痪也可以用到。治中风瘫痪的古方——续命汤，也可以理解为这个方子的变化方，加了一些去瘀血的药而已。头部疾患常常是因为表不解，邪不能出表，上冲于头而造成的。大青龙的方义可以理解为建中解表，再用生石膏清降头部之邪气。我们中医就是这样整体地看待人体的。所谓千古神方续命汤，懂得了人体的大循环，解释起来也很简单。

◎39　伤寒脉浮缓，身不疼，但重，乍有轻时，无少阴证，大青龙汤发之。

此条的情况是脉不紧，身体也不疼，表证不严重。只是身体重，说明肌表里水湿严重。这个水湿是在表的区域，那就要从表解。为什么可以用大青龙来发这个水湿呢？我们来看大青龙的药物搭配。麻黄合桂枝的作用主要是气化作用，可将水湿气化出表。未能气化的水湿则要冷却凝结而顺三焦系统下行。生石膏寒而降，就是增加这种凝结和下行之力的。一边往外气化，一边向下利水，这是双向解决水湿郁于肌表的意思，但气化剂里加生石膏，这种组合说明其更侧重用利水来解决，这是解决水湿更适宜的方法。再加姜草枣建中健脾胃，则水湿能运行。这就是大青龙治水的道理。

上一条脉紧身疼用大青龙，这一条脉缓身不疼也用大青龙，若从方证相对的角度来理解是矛盾的，若从人体的角度来思考，又不矛盾。大青龙无非是能调整人体的某种困局而已，也就能治这种困局造成的一切病。所以治病首先要思考人体，然后再思考药物在人体里的运行方式是什么？是不是能顺应人体自己排病的方式。这个药物的运行方式就是前面说的药的"体"，而不是药的"用"。这样思考才是张仲景的思维方式，才能组出覆杯而愈的方子来。不要总想着方证相对，总有对不上的时候；更不要想着用药直接去消炎去治病，以药治病往往治不好病。

◎40　伤寒表不解，心下有水气，干呕发热而咳，或渴、或利、或噎、或小便不利，少腹满，或喘者，小青龙汤主之。

小青龙汤方

麻黄（去节）　芍药　细辛　干姜　甘草（炙）　桂枝（去皮）各三两　五味子　半升　半夏　半升（洗）

上八味，以水一斗，先煮麻黄，减二升，去上沫，内诸药，煮取三升，去滓，温服一升。若渴，去半夏加栝楼根三两。若微利，去麻黄加荛花，如一鸡子，熬令赤色。若噎者，去麻黄加附子一枚，炮。若小便不利，少腹满者，去麻黄加茯苓四两。若喘，去麻黄，加杏仁半升，去皮尖。且荛花不治利，麻黄主喘，今此语反之，疑非仲景意。

这一条一上来就已经给出了结论，证属伤寒，"表不解"，同时"心下有水气"，心下是指中焦这个区域。简单说就是外寒内饮。那个结论是怎么得出来的呢？下面就是"证"，也就是证据。

首先是"干呕发热而咳"。干呕发热是常见的表证；咳嗽是小青龙汤的主证。

下面的证前面都加了个"或"字，说明或许有，或许没有。

"或渴"，前面说过中焦有水气，也就是有湿证会渴。有湿证为什么还会渴呢？湿气困积于中焦不气化，等于就是废水，没有被吸收利用，人体的黏膜组织得不到津液的滋润所以会渴。热证也会渴，阴虚阳亢也会渴，临证上湿证的渴也是很多见的。所以治病不能一见到渴就用麦冬生地黄滋阴，滋阴只适用于阴虚阳亢证。

"或利"，表不能解邪气的时候，人体就会寻求别的出口来解决邪气。肠道是最方便的出口，所以感冒患者常常会腹泻。如果有湿证的话，更有可能发生腹泻。

"或噎"，吃东西会噎住，食道里不润滑，这里是因为湿证造成的上部津液缺乏。

"或小便不利，少腹满"。人体是一个整体的大循环，当中焦不气化不运行的时候，小便的下行能力也会变弱，水湿也会困于下焦，所以"少腹满"。

"或喘"，前面学过表气不通会喘，肺有热会喘，现在再说一个，有湿证也会喘。为什么有湿证会喘呢？我们辨有没有湿气经常会看舌头，舌头胖大有齿痕就是有湿气，说明湿气会让人的肌体组织浮肿，自然人体内部也会浮肿，浮肿会让体内的空间变得狭小，肺的压力就会增大，就要用喘来释放压力。有湿气的时候气短气紧，不能平卧，也是这个道理。

为什么上面这些证都加了个"或"字呢？因为咳喘也好，渴也好，下利也好，小便不利也好，腹满也好，这些症状不止湿证会出现，别的原因也会出现。所以我们需要多条证来共同得出一个结论。比方说，同时有渴，又有小便不利，那这个渴就应该是湿证的渴了。这就是《伤寒论》的辨证方法，跟破案一样，需要多条证据指向一个答案，最后再印证于脉。这样得出的结论才能保证准确。

现在说说这个方子的组成。

麻黄和桂枝是解表的；干姜和甘草是建中温阳的；半夏是降水之逆，也能化痰结。这几味药组合在一起既能解决表证，也能解决湿证。中气有了，气化也就有了；气化有了，小便也就有了。前面说过，这两个功能本来就是一体的大循环。

用芍药，简单来看，这里有腹痛证是可以用的，芍药被认为是治腹痛证的主药，应当也能兼治腹满。不过这是个利水为主的方剂，白芍的阴润有助于将气化的能量化合为水，从而加大利水的作用，所以利水的方剂里能用它，这样理解可能会更好。

细辛这味药，药如其名，有细而辛烈的香气，是疏通孔窍的。在这里是疏通肺窍，起到宣散止咳的作用。《神农本草经》上说它"主咳逆、头痛、脑动、百节拘挛、风湿痹痛、死肌。久服明目，利九窍，轻身长年。"这段话有两个信息，一是说明细辛的香窜疏通之性无所不至；二是说明这个药是可以久服的，且能轻身长年，不是后世说的"过钱有危险"。

五味子主要是酸的，有收敛的作用。为什么要用这味药，需要从人体的大循环来解释：所谓"一阴一阳之谓道"，人体的功能是有吸才有呼，有敛才有散，就像天地，永远是对立统一的二元双向力。比方说，我们说肝主疏泄，是说肝以疏泄为主，事实上肝也有收敛的功能，也要敛肝血，不可能只是疏泄。整个人体的收敛功能是下焦元气所主，普遍习惯简单地说是肾所主。人体循环后回收的精气自上焦下行，交由肾的系统来封存和再利用。咳嗽等于是人体一次次强行的宣肺和解表，这是很消耗元气的。此方中多数是宣散气化剂，也是耗散的。耗散多了，则越发不能收敛，于是我们需要增强收敛功能，收敛足够的元气，才能更好地宣散以驱邪，就像我们要蹲得深才能跳得高一样。所以我们需要五味子来增强元气的收敛作用，才能更好地宣散和止咳。

在经方里，只要是以咳嗽为主证的方子常会用到五味子这味药。后世说五味子补肾，我认为五味子在小青龙汤里所主的未必是这个作用，因为补肾要有补肾的证，诸如有脉虚脉弱尿多腰疼之类证才需补，用药不能不讲依据；再者，补肾有补肾的方法，借个后世医家的说法，肾阳虚是要用姜附的，肾阴虚才用五味子这样的酸敛药，用药不能不讲法度。小青龙有寒饮，要补也是补肾阳，不可能再去补肾阴以助湿邪。后世为了自圆其说，说五味子酸敛且燥湿，酸敛之物如何能燥湿呢，最多也就是不那么滋腻而已。所以这样的说法是很难成立的。要说酸为涌泄，能引水下行，倒还有几分道理。

后世说五味子是敛肺纳气平喘，人体为什么要咳喘？说明人体在排邪气，不一定是肾虚，很多咳喘的肾脉并没有虚。人体既然要喘，为什么要去平呢？应该逐邪让其自平。后世一见咳喘就敛肺镇咳纳气平喘，不讲顺势而为，而是对抗人体。结果怎样？落下了"咳嗽难治"，"中医不治喘，治喘要丢脸"这样的话。

小青龙汤治疗咳嗽很常用，用对了往往有一剂知二剂已的效果。这是因为咳嗽的时候外寒内饮这种局面很常见。方后的加减法不足为训，比如说，若渴加栝楼根，也就是天花粉，湿证怎么能加滋阴药呢？又说若喘去麻黄。有喘正是要加麻黄的时候。这是典型的后世医家思路，明显是后世的人加上去。后面也有注解说这"疑非仲景意。"可见这部书的确是被后世增删篡改过。

总结一下，大青龙汤是治外寒内有微热的；小青龙汤是治外寒内有寒饮的。

◎41　伤寒心下有水气，咳而微喘，发热不渴；服汤已，渴者，此寒去欲解也，小青龙汤主之。

此条和上条所讲的大致一样，只是有两个新的问题。一个是"不渴"。前面说过，有渴的湿证，这里说的是不渴的湿证。它们的区别是不渴的湿证比渴的湿证可能要更阴寒一点，所以人感觉不到渴，那么在处方的时候，可以把干姜多用一点。渴的湿证多少都有点标热，标热明显的要加生石膏，解热是一方面，也是为了更好地化水，所以临证上小青龙常合生石膏。

本来不渴的，喝了小青龙汤感觉到渴了，这个情况在临证上很常见，一般虚寒的患者服了药之后感觉到渴，想喝水，是里面温了，脾胃运行起来了，是病向好的反应。这时候表寒已经快要去了，里面的湿也快要解了。

◎42　太阳病，外证未解，脉浮弱者，当以汗解，宜桂枝汤。

说脉浮弱要用汗来解不对，我们知道，津液虚是不能发汗的。后面的方子倒是对的，用桂枝汤，桂枝汤不是发汗剂。

有一个地方值得注意，就是"外证未解"的"外证"两个字。《伤寒论》里说外证指的是解肌的证，意味着不宜发汗；说"表证"才是需要解表发汗的证。

◎43 太阳病，下之，微喘者，表未解故也，桂枝加厚朴杏子汤主之。

桂枝加厚朴杏子汤方

桂枝三两（去皮）　甘草　二两（炙）　生姜　三两（切）
芍药　三两　大枣　十二枚（擘）　厚朴　二两（炙，去皮）　杏
仁　五十枚（去皮尖）

上七味，以水七升，微火煮取三升，去滓，温服一升，覆取微似汗。

这一条所谓的表未解又下之，都是前面讲过的问题。这里说一下"喘"这个证。喘的原因，临证上较常见的有热、水饮和气滞这三种。喘而汗出，是热的指证。喘而倚息，就是要靠着才能呼吸顺畅，不能平躺，或者喘而心下满痛，则偏水饮。喘而胸闷胁痛，或感觉肢体内气窜，或打嗝，则是偏气滞。需要注意的是，临证上往往只是偏向性，不可能绝对到只有水饮，只有气滞。如果气滞为主，当气滞治即可；如果兼而有之，则可兼而治之。

那造成这三种情况的原因是什么？有热一般是平时摄入了过多的饮食酒肉，脾胃积滞造成的，以宿食积滞为主；水饮多是或多思多虑，或嗜肥甘生冷，或饮水多，或不运动，以至于脾胃弱水湿不气化造成的，多兼有痰；气滞一般是生气多怒造成的。

这里"微喘"，用桂枝汤加厚朴杏仁，是有气滞的喘。

◎44 太阳病，外证未解，不可下也，下之为逆，欲解外者，宜桂枝汤。

病在表从表解，不可下。外证指不可发汗的证，如汗出的肌肉酸痛，用桂枝汤解外。这都是前面讲过的。

◎45 太阳病，先发汗不解，而复下之，脉浮者不愈。浮为在外，而反下之，

故令不愈。今脉浮，故在外，当须解外则愈，宜桂枝汤。

这一条还是讲的误治，也是重复前面的内容。太阳病，误下了，脉还浮，说明病还在外。那解外就好了，解外用桂枝汤。

◎46　太阳病，脉浮紧，无汗，发热，身疼痛，八九日不解，表证仍在，此当发其汗。服药已微除，其人发烦目瞑，剧者必衄，衄乃解。所以然者，阳气重故也。麻黄汤主之。

这一条前面讲的是无汗身痛的太阳病，也就是伤寒麻黄汤证。

服了药，稍微好一点了，患者有些"发烦目瞑"。目瞑是一种类似于眩晕困乏的反应。前面说过，邪气重的时候，人是亢盛的，就是累也不能睡。服药后产生困倦反应，说明邪气快解了。严重的会出鼻血，出了鼻血病就好了，这是为什么呢？因为"阳气重故也"。这里的阳气指的是津血，就是津血多。人体津血多自然病解得快。如果体表不够通畅，不能迅速地通过体表解决邪气，津血就会寻求别的途径解决，出鼻血就是一种常见的方式。小孩子爱出鼻血其实是好事，一场感冒就躲过去了。

就这一条我们来讲讲出血这个证。像牙龈出血、便血、经期血淋漓不尽，这都是很常见的。如果我们顺应人体来思考，其实都是人体在排邪气。包括大便颜色深，就是有潜血，也是如此。我奶奶年轻的时候，得一个病几年不愈，百药不效。有一天晚上，她忽然拉黑色的大便，据她说拉了半马桶，病从此就好了。所以我们不能见血止血，而要去考虑人体到底哪个层面有邪气。

如果顺应人体来思考，我们还可以更宽泛地理解这个问题。不单出血，慢性腹泻，慢性鼻炎，人体有异常分泌物，甚至频繁遗精，都有可能是人体在体表不能解决邪气的情况下寻求的其他途径。所以《伤寒论》里治遗精给出的方子是桂枝加龙骨牡蛎汤和小建中汤，这两个都是治太阳表证的桂枝汤的加减变化方。

条文中出鼻血给出的方子是麻黄汤。麻黄汤是驱邪气出表的，邪气从表解了，就不必用出鼻血来解了，鼻血自然也就不出了。这是顺应人体的辨证思路。出鼻血等于出汗，汗后应该用桂枝汤啊，为什么这里用麻黄汤呢？因为"阳气重"，津液不虚，汗与不汗的实质是看津液虚不虚，如果津液虚了，还是要用桂枝汤的。后世的医家是不敢这样用药的，他们认为桂枝是活血的，麻黄是发散，是出血证的大忌。他们一见到出血就是凉血止血，用生地黄、丹皮、白茅根、仙鹤草之类。如果是偏阴虚阳亢这些药还能奏效，如果是别的情况吃了是不会好的。比如经血淋漓不尽这个证，我早年也袭用凉血止血的套路，治好的少，失败的多。《伤寒》里治血证的方剂，桂枝茯苓丸、桃核承气汤、温经汤都用桂枝，而且桃核承气汤还是有里热证的。看历代伤寒名家的医案就知道，这些方子治血证反而有捷效。

◎47　太阳病，脉浮紧，发热，身无汗，自衄者愈。

还是前面说过的，汗不能出，却出了鼻血，邪气也就解了。

◎48　二阳并病，太阳初得病时，发其汗，汗先出不彻，因转属阳明，续自微汗出，不恶寒。若太阳病证不罢者，不可下，下之为逆，如此可小发汗。设面色缘缘正赤者，阳气怫郁在表，当解之熏之。若发汗不彻，不足言，阳气怫郁不得越，当汗不汗，其人躁烦，不知痛处，乍在腹中，乍在四肢，按之不可得，其人短气，但坐，以汗出不彻故也。更发汗则愈，何以知汗出不彻，以脉涩故知也。

这条讲的是二阳并病，就是太阳表病和阳明里病的并病。

初得病时，发汗没发透，病转成了阳明证。为什么会转成阳明的呢，因为人体的自然模式，病不得从表解就从里解，这是人体最主要的两个排解通道。

"微汗出，不恶寒"，说明这个阳明证不重，没有到大汗怕热烦渴的地步。二阳并病，照先表后里原则，解表就好，不可下，下就是逆治了。

如果面色发红，这是阳气在表，那就从表解，可以考虑用药解，也可以用熏法。

若是发汗了，却又发得不透，阳气还是郁在里面的，或当汗不汗，这个人就要烦躁了；身上也会痛，因为囤积了很多津液在肌体里出不来，但这个痛没有固定的地方，好像在肚子里，又好像在四肢，去按又不痛了；患者还会气短，这是表气不通肺不宣的反应——上面这些情况说明津液在四处找出路，好把邪气排出去。这时候只要发汗就会好。

"但坐"，可能是指患者浑身不自在，只想坐着不想动。

怎么知道汗出不透的呢？因为"脉涩"就知道了。这里的脉涩似乎不准确，应该是传抄错误，脉浮或脉紧更合理些。

◎49　脉浮数者，法当汗出而愈，若下之，身重心悸者，不可发汗，当自汗出乃解。所以然者，尺中脉微，此里虚，须表里实，津液自和，便自汗出愈。

"脉浮数"，脉浮说明有表证；脉数可以理解为一种躁动之象，这是人体有邪气时的反应，当然，如果这个数是快而有力，那就是有热。总之是有表证，应该从汗就能治好。若用下法，便会"身重心悸"。"身重"是表证仍在；"心悸"是伤了津血，心脏带血带不上了，就会一下一下地悸动来加速带血。这个时候虽然有表证，不可发汗。可以等着人体自己出汗，病就能好，这是等着人体的津血自己回来。

如何知道伤了津血呢？因为尺脉微弱，尺脉主下亦主里，这说明里虚。"须表里实"，这里的实是指津液实，"津液自和"，就是要等人体的津液自己回来，人体自己出的汗才能治好病，强行发汗只会让病加重。

《伤寒论》最核心的精神不在其独有的辨证体系，也不在其精妙的组方用药，而在其顺应人体自然之良能的治病法门。这一条便极好地阐释了这一原则。能治病的只有人体自身，药物只是顺应和协助人体。逾越人体行事的话病是治不好的。

◎50　脉浮紧者，法当身疼痛，宜以汗解之；假令尺中迟者，不可发汗。何以知然？以荣气不足，血少故也。

脉浮紧，身疼痛的，本当以汗解。如果尺脉迟，就不可发汗，因为尺脉迟是荣气不足，血少的表现。

这一条虽短，却体现了三个原则：第一，津液虚不可发汗；第二，判断津血之多少，也就是阴阳问题，脉象比较准确，《伤寒论》里碰到阴阳问题往往会有脉象的描述；第三，判断津血之多少，尤其是尺脉比较准确。所谓寸

辨太阳病脉证并治中

脉主上主表主阳，尺脉主下主里主阴，尺脉是源头，津血的多少自然是尺脉反应得更忠实，这也是顺应人体运行的客观的理解方式，因为人体的气化过程是从里从脾胃开始的，气化的阳性能量向上向表走；剩余能量再从表回落，转换成阴性的有形物质向下向里回到肾，完成这样的一个大循环。所以，脉的运行和人体的循环方式是可以互证的。真正的中医不仅辨证不能故弄玄虚，辨脉也不能故弄玄虚，必须在人体里找到实实在在的依据。后世的脉学玄虚的名词多，虽然有些玄虚的东西不无道理，但不能只谈玄虚的概念，就会有忽视人体本身，以玄说玄之误，还是必须弄清楚人体里面实实在在是什么。这也是仲景体系和后世体系不同的地方。

判断津血之多少，不但尺脉，沉取也是很准确的，沉取无力或空虚则是阴，因为浮为阳为表，沉为阴为里。

迟脉是脉来迟缓的意思，表示血气不足，运行无力。有人问尺脉迟，难道寸就不迟吗？其实迟不仅能形容速度，也可以理解为一种迟缓的状态。

"荣气"这个概念，接下来会有专门的解释。

◎51　脉浮者，病在表，可发汗，宜麻黄汤。

◎52　脉浮而数者，可发汗，宜麻黄汤。

关于麻黄汤，前面已解释得很详尽。此二条行文并不严谨，不能只凭一个"脉浮"和"脉浮数"就说可以发汗。疑有错简，或是后人之加注。

◎53　病常自汗出者，此为荣气和，荣气和者，外不谐，以卫气不共荣气谐和故尔，以荣行脉中，卫行脉外，复发其汗，荣卫和则愈，宜桂枝汤。

◎54　患者脏无他病，时发热自汗出而不愈者，此卫气不和也，先其时发汗则愈，宜桂枝汤。

此二条讲的是经常自汗出，也就是出虚汗的情况，宜用桂枝汤来治疗。

自汗出用桂枝汤是前面讲过的，只是新增加了两个概念——荣和卫。

荣，也称之为营，简单来讲就是指血管之内的血液；卫指行于血管之外的津液和气化的能量。血液通过毛细血管渗出行于脉外，也就成了津液。所谓血汗同源就是这个意思。《伤寒》里只有这么几条谈到荣卫的概念，这些不像是仲景的行文习惯，疑为后人所加。因为照仲景的习惯，是不会搞很多复杂的名词概念的。他一般只是笼统地称为之为"津液"，或者"血"，甚至通称为"阳"。因为强行将血管之内和血管之外的津血区分开来，临证上也不现实。比如，当我们一汗出，脉立刻就缓和了，说明血管内外本为一体，很难截然地割裂开来。

这一条里说，荣气和则卫不和，又说自汗出是因为荣和卫不协和。为什么荣气和就会卫不和呢？为什么不协和就自汗出呢？又是为什么会不协和呢？有的人出虚汗出好多年，难道是一直协和不了吗？有说桂枝汤能治荣卫不和的自汗出，是因为桂枝走卫气，白芍敛荣气。我试验过，这种情况不用白芍，单用桂枝也能治好。这又是为什么？——都是本糊涂账。后世的中医喜欢制造很多概念，事实上纸上谈兵的多，落实到人体上却经不起推敲，反而制造混乱和曲解。

按照仲景的观念，人要有表证才会自汗出。这就有一个问题，如果经常自汗出，难道是经常有表证吗？这是有可能的。风寒暑湿燥，人体无时无刻不在感受外界的邪气。如果我们脾胃功能好，津液充足，表里通畅，邪气随时随地地被我们解决掉了，我们也觉察不到。反之，如果津液的能量不够，邪气总解决不掉，人体的自保模式就总要调集津液去解决，这就成了出虚汗。

诸如出虚汗，身重，颈肩腰腿的酸痛，脑袋昏沉，如果经常性出现，都可以理解为慢性的外感病反应。我们平时所谓的感冒是急性的外感病反应。

慢性也好，急性也好，只要是桂枝汤方证，就可用桂枝汤。桂枝汤里姜草枣芍是建中气敛津液的，桂枝是增加气化能量，解外驱邪的。如此一合力，自然邪气去虚汗自止。当然，如果津液不太虚，单用一味桂枝解外，邪气去，津液也就自己回来了，也能治好。

◎55　伤寒脉浮紧，不发汗，因致衄者，麻黄汤主之。

此条的意思也是前面讲过的。表紧汗不出，人体就会另外寻找解决邪气的通道，出鼻血是常见的方式。这时候用麻黄汤解表，自然鼻血就不出了。

◎56　伤寒不大便六七日，头痛有热者，与承气汤。其小便清者，知不在里，仍在表也，当须发汗。若头痛者，必衄，宜桂枝汤。

　　不大便六七日，这是里证；同时又有头痛和发热这样的表证。这该怎么处理呢？照我们之前说过的原则，表里同病是要先表后里的，那这里怎么又说要用承气汤来攻里呢？这里便牵系到一个变通的法则：**表里二阳并病，如果里证很严重紧急，是应该先治里的**。这里六七日不大便，阳明里实已经很严重了，而太阳病相对没有那么严重，可以直接用承气汤。

　　接下来说，如果小便清，而且没有里证，小便从肾，肾经络表，说明人体的趋势还是从表来解的，那就说明病不在里，可以发汗。

　　后面说"若头痛者，必衄，宜桂枝汤。"此句似乎不通。头痛难道就一定会出鼻血吗？不见得。流了鼻血等于丧失了津液，用桂枝汤还是说得过去，但还是要结合其他证来综合分析。

◎57　伤寒发汗已解，半日许复烦，脉浮数者，可更发汗，宜桂枝汤。

　　"伤寒发汗已解"，过了半天又有烦和脉浮数。这种情况有可能汗发得不够；或者是汗发得太过，以至于伤了津液。从后面用桂枝汤来看，应该是汗发得过了。人体是无时无刻不在感受外界邪气的，津液一伤，结果又重新有了表证。这个时候应该用桂枝汤来处理，因为桂枝汤是以救津液为主的。事实上汗后再有太阳表证，都可以先考虑桂枝汤，但不是一定要用桂枝汤，还须根据当下情况辨证再定。

　　"可更发汗"这样的表述不严谨，应该是解外，而不是发汗。这种重复而不严谨的条文很有可能是后人加上去的。

◎58　凡病，若发汗、若吐、若下、若亡血，亡津液，阴阳自和者，必自愈。

　　这一条重申津液原则。人得病了，出现发汗、吐、下、出血证，这都是人体通过这些方式在祛除病邪。这些症状都会让人耗费津液。耗费了津液之后，人体没有出现阴阳失衡的症状，比如心烦，比如自汗，比如畏寒或怕热，比如不欲饮食之类，那就是阴阳自己协调过来了，也就是津液自己协调过来了，那病也就自己会好。

◎59　大下之后，复发汗，小便不利者，亡津液故也。勿治之，得小便利，
　　　必自愈。

　　用了大下之法，又去发汗，于是出现了小便不利，这是人体津液虚少的
小便不利。这时候不要强行去利小便。要等小便自己利了，那就是津液回来
了，病就会自己好。

◎60　下之后，复发汗，必振寒，脉微细。所以然者，以内外俱虚故也。

　　用了下法，又去发汗，必然振振怕冷，脉微脉细。这是因为伤了津液，
里外都虚了，陷入阴证了。

　　以上三条都是在讲人体亡了津液之后的反应。我们会发现，《伤寒论》一
直在重复讲一个津液原则。为什么津液这么重要？因为津液的盛衰就是阴阳
的盛衰。阴阳是个虚无的概念，显之于人体就是津液。阴阳无形，而津液有
形，辨明了津液也就辨明了阴阳。这就是仲景之学的特色，不以玄说玄，而
是以实致虚。

◎61　下之后，复发汗，昼日烦躁不得眠，夜而安静，不呕，不渴，无表证，
　　　脉沉微，身无大热者，干姜附子汤主之。

干姜附子汤方

　　干姜　一两　附子一枚（生用，去皮，切八片）

　　上二味，以水三升，煮取一升，去滓，顿服。

　　先下后汗，亡了津液，陷入阴证，这时出现一种新情况：白天烦躁不能
眠卧，晚上安静。前面讲柴胡汤的时候说过，若中轴脾胃虚了，津液气化之
力弱了，人的大循环受到限制，就会产生上下不交通的现象，于是上热下寒，
也就是上下的阴阳不顺接。这里讲的是津液更虚，里外阴阳严重不顺接的情
况。里外阴阳不能互相交通制约，白天行阳气就过于烦躁，晚上行阴气就过
于安静。

　　那为什么不用柴胡类方剂来治疗呢？看后面，"不呕"，说明无半表半里
证；"不渴"说明也没有夹杂里热证；"无表证"，那还是里证；"脉沉微"是

辨太阳病脉证并治中

099

里阴证；"身无大热"说明热只是表象。通过层层排除，最后锁定为里阴证。而柴胡类方剂是治半表半里证的，所以不能用。

这是比较难的辨证，必须了解整个六经病的特点，通过综合分析比对，才能得出准确的结论。我经常提醒初学者，在把整个六经学完之前不要给人看病，因为临证错综复杂，不能全面分析的话就容易出错。

这个方子很简单，就两味药，生附子和干姜。若再加一味炙甘草就是四逆汤了。为什么不用炙甘草呢？因为甘以缓之，甜的东西有缓和之性，这里要取生附子的通行之力来打通里外阴阳，所以不用炙甘草。

◎62 发汗后，身疼痛，脉沉迟者，桂枝加芍药生姜各一两人参三两新加汤主之。

桂枝加芍药生姜各一两人参三两新加汤方

桂枝　三两（去皮）　芍药　四两　甘草　二两（炙）　人参三两　大枣　十二枚（擘）　生姜　四两

上六味，以水一斗二升，煮取三升，去滓，温服一升。本云桂枝汤，今加芍药生姜人参。

"发汗后，身疼痛"，桂枝汤证。脉沉迟，津液偏虚，还没有虚到阴证的程度，没必要加炮附子，于是将芍药和生姜各增了一两，再加人参，名为新加汤。

◎63 发汗后，不可更行桂枝汤，汗出而喘，无大热者，可与麻黄杏仁甘草石膏汤。

麻黄杏仁甘草石膏汤方

麻黄　四两（去节）　杏仁　五十个（去皮尖）　甘草　二两（炙）　石膏　半斤（碎，绵裹）

上四味，以水七升，煮麻黄，减二升，去上沫，内诸药，煮取二升，去滓，温服一升。本云，黄耳杯。

一般来讲，发汗后如果外感病没好，是要用桂枝汤的。也有不可用的情况，热证就是其中一种。怎么知道是热证呢？比如有怕热、大烦、大渴索饮，表里俱热。

这个方子也治热证，却没有上述这些明显的症状，那怎么知道是热证的呢？因为有"汗出而喘"。一般外感病，气血往上走，表气又不通，肺就会喘；如今汗出了，表气通了，肺还在喘，说明是肺里有热，要通过喘来排除热量。只有"汗出而喘"，没有其他热证的反应，说明热证较轻微。

这个方子就是麻黄汤换了一味药，将桂枝换成了石膏。所治便从偏寒的外证变成了偏热的表证，这个方子是能解表的。这个方子在肺炎发高烧的时候使用机会很多，尤其是小儿肺炎，因为小孩阳气旺，又容易积食，一般热性肺炎较多。据说非典的后期，中医出来力挽狂澜，治愈了很多，这个方子就是主方。

◎64　发汗过多，其人叉手自冒心，心下悸欲得按者，桂枝甘草汤主之。

桂枝甘草汤方

桂枝　四两（去皮）　甘草　二两（炙）

上二味，以水三升，煮取一升，去滓，顿服。

发汗过多，津液耗散了，津血同源，血也就不足了。心脏带血带不上来，于是就会剧烈跳动以加速带血。这就发生了"其人叉手自冒心"的现象，也就是心脏突突的，自己都能感觉到，恨不得要用手按住。

"心下悸"这个证以前说过。如果有表证，人体的自保模式，气血会往体表去驱邪。若津血不足，气血往上走的能量不够，于是就会发生悸动的现象，就像车爬坡时候的反应一样，这是人体自己在努力。

这个病情看上去严重，但方子极简单，就是桂枝和炙甘草。炙甘草建中补津液，桂枝解外兼增加上行之气化能量。津液有了，表证去了，上行能量加强了，自然也就不心悸了。

对于这个方子，历代的名家有各种解释。

黄元御用五运六气说来解释，说是木郁而风动，所以悸。那木郁又是因为土败，所以用桂枝疏肝木，炙甘草建中培脾土。

五行脏腑辨证体系的医家来解释的话，会说心跳心悸是肾克心，或理解为肾中有陈寒，造成肾中寒水上冲。那肾不好又是因为脾土克肾水。于是辨为脾克肾，说桂枝温肾阳，炙甘草健脾且缓脾之过盛，则不能克肾。

那到底谁是对的呢？其实这都是以玄说玄。木郁怎么会风动呢？肝主疏泄主生发，肝郁了，应该更不会动才是啊。寒性沉潜趋下，肾中有寒又怎么会上冲呢？这些都是附会玄学臆想出来的，而不是对人体运行机理的客观理解，这也就造成了后世辨证和用药上的混乱。仲景的高明之处，就是他对人体的表达是实实在在的生理机能和运行，而不只是停留在以玄说玄的层面。

心下悸或心悸这两个证很常见，说到底就是津液不足，不能顺畅地完成气化运行而造成的。津液不足的原因有很多，这一条是发汗过多造成的单纯津液不足。中焦水湿困积，水液不气化，也会造成津液不足。可以在这个方子的基础上加两味去中焦湿气的药，茯苓白术，这就成了后面要学的苓桂术甘汤，这是治中焦水湿的主方。还有因为津血久亏造成心下悸的，这就要用炙甘草汤了。炙甘草汤还是桂枝甘草为主药，加姜参枣温阳建中，再佐以地黄阿胶之类滋阴药补津血。还有因为下焦瘀血造成努耗津血于下，津血上行无力的，这时候可以用桂枝甘草汤合去瘀血的方剂。

桂枝甘草汤及其变化方在心脏病上使用的机会很多。诸如期前收缩、房颤之类，只要是心脏运行不良的疾病，病机无非是上述几种，用对了就会有立竿见影的效果。

◎65 发汗后，其人脐下悸者，欲作奔豚，茯苓桂枝甘草大枣汤主之。

茯苓桂枝甘草大枣汤方

茯苓 半斤 桂枝 四两（去皮） 甘草 二两（炙） 大枣十五枚（擘）

上四味，以甘澜水一斗，先煮茯苓，减二升，内诸药，煮取三升，去滓，温服一升，日三服。作甘澜水法：取水二斗，置大盆内，以杓扬之，水上有珠子五六千颗相逐，取用之。

上面说过，水湿囤积中焦不能气化，而心下悸，是苓桂术甘汤。这一条是脐下悸，是水湿囤积在下焦不能气化。这个时候会发生一种叫"奔豚"的症状。《金匮要略》里这样解释奔豚："气从少腹上冲胸咽，发作欲死。"感觉有气从腹部上冲，这是人体在发动能量，想将囤积的水湿气化上去。能量不够，不能走表完成水液大循环，只能上冲胸咽，过不去，便一次次上冲。这个发作起来很难受。

这个方子和苓桂术甘汤只差一味药，就是去白术加大枣。很多人解这个方子喜欢从白术和大枣入手去分析。其实奥妙是在茯苓。我们知道，人体的原则，病在上从上解，病在下从下解。水湿在中焦可以气化上行为主，在下焦则要以往下利水为主了。这里是"脐下悸"，水湿在下焦，于是去了气化中焦的白术，而将利水的茯苓加倍。这里的茯苓用半斤，约等于125克；而苓桂术甘汤的茯苓只有四两，也就是一半的剂量。

为什么加大枣？大枣是补津液的。如果水湿气化往上，等于有化生成津液被利用的可能；如果水湿往下利，那就只能作为废水排出去了，于是多加一味大枣补津液。

◎66　发汗后，腹胀满者，厚朴生姜半夏甘草人参汤主之。

厚朴生姜半夏甘草人参汤方

厚朴　半斤（炙，去皮）　生姜　半斤（切）　半夏　半升（洗）　甘草　二两（炙）　人参　一两

上五味，以水一斗，煮取三升，去滓，温服一升，日三服。

"腹胀满"，脾胃虚常有这个证，腹中不运化了。

主药是厚朴，下气除满的，用半斤。再合半升半夏，半夏是降逆的，主要是降上焦的水的，那和腹满有什么关系呢？《伤寒论》思考人体是一个整体，上下表里的运行是一体的。有时候是因为上面不降了，下面才堵住。所以厚朴常和半夏同用；厚朴也常和枳实同用，枳实主要是除胸满的。

本方是治脾胃虚寒引起的腹满，驱寒的生姜用得也重，半斤。炙甘草和人参用得少，二两和一两。临证上，如果津液不是很虚，甘草可以少用，人

参可以不用。如果寒不重，生姜也可以减少。

现在因为生活习惯不好，脾胃虚寒的人多。脾胃虚表现为腹胀的很普遍，所以这个方子现在使用机会很多。

◎67　伤寒若吐、若下后，心下逆满，气上冲胸，起则头眩，脉沉紧，发汗则动经，身为振振摇者，茯苓桂枝白术甘草汤主之。

茯苓桂枝白术甘草汤方

茯苓　四两　桂枝　三两（去皮）　白术、甘草各二两（炙）

上四味，以水六升，煮取三升，去滓，分温三服。

这个方子在临证上运用很广泛。这是治中焦水饮的主方，多数治水饮的方子也是由它变化而来。

"心下逆满"，水饮囤积中焦则有心下满；气化上行不能顺畅，人体就会有心下"逆"的感觉。

"气上冲胸"，这是类似于奔豚的反应，虽然不是起自脐下，原理是一样：水湿不能顺畅气化上行，到胸部就阻塞住了，就会有气上冲胸之感。

"起则头眩"，蹲下站起来头就晕，严重的甚至什么都看不见，要扶墙。人体是一个整体，当我们说脾胃有水湿的时候，不是说水湿仅仅在脾胃，而是以中焦脾胃为主。事实上有湿证的时候全身哪里都会有水湿，比方说脸会肿，舌头会胖大，小肚子也比平时明显，等等，自然大脑里面多少也会有水湿。大脑水湿多，就会头昏不清醒；水湿多则滞则血液循环也不会好，蹲下一站起来，大脑供血不上则眩晕。

"脉沉紧"，脉沉，邪气在里；紧主寒，亦主束缚而不通畅。这是湿证有可能出现的脉象。但脉象这个东西不是绝对的，有时候中焦水湿也未必就现这个脉象，临证上缓脉弦脉浮脉也很多。

"发汗则动经，身为振振摇"，前面我们学过，表有水湿是大青龙发之，大青龙里有桂枝麻黄发汗，合生石膏下行还能利尿。此处水湿主要是在中焦在里的位置，病在里从里解，自然不能用汗法来解。若发汗，里的水湿不但不能去，还会在肌肉经络里窜行，身体便会"振振摇"。

方中的几味药都是之前学过的。先说炙甘草，因为这个药不好解释，按说甘甜的药是会助长水湿的，这里怎么会用？可以从这两个方面来理解：第一，胃的功能弱（或云津液虚，水湿和津液不是一回事，水湿是淤阻，津液是已被吸收利用的能量），就算要攻淤阻，也是可以加炙甘草的，比如调胃承气汤就是承气汤加上了炙甘草。后面的五苓散（桂枝、茯苓、白术、泽泻、猪苓）就没有炙甘草，看其证是实证更明显，而胃虚不明显。这两个方子主要还是以胃的功能来区别立方的。第二，水湿去掉，也就是邪气去了，需正气来填充，脾胃虚者，恐津液难以速生，正不来则邪来，水湿就有可能还会再次囤积，所以也可以用炙甘草。我们现在的炙甘草是蜜炙的，很甜腻。《伤寒》里的炙甘草并没有说是蜜炙的，一般认为《伤寒》里的炙甘草事实上就是直接炒或炙的，并不加蜜。我赞同这个说法。几个祛饮的方子都有炙甘草，而且用量不轻，如果蜜炙的话，恐有滋腻助湿之弊。

相比桂枝，白术香气温厚，走散力不强，气化的主要是中焦区域，擅长化中焦脾胃的水饮。

茯苓将不能气化的水饮从下焦水道通利出去。

桂枝的气化之力是往肌肉走的，走的是大循环。桂枝的用量比白术还多，因为《伤寒论》的思路注重整体，注重人体的大循环。人体的能量气化出表，剩余的才能代谢为尿液排出体外，这是一体之运行。就像蒸笼的原理，水蒸气上不去，也就没有凝结的水珠滴下来，只是一团不运行的水凝聚在锅子里面。

桂枝这味药在经方里似乎是无所不能的，是出现频率最高的药之一，表证用它，里证用它；水湿痰饮瘀血用它；虚实寒热也都能用它。这当然不能理解为桂枝通治百病。经方的治病思路治的不是病，治的是人体的秩序和循环。桂枝是走体表大循环的，只要需要走外的力量，需要建立从脾胃到肌肉的大循环，桂枝就都能用上。

◎68　发汗，病不解，反恶寒者，虚故也，芍药甘草附子汤主之。

芍药甘草附子汤方

芍药甘草各三两（炙）　附子　一枚（炮，去皮，破八片）

上三味，以水五升，煮取一升五合，去滓，分温三服。疑非仲景方。

发汗后，病不解，反而恶寒，这是津液虚的缘故。津液虚陷入阴证了，自然是要先救津液。阴证用炮附子；炙甘草建中补脾胃津液；白芍收敛而加强阴成形的力量。

这个方子用药虽然简单，区区三味药，但其中包含着一个很重要的法门；以救津液为主的方子，在扶阳药或气化药之外可以再加一点敛降的药，若不加强阴成形，只是阳化气，津液很难收敛住。

收敛津液还可以用山萸肉和五味子。这也是经方用药和后世用药的一个重要区别：后世补津血喜欢用地黄麦冬阿胶等含有黏液的滋阴药材直接去补；经方则是运用阴阳之道——姜附阳化气化生津血，芍药山萸肉五味子阴成形收敛津血。

◎69 发汗，若下之，病仍不解，烦躁者，茯苓四逆汤主之。

茯苓四逆汤方

茯苓　四两　人参　一两　附子　一枚（生用，去皮，破八片）
甘草　二两（炙）　干姜　一两半

上五味，以水五升，煮取三升，去滓，温服七合，日二服。

这一条简而言之就是如何治阴证的烦躁。

津血大虚会转为太阴病。阴证而有烦躁，说明人体还有一点阳气能发动，烦躁事实上是人体在努力亢盛起来以加速津血的化生和运行。

治太阴病用四逆汤，更加人参以速生脾胃津液。前面说过，人参亢奋阴的，在这里很适用，只是扶阳很有可能助长烦躁，用人参可生津强阴以制阳。

那茯苓是做什么用呢？茯苓是淡渗下行药，下行的力量事实上就是一种降阳的力量，因为能去烦躁，所以不能把药物理解为利水那么简单，要从能量场的本体作用来理解药物。茯苓和人参一样，并不寒凉，用在阴证的方子里很合适。

前面我们学过，如果是一般的津血虚而有烦躁，是可以用寒凉药石膏降阳去烦躁的；这里是太阴四逆汤证了，则用茯苓去烦躁为妥。

◎70　发汗后，恶寒者，虚故也。不恶寒，但热者，实也，当和胃气，与调胃承气汤。

调胃承气汤方

甘草　二两（炙）　　芒硝　半升　　大黄　四两（去皮，清酒洗）

上三味，以水三升，煮取一升，去滓，内芒硝，更煮两沸，顿服。

恶寒和不恶寒，这是鉴别寒和热的主证。在临证上，患者怕热，只要没有其他阴寒的反应与之相左，就可以确定为热证。

之前我们学过一个白虎汤是治热证的，这里又有一个调胃承气汤。那这两个方子如何区别呢？

我们通观白虎汤的条文，关键词是"烦"、"渴"、"热"、"大汗出"。烦是人体上部的反应；渴是胃的反应；汗出是表的反应。综合来看，这个热偏上偏表。白虎汤的主药生石膏，它擅长清上焦肺胃之热，也有凉散的作用，所以能适用于这种既在中上焦的里，又偏上偏表之热。

那调胃承气汤的热呢？这一条说得很简单，只说了个"实也"。这里的实是指肠胃里面有东西堵住了。当然，关于肠胃"实"的证还有很多，不能只凭一个怕热来判断，要综合其他证，这里没有列出太多，是直接说了结论。

《伤寒论》之顺应原则，偏上偏表之病从上从表解，偏下偏里之病从下从里解。这个既然是肠胃实，那自然是从下从里解了，于是用大黄和芒硝。

调胃承气汤所主之实，也不是很实，且略有津液虚，所以有炙甘草。像那种严重的阳明里实证，腹部会又满又痛，就要用到大小承气汤。大小承气汤里面是没有炙甘草，且加了枳实厚朴，因为炙甘草有缓和之性，会缓和攻下之力。

◎71　太阳病，发汗后，大汗出，胃中干，烦躁不得眠，欲得饮水者，少少与饮之，令胃气和则愈。若脉浮，小便不利，微热消渴者，五苓散主之。

五苓散方

猪苓　十八铢（去皮）　泽泻　一两六铢　白术　十八铢　茯苓　十八铢　桂枝　半两（去皮）

上五味，捣为散，以白饮和服方寸匕，日三服，多饮暖水，汗出愈。如法将息。

从这一条开始，以下几条都在讲五苓散。这也是临证很常用的方子。

这一条讲了两种渴证。

一种是大汗出后胃中干的渴，这种渴只要喝点水就好了。要少喝，因为很渴的时候不要喝太多，容易伤脾胃，很饿的时候也一样，所以"少少与饮之，令胃气和则愈"。中医讲人体都讲个适度。反观医院里面，只要一进去，不管大人和小孩，一天往身体里吊好几瓶水，且不管吊的是什么，有没有效果，这个方式本身就是很有问题的。

另一种渴是胃里有湿气的渴。有湿气为什么还会渴？因为水湿囷积不气化，也就供应不到身体的各个部分，自然就会渴。这种渴是更常见的。在临证上因为缺水的渴其实很少，因为渴了我们自然就会喝水，喝了就不渴。真正的渴证是喝了水但还是觉得渴，严重的热证会这样，但这种情况毕竟不多，所以更多的渴是水湿囷积。现在的医师一见渴证就用麦冬生地黄滋阴，反助其湿，这是不对的。

五苓散的方证，后面还有更详细的讲解，这一条讲的是"脉浮，小便不利，微热消渴。"

脉浮和微热是有表证，有表证用桂枝。很多人会问，那没有表证是不是就可以不用桂枝呢？不能这么理解。因为水湿的气化是往体表气化的，桂枝是走体表大循环的，不用桂枝如何能气化水湿？再说，对于表证不能这么狭隘的去理解，不是发烧体痛有感冒症状才是有表证。我们前面说过，人体其实有很多慢性的表证，比如颈肩痛、腰痛、肌肉酸、浮肿、头痛头晕、汗出异常、低烧，诸如此类都是。很多人对经方里很多方子都有桂枝不理解，其实表证的体现形式远比我们想象的宽泛。

五苓散的主证是"消渴"。消渴就是总想喝水，喝了又渴，也就是说胃里头虽有饮，却不寒，还有点微热，如果胃里头偏寒的话，是渴而不欲饮的。

胃里头微热，说明气化能力还不太差，所以这个方子相比苓桂术甘汤，桂枝用得少，只有半两；白术用得也少，只有十八铢。茯苓和白术等量。关键是另加了两味微寒的淡渗药：泽泻和猪苓。

泽泻和猪苓的性味是淡而咸寒的。淡说明没有黏稠物质而有下渗之力；寒也是下行的，能走肾开水道。这两味药微寒，所以适合微热的湿证。猪苓比泽泻的作用更偏下，后面有个治下焦湿热的方子猪苓汤，就是以猪苓为主药的。在五苓散里，泽泻的用量最大，近两倍于其他药的剂量。

五苓散的方义是重用向下淡渗利水的药，轻用气化药。也就是说这种水湿困积是以水湿不下行为主的。水湿下行了，等于是北窗开了，南风也就进来了，无须重用桂枝，表气也就能通了。所以说，方药就是个能量场，这个能量场只要和人体匹配，能帮助人体回归正常循环，病自然就会好。

我曾经用五苓散为主方治好过一例黄斑病。黄斑病号称为眼部癌症，是眼球后部黄斑区的一种病变。患者先是找的北京协和医院的眼科，号称为中国最权威的眼科。协和的专家说这个病是治不好的，就算花十几万元手术了，一定会复发。我用五苓散为主方治疗一个星期，病灶就缩小了；治疗一个月病灶就消失了。现在已经好多年了，没有再复发。

当时这个患者在脉证上主要反应为中焦有湿气，脉弦缓，身重乏力，却又口渴想喝水。他是一个演员，爱漂亮，听信了美容专家的话，要多喝水，于是不渴也喝。五苓散里没有一味药是所谓专门治眼睛的。为什么能治好这个病呢？说明药不是用来治病的，是用来治人体的，而治病的是人体自己；同时也说明中医无绝症，因为真正的古中医是打开人体这把锁的，只要自体免疫力能抵抗的病，中医都能治。

◎72　发汗已，脉浮数烦渴者，五苓散主之。

"脉浮数"，说明有表证，且偏热。

"烦渴"，中焦有水湿，津液不能顺畅气化出表，便上冲，于是"烦"；津液不运行便"渴"。

单从"脉浮数烦渴"而言，还有没有其他可能性？比如温病。有的。《伤寒论》行文太简略，所以这个浮数的脉应该不会太实太数；烦渴也不能兼有怕热和呼吸粗重之类温病的反应，否则就是温病了。所以全面问诊很重要，那些治个病只需要花几分钟，摸个脉就开方的，都是见病治病的。人体小宇宙，里面错综复杂，岂是那么容易参透的；参不透又怎能妄言治疗？真正的古中医分析人体很全面很严谨，治病是很花时间的。

◎73 伤寒，汗出而渴者，五苓散主之；不渴者，茯苓甘草汤主之。

茯苓甘草汤方

茯苓　二两　桂枝　二两（去皮）　甘草　一两（炙）　生姜三两（切）

上四味，以水四升，煮取二升，去滓，分温三服。

之前我们学了两个祛中焦湿气的方子：苓桂术甘汤、五苓散。现在再学一个茯苓甘草汤。怎么区分这三个方子呢？主要是从"渴"这个证上来区分。

有渴的是五苓散。以微寒的泽泻猪苓为主，泽泻用量最大。

不渴的是茯苓甘草汤。不渴说明胃里面有寒饮，以生姜为主，生姜用量最大。

之前学过的苓桂术甘汤没有提及渴与不渴，说明在寒热问题上居中，所以既没有泽泻猪苓，也没有生姜，只是重用茯苓桂枝，行散利水而已。

我们学经方难就难在搞清楚每样药和方证的关系；更难的是搞清楚每样药和人体的关系。但只要搞清楚了，我们就能像张仲景那样灵活地加减变化。

◎74 中风发热，六七日不解而烦，有表里证，渴欲饮水，水入则吐者，名曰水逆，五苓散主之。

前面我们讲了，五苓散的主证是"消渴"；这里讲了五苓散的另一个主证，"水逆"，也就是喝水下去会吐出来。

大医至简——刘希彦解读伤寒论【第二版】

人体有水饮湿气，同时又有热，虽然会很想喝水，水喝下去胃又接受不了，于是要吐出来。有时候人胃口特别好，吃下去又胃胀不消化，也是这个道理，说明胃里有宿食积滞，且偏热性反应。

这里说"有表里证"，里证指的是有里饮。表证明显也是引起水逆的原因。有表证的话，津液就会往上往表走，人体本身就是上逆模式，自然也容易将不能接纳的水通过呕吐的方式走上焦排出体外。

有一个八十多的老人找我治疗，已经垂危，喝水就吐，水谷不入。西医诊断为皮革胃，疑为胃癌。顾名思义，胃皮革化了，不接纳饮食了，西医说没有办法。这个病名很吓人。因为患者在外地，岁数又太大，不方便来面诊，于是用网诊的方式填了个问诊单。我就是用五苓散为主方治疗的。家属告诉我说吃了几剂药明显有改善，喝水吐的情况缓解了，胃的烧灼感也没有了。所以我们做中医不要被西医的病名吓倒。

最后说一下为什么五苓散要用散剂，而不用汤剂。散剂就是药物打粉服用。药物通过水煎会增其行散之力，而五苓散的方义不是以发散为主的，而是以下行利水为主，尤其是还有"水逆"，自然以散剂生服为佳。有时候治下焦病，因为需要药下行，我们也不用汤剂，而是用散剂或丸药。比如后面要学的祛下焦瘀血的桂枝茯苓丸和大黄䗪虫丸就都是丸药。

◎75　未持脉时，患者叉手自冒心，师因教试令咳而不咳者，此必两耳聋无闻也。所以然者，以重发汗，虚故如此。发汗后，饮水多必喘，以水灌之亦喘。

这一条很有意思，非常形象地讲解医师看病时发生的情形。

在把脉之前，看到患者用手捂着心脏的地方，因为心跳得很厉害。为什么呢？不急于得出结论，继续辨证。大夫让患者咳嗽一声，患者没咳嗽，说明两只耳朵听不见了。为什么听不见了，因为发汗发多了。发汗多为什么会听不见呢？因为肾主耳，而肾经为"少阴"，络体表。汗出多了，表虚了，肾自然也就虚了，耳朵便听不见了。那这个心跳厉害也是津液虚造成的。

我前面说过，六经辨证是可以涵盖脏腑经络的区域的，六经的层面里是可以包含具体的脏腑经络，这一条便是例子。为什么不直接用脏腑经络辨证呢？前面也解释过，药物作为一个能量场，通过肠胃吸收进入血液，其能量属性只能走表里上下的大层面，不能具体到某脏腑某经络。我们学的是汤液学，用药物治病，就要客观地顺应药物的属性来设立辨证体系。这就是为什么要用六经辨证来统脏腑经络区域的原因。

发汗后，或喝水多了，或者强行灌患者喝水，都会喘。为什么？因为发汗后脾胃的功能本来就弱了，水喝多了不吸收不气化，自然停饮而喘。学医久了要学会钻牛角尖，不要怕问自己问题，还可以多问一句，为什么发汗多脾胃就会弱呢？因为脾主肌肉，主往肌肉输送津液。人体一旦汗出多，如果脾还持续往肌肉输送津液的话，人体岂不很快就脱水亡津液了，于是人体只有让脾胃功能变弱来制约出汗了。人体就是这么设计的，我们只要顺应人体的作为来思考，很多问题都能找到答案。

◎76　发汗后，水药不得入口为逆，若更发汗，必吐下不止。发汗吐下后，虚烦不得眠，若剧者，必反覆颠倒，心中懊憹，栀子豉汤主之；若少气者，栀子甘草豉汤主之；若呕者，栀子生姜豉汤主之。

栀子豉汤方

栀子　十四个（擘）　　香豉　四合（绵裹）

上二味，以水四升，先煮栀子得二升半，内豉，煮取一升半，去滓，分为二服，温进一服，得吐者，止后服。

栀子甘草豉汤方

栀子　十四个（擘）　　甘草　二两（炙）　　香豉　四合（绵裹）

上三味，以水四升，先煮栀子、甘草取二升半，内豉，煮取一升半，去滓，分二服，温进一服，得吐者，止后服。

栀子生姜豉汤方

栀子　十四个（擘）　　生姜　五两（切）　　香豉　四合（绵裹）

上三味，以水四升，先煮栀子、生姜取二升半，内豉，煮取一升半，去滓，分二服，温进一服，得吐者，止后服。

◎77 发汗、若下之，而烦热，胸中窒者，栀子豉汤主之。

◎78 伤寒五六日，大下之后，身热不去，心中结痛者，未欲解也，栀子豉
汤主之。

发汗后，胃弱了不接纳，所以水药不得入口，入口即呕，此为逆证。要
是再发汗，胃更弱了，大肠也不吸收了，于是会腹泻不止。在发汗和吐下之
后，会发生"虚烦不得眠"的情况，为什么呢？因为人体如果津血虚了，首
先会烦躁，这是人体在亢奋起来加速津血的生成和运行；津血更虚的话，人
体出于自保，是不会进入深睡眠的，深睡眠时血液循环极慢，各脏器，尤其
是大脑容易因缺血而受损。这就是为什么血虚的人都容易失眠多梦，白天则
疲倦，想午睡一会儿，躺下却又睡不着的原因。

当然，栀子豉汤方证还没有虚到这么严重，只是"必反覆颠倒，心中懊
恼"，指神魂不安，心里老有事翻来覆去放不下，老是很郁烦，又说不出个所
以然，这就是津虚的虚烦。

"反覆颠倒"这个证很形象，可以引申开来理解。比如有的人喜欢碎嘴，
喜欢唠叨个没完；有的人遇事喜欢思来想去，决断不下，在生理上都是属于
血虚而烦的范畴。时下流行的一个词"纠结"亦是这个，可见现在的人血虚
而烦的居多。成天熬夜、打游戏、吃辣、喝酒，贪眼目口腹之欲，消耗阴精，
损伤阳气，怎么可能不虚烦？

我总结所有关于栀子豉汤这个方子的条文，将其方证归纳为四句话：心
中懊恼，虚烦不眠，胸窒身热，心中结痛。

从这四点可以看出，其所治为偏热的虚烦。我们知道阴虚阳亢是用生地
黄麦冬的，这里能不能用呢？不能。因为这里是以热为主虚为辅，生地黄麦
冬这样的药物太滋补了，属滋养剂，无异于火上浇油。那这种情况用什么补
虚呢？用豆豉。

这里的豆豉与我们以前做菜用的霉豆豉是一类东西，做菜的时候放在油
里一炸，很香。有香味就有疏散之性，能发散上焦的热，后世医家解表常会
用到它；又为豆类发酵而成，略具和中滋养之性，却不滋腻温补，在这里恰
好合用。

栀子豉汤的方证还有"胸窒身热，心中结痛"，说明这个热是在胸中这个位置，也就是比表略深一点，又比里略浅一点的位置。这个方子治食道的病变很有效。食道是什么区域？胃属里，食道连着胃，在胃的上面，主上亦主表，那就比胃更偏一点表了，所以病位正合。

综上所述，这个方子所主的区域是里向表去的一个过渡区域，就是"胸中"，又略微区别于半表半里证的"胸胁"。

那这个区域的热用什么来解呢？栀子。栀子就是栀子花的果实，形状像个小灯笼；其气微凉香，其味苦；凉而香则能往表走，苦则能往里走，不太苦也不太香，两头都跨着一点，正合这个区域。栀子后世说它利三焦湿热清心火。三焦、心，事实上也是在这个区域里的。

下面说的是加减法。"若少气"，加炙甘草。炙甘草建中，中运自然气补。"若呕"，胃不接纳了，则用生姜。

◎79 伤寒下后，心烦腹满，卧起不安者，栀子厚朴汤主之。

栀子厚朴汤方

栀子　十四个（擘）　厚朴　四两（炙，去皮）　枳实　四枚（水浸，炙令黄）

上三味，以水三升半，煮取一升半，去滓，分二服，温进一服，得吐者，止后服。

有腹满，所以用厚朴枳实；有"心烦""卧起不安"所以用栀子。

◎80 伤寒，医以丸药大下之，身热不去，微烦者，栀子干姜汤主之。

栀子干姜汤方

栀子　十四个（擘）　干姜　二两

上二味，以水三升半，煮取一升半，去滓，分二服，温进一服，得吐者，止后服。

所谓"大下"，是用了比较厉害的丸药，里面应该是有巴豆之类的药物。

大下自然津液大伤，干姜是温里救津液的。"身热""微烦"，说明热偏上偏表，栀子干姜二药合用，药简力专，药不在多，而在中病。

这里顺便说一下生姜和干姜区别。都是热性亢奋药。生姜有发散之性，能助胃的运行，也能助汗，主要用于表证和虚寒型的呕。干姜是晒干的姜，运化之气减了，温中之力更强，能刺激胃化生津液而无发表之弊，所以主要用来温中救津液虚。

◎81 凡用栀子汤，患者旧微溏者，不可与服之。

便溏说明什么问题，说明大肠有寒？不能这么说，有热未必就大便干结，有时候也会大便烂软，甚至于还会腹泻。况且栀子汤是以清解上热为主的。说某一个症状不可服某个方子，或者说某一个症状可以服某个方子，都是不严谨的，治病需要充分的证据，需要多个证指向一个结论。——此条疑非仲景本意。

◎82 太阳病发汗，汗出不解，其人仍发热，心下悸，头眩，身瞤动，振振欲擗地者，真武汤主之。

真武汤方

茯苓　芍药　生姜（切）各三两　白术　二两　附子　一枚（炮、去皮、破八片）

上五味，以水八升，煮取三升，去滓，温服七合，日三服。

发汗后病不解，还发热，而且出现了"心下悸""头眩"的反应。我们知道，这两个证是津液虚造成的。津液虚有阴证的津液虚，也有湿证的津液虚（因湿，水饮不能气化成津液）。这里是二者兼而有之。

"心下悸"是水饮在中焦。"身瞤动"，肌肉会动，湿气在肌肉里游走，这个跟表证是有关系的，如果没有表证，湿气不会跑到肌肉里来。"振振欲擗地"，就是站不稳了，要倒下去的感觉，"振振"是身上颤动，这是有湿气且津液大虚了，湿多血少。综合来说，这是一种湿气在全身游走，且津液大虚的证。

茯苓和白术去中焦水饮；炮附温全身之阳并救津液；生姜健胃兼发表。合而用之，既救津液又祛肌肉之湿。

这个方子里不好理解的是白芍，历来争议很大。仲景治水多佐阴寒之药，比如桂枝芍药知母汤里的知母、芍药；越婢汤里的生石膏；还有就是这个方子里的白芍。可以这么理解：既是治水，正治是从小便解。生姜合炮附子的气化作用是很强的，佐上白芍，如同水蒸气遇上了湿冷空气，自然就会凝结成水，从水道解了。化水从水道解没有从气化解那么伤津液，更利于吸收回收，也适合阴证的情况。所以仲景用药并不局限于药物具体是治什么的，也没那么多死板的用药禁忌，什么白芍不能用于湿证，白芍伤肾阳，这都是局部的医学，背离了中医的整体精神。仲景是把药物看成一种能量场，合化为用，以之顺导人体的能量场而已。

此方以真武为名，真武者，北方水神也，名之以治水之方。

◎83　咽喉干燥者，不可发汗。

◎84　淋家，不可发汗，汗出必便血。

◎85　疮家，虽身疼痛，不可发汗，汗出则痓。

此三条的原理一言以蔽之，就是津液虚的人不能发汗。

先说第一条。"咽喉干燥"，注意这个"燥"字，以前提到咽干，却没有提到"燥"。"燥"比"干"更亢，说明这里是热伤津的情况，不能再发汗以耗津液。

第二条，"淋家"是指有泌尿系统疾病，小便淋漓如膏甚至有脓的人。这种炎症也是消耗人体津液的，所以也不能发汗，发汗后容易小便带血。这是津液伤了，下焦之热反重，无津液来泻热，只能动血。

第三条，"疮家"。长疮也会消耗人体津液，哪怕身体疼痛有表证，不可以发汗，发汗后就会"痓"。"痓"，从临证来看，有可能是偏亢盛偏热性的津液虚反应，人体的筋腱剧烈抽缩，严重的话人还会角弓反张。

◎86　衄家，不可发汗，汗出必额上陷，脉急紧，直视不能眴，不得眠。

"衄家"，就是经常出鼻血的人。为什么出血？是人体在排邪气，和汗出同理。既然和汗出同理，治疗也应该用桂枝汤类救津液为主的方剂，结果却用了发汗剂，津液大伤了。

津液大伤发生"额上陷"，额头上瘪了，这是很严重的情况了。

"脉急紧"。脉"急"，人体在亢奋起来以加快津液的生成和运行，以保证供应；发汗过了，津液伤了，反而更易感受外邪，又少血液鼓荡，于是脉"紧"。

"直视不能眴"，津液伤了，人体的结缔组织因为里面血管少，更容易缺少津液。维系眼睛转动的是结缔组织，眼睛还需要泪液的润滑，所以眼睛对津液缺乏是最敏感的，于是发生了眼睛直视不能转动的现象。

"不得眠"。津血少了，人体出于自保是不能深睡眠的，因为睡眠时血液运行减缓，人体组织会更得不到津液供应，容易造成器官缺血损伤，甚至脑猝死，所以人体就要保持一定的亢奋。治失眠要找到失眠的原因，是火是湿是实是虚，各有不同。后世医家一见失眠就用安神药，见病治病，诸如合欢皮、夜交藤、远志、茯神、柏子仁之类都开在方子上，早年我也这样用，多数时候收效甚微。

◎87　亡血家，不可发汗，发汗则寒慄而振。

"亡血家"，就是经常失血的人，不能发汗。发汗则"寒栗而振"，就是打寒战。喜欢打寒战是津液虚的人，人体感受外邪时，体表一下子调集不到足够的津液来抵抗，便用寒战的方式迅速调集津液到体表。还有一撒尿就打寒战也是同理，津液往下走，体表就不够了，于是用寒战的方式往体表调集津液。这也说明人体无时无刻不在感受外邪，表证是随时都可能会有的，感冒只是急性的集中的表证而已。

◎88　汗家重发汗，必恍惚心乱，小便已阴疼，与禹余粮丸。

禹余粮丸方（方佚）

反复发汗，那就是津液虚了。会"恍惚心乱"，这是津虚烦躁的类似证。"小便已阴疼"，津血虚的人小便后尿道、肛门、阴部会疼痛。这是结缔管道组织的一种少滋养不润滑的拘挛反应。我有过这样的经验，头天喝了大酒，第二天早上起来想尿尿不出来，尿完了之后尿道涩痛不舒服。津液虚的人射完精，阴部或肛门会疼，亦是同理。

禹余粮丸的方子遗失了。我们可以试着用经方的原则来组一个方。津液虚，姜草枣参炮附都可以选用；"小便已阴疼"，可以用阿胶滑石来润滑，亦可用白芍敛津液而下以救津止疼；至于"恍惚心乱"可以不用管，津液有了自然就好了，如果一定要用药，可以兼用一点牡蛎龙骨收敛浮阳。

◎89　病人有寒，复发汗，胃中冷，必吐蛔。

吐蛔就是吐蛔虫。这个病现在没有了，身体里农药那么多，蛔虫没办法存活了。

还是讲一下机理：患者本来就寒，再去发汗，让能量往上往表走，胃里面就更寒了。蛔虫喜欢温暖的地方，于是就往上走，呕吐时便吐了出来。

◎90　本发汗，而复下之，此为逆也；若先发汗，治不为逆。本先下之，而反汗之，为逆；若先下之，治不为逆。

《伤寒论》的原则，三阳病，先表后里；若先下，也就是先里后表了，那就是逆治。如果里病紧急，比如承气汤证，那属于特殊情况，可以先下，如果先治表去发汗，也属于逆治。

◎91　伤寒，医下之，续得下利清谷不止，身疼痛者，急当救里；后身疼痛，清便自调者，急当救表。救里宜四逆汤；救表宜桂枝汤。

"下利清谷不止"，这是指虚寒腹泻，同时身疼痛有表证，应该先救里，因为这是三阴病的范畴，三阴病应该能量为先，救里就是救能量，温脾胃之阳气来化生津液。古中医是靠自身免疫力来治病的，津血功能就是自体免疫力功能的载体。由此可见津血原则在《伤寒论》的三大临证原则（津血、病位、驱邪）中是占首要地位的。这里讲一下三大临证原则：津血原则涵盖的方法主要有建中、滋阴、扶阳、清热下热，等等，这都是救津液的方法；病位原则主要就是病在表从表解，病在里从里解，病在半表半里和解；驱邪原则里的邪是什么？诸如饮、湿、痰、气、痞、瘀血、宿食、痈脓、表里寒热

大医至简——刘希彦解读伤寒论【第二版】

之类都是邪。

救里用四逆汤。服了四逆汤之后，腹泻止住了，只是身疼痛了，说明病不在太阴了，应该转为太阳了，那用桂枝汤救表就可以了。

这里"急当救里"的"急"，不是紧急的意思，而是迅速的意思。三阴病本就该能量为先。后文"清便自调者，急当救表"也是迅速的意思，有表证就该治表，没有表证紧急不紧急的。

◎92　病发热头痛，脉反沉，若不差，身体疼痛，当救其里，四逆汤方。

"发热头痛""身体疼痛"，这是有表证。

"脉反沉"，脉沉，病在里，这里指的是里阴证。在临证上，里阴证的沉脉一般会是沉弱或沉细。

整条连起来解释是这样："发热头疼"，用了发表药脉反而沉了，病没好，身体还疼痛，那就有可能是三阴病的表里同病。三阴病先救里后解外，不应该再解外了，要赶紧救里了，用四逆汤。

◎93　太阳病，先下而不愈，因复发汗，以此表里俱虚，其人因致冒，冒家汗出自愈。所以然者，汗出表和故也。里未和，然后复下之。

太阳病不可下，下属误治；下后不愈，津液已伤，应该用桂枝汤；倘若用麻黄类方剂去发汗，属于再次误治。此时便表里都虚了，患者感觉到"冒"，也就是头晕。这个头晕主要是津液虚引起的。如果自体汗出头晕就会好，因为自汗出说明人体的津液自己回来了，表已经和了；如果里还未和，就是里面有一点热，既然表证已经解决，津液也回来了，这时候是可以下的。

◎94　太阳病未解，脉阴阳俱停（一作微），必先振慄汗出而解。但阳脉微者，先汗出而解；但阴脉微（一作尺脉实）者，下之而解。若欲下之，宜调胃承气汤。

有太阳病，如果"脉阴阳俱停"，停者调停也，也就是脉象不紧不弦不燥，阴阳都很平和，说明人体已经解除了亢奋紧张状态，自体气血已经战胜了病邪，必定是"振慄汗出而解"了，人体已经用振慄的方式调集津液汗出把病解了。我们经常会在饭后或睡前稍微的出一点汗，就是人体在解邪气。

这里再重复一下何为脉之阴阳，脉之阴阳有三：越偏寸越主阳，越偏尺越主阴；左手偏血偏阴，右手偏气偏阳；越沉越主阴，越浮越主阳。所主皆为偏向性，非绝对，事实上每一部脉都能反映阴阳。

如果"阳脉微"，阳脉表示病在表，微表示不亢燥紧张，那就是已经汗出而解了。如果"阴脉微"，阴为病在里，那就是人体通过下的方式将病解除了。

如果还有一点里实里热需要下，宜用调胃承气汤。

◎95 太阳病，发热汗出者，此为荣弱卫强，故使汗出，欲救邪风者，宜桂枝汤。

桂枝汤的证前面已经谈过很多，这里又谈一次，用的是荣卫这个概念。

我们知道，荣指血管之内的血液，卫是指血管之外的津液和气化能量。把汗出的原因说成是荣弱卫强，颇似西医思路，只讲现象和结果，不讲整体运行的原因。那荣为什么会弱，卫为什么会强呢？于人体的整体上怎么理解？正邪的关系是什么？直接说结果是后世医家的思路，脾胃肾虚肝郁，然后直接去补脾补肾疏肝。虽然也讲究脾病治肝，肾病治脾，没有像西医那样直接去治病灶，却与《伤寒论》整体思考人体运行的观念有差别。

后面说"欲救邪风"更是不通，邪风为何？为什么要去救？真正好的临证医学，应该是一以贯之，化繁为简的，过多的制造概念往往会造成理解上的混乱，甚至造成曲解。后世医家为了扬名，为了自成一家，往往会这样做。仲景之所以是医圣，整本《伤寒论》是不立病名的，是理论名相最少的，此为真正的为道日损，大道至简。

所以此条疑为后人所加。

◎96 伤寒五六日，中风，往来寒热，胸胁苦满，嘿嘿不欲饮食，心烦喜呕，或胸中烦而不呕，或渴，或腹中痛，或胁下痞硬，或心下悸，小便不利，或不渴，身有微热，或咳者，小柴胡汤主之。

小柴胡汤方

柴胡　半斤　黄芩　三两　人参　三两　半夏　半升（洗）

甘草（炙）　　生姜（切）各三两　　大枣　十二枚（擘）

　　　上七味，以水一斗二升，煮取六升，去滓，再煎取三升，温服一升，日三服。若胸中烦而不呕者，去半夏、人参，加栝楼实一枚；若渴者，去半夏，加人参合前成四两半，栝楼根四两；若腹中痛者，去黄芩，加芍药三两；若胁下痞硬，去大枣，加牡蛎四两；若心下悸，小便不利者，去黄芩，加茯苓四两；若不渴，外有微热者，去人参加桂枝三两，温覆微汗愈；若咳者，去人参、大枣、生姜，加五味子半升，干姜二两。

这一条又讲小柴胡汤。

首先提出的是柴胡四证："往来寒热，胸胁苦满，嘿嘿不欲饮食，心烦喜呕"，前面已经讲过了的，这是最常见的四个主证。

后面的证都加了个"或"字，说明有可能有，也有可能没有，属于兼证的范畴。下面一一来分析这些兼证。

"或胸中烦而不呕"。上下不通则"胸中烦"；"不呕"说明胃逆和胃弱不明显。虽说不明显，胃的运化一定是有问题的，半表半里证本来就是胃运化不力造成的表里上下痞塞不通。方后的药物加减法说这种情况要去半夏人参，加栝楼实。其实去半夏就可以，人参可去可不去。栝楼实在这里是宽胸散结气的。方后的加减法应该是后人加上去的，不过颇为在理。

"或渴"，胃弱或痞塞不通而有上热，自然津液虚而渴，所以半表半里证常有渴证。针对这个，方后的加减法是去半夏，增量人参和加栝楼根。半夏是降水之逆的，当然可以不用；人参是亢奋胃阴而生津液的，可增量；栝楼根就是天花粉，滋阴药，润而微苦，既能润燥，也能清热，津虚而有热可以用到它。

"或腹中痛"，上下不通，气化所余之津液不能回归于下焦，下焦津液不足，自然腹部筋腱挛痛。方后加减法是去苦寒之黄芩，加芍药引津液下行。

"或胁下痞硬"，痞硬说明胁下结得很厉害。去掉甘壅之大枣，加散结且收敛浮阳之牡蛎。其实牡蛎不是治胁下痞硬最有效的药。牡蛎除了降浮阳之外，擅长散坚结，比如肿块、肿瘤、增生之类，而胁下痞硬只是水、气或热之结滞。这种情况可以增量柴胡、黄芩和半夏——黄芩治热，半夏治水，柴胡疏散。具体原理后面讲小陷胸汤的时候还会讲到。

"或心下悸，小便不利"，这个是中焦有饮。方后去黄芩，加茯苓利水。

"或不渴，身有微热"，不渴，方后去人参；身有微热是兼有外证，加桂枝。

"或咳者"，方后去人参、大枣、生姜，加五味子、干姜。五味子干姜治寒咳，原理第 40 条说过。至于说去人参大枣生姜，未必要去，如果津虚且有表证，留着效果更好。

◎97 血弱气尽，腠理开，邪气因入，与正气相搏，结于胁下。正邪分争，往来寒热，休作有时。嘿嘿不欲饮食。脏腑相连，其痛必下，邪高痛下，故使呕也，小柴胡汤主之。服柴胡汤已，渴者属阳明，以法治之。

此条讲的是半表半里少阳病的发病机理（前面第 37 条已经详细讲过了，可参看）。

脾胃弱了津液虚了，"血弱气尽"，不能驱邪外出，于是腠理开了，邪气进来了。正气与邪气相搏，互不能胜，在半表半里的位置僵持住了，便结在了胁下，其实是胸胁里面的三焦区域，于是胸胁苦满。正邪交争，正胜邪退，病往表往阳走则发热；正退邪胜，病往里往阴走则怕冷，于是"往来寒热"，且"休作有时"，发作和停止有定时。

脾胃弱，自然"嘿嘿不欲饮食"。"脏腑相连"，脏为阴为敛藏，腑为阳为传输，一静一动一阴一阳，其功能是相连的。少阳病为痞塞不通，脏腑运行自然也不顺畅，邪气上不能出表则为邪高，下不能通则会痛，此谓"邪高痛下"。胃为脾之腑，胃不降因此会呕。

以上为柴胡四证之原理。服了小柴胡汤如果很渴，说明兼有阳明病，此阳明为肺胃区域有热，条文中说"以法治之"，可以用小柴胡汤加生石膏。小柴胡加生石膏汤这个方子用途很广泛，证属少阳而兼上热，诸如高热、腮腺肿大、淋巴肿大、大脖子病、甲状腺功能亢进、乳腺增生类疾病，用之有奇效，急性的往往几剂而愈。生石膏不仅寒降，且辛凉而散上焦之热结。

◎98 得病六七日，脉迟浮弱，恶风寒，手足温，医二三下之，不能食，而胁下满痛，面目及身黄，颈项强，小便难者，与柴胡汤，后必下重。

本渴饮水而呕者，柴胡汤不中与也，食谷者哕。

这一段出现一些后面才有的内容，行文也有些乱，疑有错简。

病了六七日，"脉迟浮弱"，脉浮病还在表；脉迟弱，并不紧数，说明邪气已经在退。"恶风寒"，说明津液还虚；"手足温"，说明津液已经在慢慢恢复，手足已经开始热了。这时候病已经快好了，医师却"二三下之"，反复地用下药，于是又伤了胃气，"不能食"了；"胁下满痛"，说明病在半表半里；"面目及身黄"，有黄疸，结合后面"颈项强，小便难"这样的津虚证来看，应该属于阴黄，就是陷于阴证的黄疸。

黄疸是因为脾胃运化不力，三焦水道不通，水湿淤在肌肉里，淤而生热所致。只要小便利了，黄疸就会好。同时津血虚少陷入阴证，那就是寒热夹杂，属于六经之厥阴病的范畴。按这个情况，柴胡桂枝干姜汤加茵陈合适，却给了小柴胡汤，服药后必定会"下重"。何为下重？就是很想排便，肛门坠胀，却排不出来。这种下重的局面是肠道有热，能量却虚少，推动力不够引起的，与黄疸的原理类似。小柴胡汤是不以扶阳见长的，所以并没有解决阴证的问题。

黄疸、厥阴病、柴胡桂枝干姜汤是后面的内容，这里就先不详作解释。

"本渴饮水而呕"，如果渴欲饮水而呕逆，这是前面学过的五苓散方证，柴胡汤自然也不合用。

后面忽然来一句"食谷者哕"，很突兀，又没有下文了，疑为错简。

◎99 伤寒四五日，身热恶风，颈项强，胁下满，手足温而渴者，小柴胡汤主之。

这一条可以看作是一个典型的小柴胡汤的医案。

"身热"有表证。

"恶风""颈项强"，表证兼津液虚。

"胁下满"，柴胡四证之一，四证具其一便可以确定是少阳病。

"手足温而渴"，偏向于热的方面，那就是典型的少阳证了。处小柴胡汤。

这里有太阳病，也有少阳病，为什么只用小柴胡汤呢？临证上不管是三阳并病还是二阳并病，只要有少阳病就要以少阳病为主来治。原因有二：第一，半表半里是中间区域，是表里的枢纽，半表半里不通，里外皆不得通；第二，半表半里证的实质是脾胃弱，所以柴胡类方都是以建中为主的。脾胃功能恢复才是病可以得到解决的前提。

◎100　伤寒，阳脉涩，阴脉弦，法当腹中急痛，先与小建中汤。不差者，小柴胡汤主之。

小建中汤方

桂枝　三两（去皮）　　甘草　二两（炙）　　大枣　十二枚（擘）　芍药　六两　生姜　三两（切）　胶饴　一升

上六味，以水七升，煮取三升，去滓，内饴，更上微火消解，温服一升，日三服。呕家不可用建中汤，以甜故也。

"伤寒，阳脉涩，阴脉弦"。

脉的位置，寸偏反应阳的问题，且浮取偏阳；反之偏阴。脉涩如何解释呢？《濒湖脉学》里形容是"轻刀刮竹"，用刀刮竹子会有磕磕绊绊的不流畅的感觉，自来水管里没水了也会有这种搅动。严重的涩脉是血行有阻滞，比如癌症就会现这个脉象。这里是轻微的涩脉，主的是血少。

"阴脉弦"，脉之尺偏反应阴的问题，沉取偏阴。弦脉如何解释呢？就是像琴弦一样绷直。弦脉是主饮主寒主气滞血瘀。弦脉临证很多见，我们来详细分析一下弦脉出现的机理。弦脉事实上是脉象亢盛起来的一种表现。有饮有寒有淤，人体就要亢盛起来调动气血去攻，攻之不下，脉便会一直绷着，与有表证要现紧脉是同一原理。如果血充足，脉亢盛起来就是滑脉，滑脉的触感是血液像珠子一样流利地从血管里通过；如果血不充足，又要亢盛起来，就只能摸到脉管绷紧，里面的血却鼓荡不起来，这就是弦脉出现的机理。弦脉如果回到正常的状态应该是缓或偏弱的脉，所以弦脉常属于虚的范畴。有时候会有弦滑脉出现，这是因为津血虚不明显，于是弦和滑同时出现。弦脉如果兼有滑象，有力的象，或沉取有实象，是不能定为津液虚或阴证的。

涩也好弦也好，总之是津血少。津血少而又有外邪，气血要去体表攻邪，腹内的津血就不够了，于是"腹中急痛"，这是腹部的筋腱缺少津液在痉挛。人体只要痛，津血就会往痛的地方汇聚，这也是人体争夺气血的一种自保功能。

说到涩脉，有一个很有意思的事情，曾经有一位叫杨文魁的北京老大夫，到瑞典去看儿子。瑞典的市长听说中国来了个神医，市长会都不开了，来看望他，并且带来了六个患者。老大夫不懂英文，只挨个摸脉，一摸就说是癌症，说对了。一直摸到第五个都是癌症，都说对了。老大夫心想，这不是试我吗？于是成心露一手，摸到第六个的时候，他说这个人五个星期后会死。后来果然五个星期后就死了，怎么救都没用。老大夫摸的就是涩脉。这个脉比较难掌握，手感不好找。秋天常会现轻微的涩脉，大家可以趁这个季节体会下。

下面说方药。说先与小建中汤，若没好，再与小柴胡汤。《伤寒论》很少有这种不确定的表达。就这个条文，我们可以这么去理解：这里只有一个证，就是腹痛，然后就只有脉象了。腹中痛不是少阳病的确证，亦不是太阳病的确证，但参以脉象，有一点是可以肯定的，就是津血虚。津血虚自然是要以建中为主，小柴胡汤是以建中为主的方子，小建中汤更是以建中为主的方子。于是，张仲景给出了一个建议，先用小建中，不行再用小柴胡。

这说明一个问题，在临证上，患者的症状似是而非，找不到确证的情况是常有的。作为一个经方家，若能真正参透人体的运行规律，就能根据现有的症状锁定相应的范围，纵然一次不中，二次也会中。我在教学生临证的时候，碰到证不全的情况，也经常会说出两个相近似的方子，不是这个就是那个，因为是近似方，就算不准确，也会有一定效果。如果你能开两次药给患者治好，无疑已经是个好大夫了。就怕你不知道怎么思考人体，不知道方药在人体里的确切作用，治好了不知道为什么治好，治不好不知道为什么治不好，也就很难锁定相应范围。这样的话，患者就算来十回也还是治不好，就像那些后世中医，一个病治半年一年，迁延不愈的多的是。所以我主张学医要把人体的运行规律，以及方药和人体的确切关系搞清楚，这才是仲景精神。

小建中汤事实上是桂枝汤将芍药加倍，并且加了胶饴。桂枝驱外邪，外邪去津血自然就会回来。将芍药加倍是为了增加收敛津血的作用，同时止腹痛；胶饴就是麦芽发酵制的糖，性温，糖是能直接吸收的，温补津血的作用很快。此二药和姜草枣合用，便能速补津血。

◎101　伤寒中风，有柴胡证，但见一证便是，不必悉具。凡柴胡汤病证而下之，若柴胡证不罢者，复与柴胡汤，必蒸蒸而振，却复发热汗出而解。

这一条明确提到柴胡证只要具备一条便是，不必都有。也就是半表半里证的四个主证（往来寒热，胸胁苦满，心烦喜呕，嘿嘿不欲饮食）具其一便可认为是柴胡证。其实这四个主证，一证便包含二证，所以不违背《伤寒论》不可单一证论断的学术精神。其余诸如咳、腹痛、渴之类的兼证不能作为柴胡证的确证。

说说我个人运用柴胡汤的经验。

柴胡汤的实质是脾胃虚，只要是脾胃虚引起的寒热难辨的疑难杂症，在没有显证，找不到合适方子的情况下，都可以考虑用柴胡类方剂来治疗。在柴胡证的理解上要善于变通的才能治更多的病。时好时坏反复发作的病；或者定时发作的病，如定时的烦躁寒热，或定时醒来就睡不着了；或身体上下左右寒热不均匀；或只在身体的一侧发生某种不常规情况；或脉象忽强忽弱忽快忽慢忽阴忽阳，总之不稳定，都可以理解为是广义的往来寒热的范畴，原理有可能是一样的。此理在治重病和绝症上常有妙用，屡屡于无路处找到路而愈病。我举这个例子是要讲一个观念：学伤寒学经方不要死学，要活学，只有弄清楚方证背后人体的原理，才能运用于无穷。

后面说，柴胡汤证误治，用了下药，如果还有柴胡汤证，还是用柴胡汤。中医治病是以当下症状为准的。

服了柴胡汤"蒸蒸而振"，体内的能量像蒸汽一样出来了，人体感觉的震颤、振奋，然后就"汗出而解"了。很多人争论柴胡汤是不是发汗剂。其实柴胡汤只是建中和疏通半表半里的。药物只是在协助人体回到正常的秩序而已，秩序恢复了，该汗自然会汗，不汗也是人体自己的事。其实严格意义上没有发汗剂，就是麻黄汤也不是喝了必汗，它只是向体表疏散能量，有的喝了只是小便多，有的喝了只是身体轻松了，有的喝了甚至没什么明显感觉，病好了就行了。后世的医学喜欢将方药和某个具体的病症画等号，这容易误解药物。

大医至简——刘希彦解读伤寒论【第二版】

◎102 伤寒二三日，心中悸而烦者，小建中汤主之。

《伤寒论》将小建中汤和柴胡汤穿插来讲是有深意的，因为这两个方子都是以建中为主的。

"悸"和"烦"这两个证在前面小柴胡汤的条文里出现过，这里为什么又用小建中汤来治呢？首先，此二证不是小柴胡的主证，既然不是主证，那别的方证里也是会有的。这些兼证是最考验辨证功夫的，这就需要综合分析。

这里单就柴胡汤证和小建中汤证来鉴别一下两种不同悸烦。

柴胡证的悸烦主要因为表里上下痞塞不通引起的，身体失衡的情况比较明白，有上热下寒，中焦痞塞，心烦喜呕，间歇发作之类的症状。

小建中的悸烦主要是津血虚引起，是虚寒或虚亢的模式，或肢体酸痛，或虚寒腹痛，或衄，或五心烦热，或盗汗遗精。

当然，看主证是最好的方法，如果有半表半里证或表证的主证，情况就很清楚了。

◎103 太阳病，过经十余日，反二三下之，后四五日，柴胡证仍在者，先与小柴胡。呕不止，心下急，郁郁微烦者，为未解也，与大柴胡汤，下之则愈。

大柴胡汤方

柴胡 半斤 黄芩 三两 芍药 三两 半夏 半升（洗）
生姜 五两（切） 枳实 四枚（炙） 大枣 十二枚（擘）

上七味，以水一斗二升，煮取六升，去滓，再煎，温服一升，日三服。一方加大黄二两。若不加，恐不为大柴胡汤。

用了下药造成误治，柴胡证仍在的话，先给小柴胡汤。服了小柴胡汤后发生了"呕不止"的情况。呕不止是剧烈的呕吐反应，区别于小柴胡汤的"喜呕"。且有"心下急"，心下是胃的区域，感觉急结，里面有食物堵住了。这都是因为患者有柴胡证，本来就上下不能交通，同时又有宿食积滞，堵在了胃肠里，于是形成了少阳和阳明的合病，此为大柴胡汤的方义。

既然是少阳阳明的合病，阳明如何治呢？在方后的加减法里有提到，大

辨太阳病脉证并治中

柴胡汤是要加大黄二两的，没有大黄不成其为大柴胡汤。枳实加大黄，已经略具承气汤之意了，只是没有厚朴芒硝，用药的量也轻些。

大柴胡证的热是在中下焦，主要表现为便秘或腹泻，所以只是"郁郁微烦"，区别于小柴胡证的上热心烦。

大柴胡汤是小柴胡汤去了人参炙甘草，加了芍药、枳实和大黄组成的。这是虚和实的区别，小柴胡汤在脾胃问题上是以脾胃弱津液虚为主；大柴胡汤是肠胃实，堵住了。

加芍药是引津血下行，且去腹痛；加枳实、大黄是泻肠胃之实。

去了党参炙甘草是因为肠胃有积滞有热，所以不用这种滋补的东西，只保留大枣和生姜建中。用生姜是因为有呕，当然也是因为胃的功能弱。大柴胡汤的积滞不同于承气汤证，大柴胡汤有胃虚，主胃虚不能运化的瘀而生热；承气汤是真正的实热证的积滞，所以大柴胡汤里可以有生姜。在临证上，如果热象明显，或胃口好，生姜也可以去掉，甚至可再加生石膏，只留大枣建中即可；如果水饮明显，则可以将生姜换成白术；如果肠胃有腐浊，可以将生姜换成藿香佩兰。如果有大柴胡证且寒象明显，是寒积的肠胃积滞，则可以将生姜换成干姜。经方要如此灵活加减才更能效如桴鼓。

大柴胡之所以能如此广泛的运用，是因为有半表半里证，同时又有下焦瘀滞的局面非常多见。这种下焦瘀滞不仅限于肠胃积滞，也包括瘀血。经方大家胡希恕很擅于用大柴胡治疗各种疾病，甚至有"大茶壶"（谐音）的外号。胡老常用大柴胡治疗哮喘、心血管疾病和肝脏的疾病，因为这些疾病往往伴有瘀血证，大柴胡里的芍药和大黄能下瘀血。当然，可以再加当归、川芎、丹皮、桃仁类去瘀血的药，显效更快。

枳实这味药是橘类的幼果，其味香烈而苦辛，是破气药，上能破胸之气满；中能消痞导滞；下能破大肠之气闭气结。和厚朴作用相近似，只不过厚朴温厚，枳实峻烈。厚朴味苦走下，气厚也走下，在经方中主要用于除腹满；枳实主要用于去胸满。二药常同用。

◎104 伤寒十三日不解，胸胁满而呕，日晡所发潮热，已而微利。此本柴胡证，下之以不得利，今反利者，知医以丸药下之，此非其治也。潮热者，实也。先宜服小柴胡汤以解外，后以柴胡加芒硝汤主之。

柴胡加芒硝汤方

柴胡　二两十六铢　黄芩　一两　人参　一两　甘草　一两
（炙）　生姜　一两（切）　半夏　二十铢（本云五枚，洗）　大
枣　四枚（擘）　芒硝　二两

上八味，以水四升，煮取二升，去滓，内芒硝，更煮微沸，分
温再服，不解更作。

感冒十三天不好，已经到了血弱气耗的时候了。"胸胁满而呕"，呈现出
来的是柴胡证。"日晡所发潮热""潮热者，实也"，这是说有潮热的人是里
面有实，有积滞。有积滞的人到了日晡，也就是黄昏的时候，阴气重了，气
血运行能力弱了，瘀滞得会更严重，于是发生这种潮热，像潮水一样定时发
作。有瘀血证的人会睡前烦躁发热，甚至越睡越兴奋也是这个道理，睡前是
阴气最重的时候，内有瘀血此时也会瘀滞得更严重，于是瘀而生热。

"已而微利"，潮热事实上也是人体在亢盛起来调集能量排瘀，所以潮热
之后会有微微的腹泻。

"此本柴胡证，下之以不得利"，古人行文太简，联系前后文来看应该这
样解释：如果是柴胡证的潮热，用大柴胡下之，应该就不腹泻了。

为什么本来有腹泻，用了大黄这样的下药泻药反而还不腹泻了呢？这也
是一个临证上要注意的问题。如果是肠胃的积滞造成的偏实热的腹泻，用了
大黄反而会止泻；如果是偏实热的便秘，用了大黄就会大便通畅。所以，说
一样药物单纯是止泻或者通便是容易误导人的，用这种理解去治病，时效时
不效当是常事。药物只是一种能量，这种能量只是让人体回到正常秩序和状
态，至于腹泻也好止泻也好，是人体自己去协调的事。并不是所有的便秘都
能用大黄。后世的医家总喜欢用药物直接去通便去清热去消炎，结果病没治
好，患者元气大伤，陷入阴证，越发缠绵不愈的比比皆是。

在这种中医理念被歪曲的时代，做真正的中医很难，现在的人以为便秘
就是上火，上火就要泻火，你给他开大柴胡，他一见到生姜大枣立刻就认定
你是个庸医了。我治过一个痔疮疼痛出血严重的患者，刻诊脉证偏阴寒，用

干姜桂枝，合了一点点大黄，很快血就止了。患者之前吃过很多泻火药，不但没好，反而越吃越严重。所以辨证辨的是证，不能跟病扯到一起，不能说出血就要禁桂枝干姜，就得用止血泻火药，有时候你越用止血泻火药越止不住。

"今反利者，知医以丸药下之，此非其治也。"

接着前面的条文说，该吃下药的吃了下药会止泻，如果吃了下药反而腹泻加重了，那就是医师用丸药下了。何为丸药呢？在古代指类似于巴豆这样的温性烈性的泻下剂。大柴胡汤是建中疏通为主，泻下为辅的，用了巴豆竣下当然是误治，腹泻当然会严重。

下面说解决方法，要先以小柴胡汤解外，再用小柴胡加芒硝汤下之。

为什么要分两步治疗呢？因为泻下之后津液脾胃皆虚，此时如果又解表又治里，津液如何能兼顾表又兼顾里呢？所以只能治从少阳。少阳的治法是以建中救津液为主，然后就是疏通半表半里。津液复了，枢机通了，人体自己就能解决问题。这就是三阳并病治从少阳的原理。在这种津液伤了情况下，哪怕里有瘀滞，也只能先治少阳。小柴胡汤让津液复枢机通，人体自己将外证解了，如果里证还有，这个时候就可以兼顾攻下了。于是要用到小柴胡加芒硝汤。

小柴胡加芒硝汤是用约三分之一剂量的柴胡汤，加上芒硝组成的。这个组方也很严谨：之前已经用过柴胡汤，津液已复，外证大致已经解了，所以柴胡汤可以减量。为什么用芒硝而不用大黄呢？因为芒硝虽然也是攻下药，攻下却不是其特长，其性寒咸微酸，更偏向于去潮热散坚结。这里主要是潮热，用芒硝更合适。

◎105　伤寒十三日，过经谵语者，以有热也，当以汤下之。若小便利者，大便当硬，而反下利，脉调和者，知医以丸药下之，非其治也。若自下利者，脉当微，厥，今反和者，此为内实也，调胃承气汤主之。

太阳伤寒十三天，已经过了太阳经了，发生谵语，谵语是阳明实热证，这时候应该用汤药下之。

阳明实热证如果小便利，也就是小便多的话，大便就应该硬。如果患者反而腹泻，而且"脉调（不）和"（这里可能是错误，应该是"脉不和"才通），那应该是医师用了竣下的丸药，这是误治，津液会双重损耗。不能竣下，那应该怎么治呢？用一点缓下的药就好了。

如果患者持续腹泻，脉象就会"微"，并且四肢"厥"冷。如果脉象反而调和，说明这个持续腹泻是因为肠胃有实热，下了脉象反而变好了。那就可以用调胃承气汤，助人体一把力，将实热下干净，同时兼顾补津液，就不腹泻了。

◎106 太阳病不解，热结膀胱，其人如狂，血自下，下者愈。其外不解者，尚未可攻，当先解其外。外解已，但少腹急结者，乃可攻之，宜桃核承气汤。

桃核承气汤方

桃仁　五十个（去皮尖）　　大黄　四两　桂枝　二两（去皮）
甘草　二两（炙）　芒硝　二两

上五味，以水七升，煮取二升半，去滓，内芒硝，更上火微沸，下火，先食温服五合，日三服。当微利。

太阳病不解，热结于膀胱。准确地讲是热与瘀血结在膀胱这个区域，也就是腹部下方这个区域。这是实热型的瘀血证。如何鉴别呢？"其人如狂"。下焦有瘀血，人体的自然模式，津血就要汇集于下焦去攻这个瘀血，那头部的津液就缺乏了，这时候头部也要启动自保模式兴奋起来争夺津血；加之有瘀热不能下，浊火毒素就会上冲，这种兴奋反应就会很强烈，"如狂"了。之前学过阳明实热证有谵语和烦惊的反应，和这个原理一样，都是有瘀滞在下面堵住了，同时有热证。

不但热证的瘀血有"如狂"，阴证也会有，只是没那么强烈。我曾经治过一个患者，看上去脾气非常好，非常谦和敦厚的一个人。他叫秘书出去，关上办公室的门，然后掀开老板椅上的衣服给我看，老板椅上一道道砸痕，白色的木头都被砸出来了。是他砸的，门后放着一根棍子。再看脉象，弦迟脉，一派瘀滞阴寒之象。我用柴胡桂枝干姜汤合当归川芎牡蛎龙骨，一个星期后患者告诉我，情绪好了，不砸了。这就是阴证瘀血的"如狂"。当然，阴证瘀血证的"如狂"一般来讲还可以自控，也就是莫名烦躁抑郁、情绪容易起伏、容易悲观而已，因为没有热上冲；热证的"如狂"往往强烈到不能自控。

如果患者自己有便血的话，瘀血证也就解了，病也就好了。

如果用药物治疗的话，就需要辨证了。若外证没有解，那就不要管腹中瘀血的问题，按先表后里的原则，要先解外。

外证解了，只有少腹急结了，这就可以攻下了，如果是热证的瘀血，那就用桃核承气汤。

有些医家见桃核承气汤里有桂枝，便认为这个方子治的是表里同病。其实不能这么理解，因为条文中说得很清楚，外证已解才用桃核承气汤。那桂枝在这里起什么作用呢？首先，《伤寒论》理解人体是一个运行着的能量场，这个能量场以压力锅做比方，只有把气放出来，旁边的阀门才会掉下去。同理，只有打开向外的通道，下焦的瘀阻才更容易向下排。人体的脏腑关系也是这样：五脏的经络，比如脾经、肾经、肝经都是从下往上升的；六腑的经络，比如胃经、膀胱经、胆经都是从上往下降的。脏腑相连，脏之气往表往上走，腑之气随之往里往下走，脏不升则腑不降。所以用桂枝事实上是借用向外的力量来帮助降里下瘀，并不局限于有没有明显的表证。再者，与后面的抵当汤对比来看，桃核承气汤之蓄血主要蓄在膀胱这个区域；抵当汤之蓄血主要蓄在里，也就是以大肠为主的这个里的区域。膀胱经是络表的经络，桂枝走表，气化增加，自然废水的下行之力也会增加，此二力原为一体，自然用桂枝解外也就更能通利膀胱。

炙甘草是顾护中气的；大黄、芒硝是攻下的，这都不用再解释了。这里说说桃仁这味药。桃仁辛厚香苦，辛香行散，味厚郁则能走血，苦则破下，所以主要用于开破瘀血。它没有滋养之性，偏性不强，所以寒热虚实都能用。《金匮》里治肠痈、肺痈也用它。

◎107　伤寒八九日，下之，胸满烦惊，小便不利，谵语，一身尽重，不可转侧者，柴胡加龙骨牡蛎汤主之。

柴胡加龙骨牡蛎汤方

柴胡　四两　龙骨　黄芩　生姜（切）　铅丹　人参　桂枝

（去皮）　茯苓各一两半　半夏　二合半（洗）　大黄　二两　牡
蛎　一两半（熬）　大枣　六枚（擘）

上十二味，以水八升，煮取四升，内大黄，切如棋子，更煮一
两沸，去滓，温服一升。本云柴胡汤，今加龙骨等。

我们读《伤寒论》经常会看到汗后如何如何，下之后如何如何。其实这
是仲景以外感病为例，从现象教你怎么治病。若要真正读懂这本书，就要理
解现象后面的本质。汗下后的实质含义是津血虚，所以不管有没有汗下，只
要是津液虚就可以同样来论治。

《伤寒论》基本上都在讲外感病。那所谓的内伤病慢性病怎么治呢？我们
开篇便说过，中医是治人体的，而不是治病的，既然不是治病，那就不分什
么外感病内伤病。《伤寒论》治病的依据是人体显现出来的证，证是人体排病
的反应，而非病本身，只要是有相应的证，就用相应的方子，一切病就都可
以治。所以，桂枝汤也好，柴胡汤也好，可以治相应的无论外感内伤的一切
病。我们后面学《金匮要略》就会发现，《金匮》里那些所谓的内伤病，也
还是用《伤寒》里这些方子来治疗，无非随证略施加减而已。所以《伤寒
论》事实上是以外感病为例在教你治万病。

这一条就是这样，首先是下后"胸满烦惊"。"胸满"是柴胡证；"烦惊"
呢？实证虚证？一时不好下结论，继续往下辨证。

"小便不利"，湿证还是津液虚，还是不好下结论，继续往下辨证。

"谵语"，这是阳明实热证的津液虚引起，那前面的就都有结论了，"烦
惊"是有热。那"小便不利"是津液虚吗？后面还有"一身尽重"，这个小
便不利就是湿气郁于外的小便不利。那这个情况就是外有湿，内有热。这个
和津液虚矛不矛盾？不矛盾。湿郁也会津虚，因为水湿不气化不循环。所以
我一直说真正的古中医治病就像破案，一条条排查比对综合分析，直到找出
确切的证据。

"不可转侧"是躺在床上翻身困难，前面学过有津液虚引起的，这里兼有
"一身尽重"，那这个翻身困难就是因为湿气郁于肌肉了。

这是三阳并病，自然治从少阳，那就是用柴胡汤做主方。然后就是加减
之法了。首先是用大黄下热存津；然后龙骨牡蛎铅丹安神定惊，铅丹是取其

辨太阳病脉证并治中

133

金属重坠之性以镇定，有毒，所以我们现在用得少了；外有湿，用桂枝茯苓。

为什么不直接用大柴胡呢？因为这个情况津液虚明显，所以用小柴胡加减，小柴胡里有人参炙甘草，更能救津液。从这里可以看出，《伤寒论》教我们的是治病的原则和方法，灵活应对人体的方法，不可拘泥。方证相对在初级阶段是可以的，想要到更高阶段就要突破这一层。

《伤寒论》用药精简，我们前面学过的就已经涵盖大部分主药了。这一条再讲两样常用药：龙骨、牡蛎。

龙骨是远古动物的化石，取其镇定收摄之性。这个药安神敛精很管用，也很常用。我现在却用得少，现在龙骨造假的多，一般我宁可重用些牡蛎，至少牡蛎是真的。真正远古化石的龙骨我单味煎来尝过，那种味道很难言说，可以做一个譬喻：它的能量场让人有一种瞬间置身于一座古庙之中的感觉；又比如古建筑的大殿，不管外面如何燥热，心情如何烦乱，一进去人就宁静了，被镇摄住了，就是这种能量。

牡蛎是海中的牡蛎壳，取其燥涩镇敛之性。

这两样药经方里同时用的时候很多，用在惊、狂、卧起不安这一类的证。临证上治失眠烦躁多思多虑，效果也很好。这两药还可以用于治遗精阳痿，所以有医书说这两样药是补肾的。其实这两样药只是毫无滋养之性的钙化物而已，哪能补什么肾呢？本身补肾这个概念于药物对人体的真实作用还有待商榷。应该说是其镇敛的作用能收精气趋下，精气下自然肾气足。也正是因为这两样药无滋养之性，亦不热不寒，所以寒热虚实皆能用。

同为收敛药，芍药微苦酸寒，性质温和均衡，敛津液，亦能泻实；五味子温燥而酸泻，主要用于咳喘水饮；山萸肉酸温固脱，主要用于元气不固；乌梅则酸而轻升，无温补之性，可用于温病之虚浮，暑月之收敛，也主肌体赘疣；龙骨牡蛎煎水接近于无色无味，因其为骨壳之钙化物，秉重镇收涩之性，它们不是靠酸味和黏质来收敛的，和前面那些收敛药都不一样。

牡蛎这味药用途很广泛，除敛涩之外，还可用于燥痰湿和化坚结。痰湿和坚结虽然叫法不一样，无非都是瘀滞凝结之物而已。牡蛎在肿瘤、结节增生类疾病上运用很多。

◎108　伤寒，腹满谵语，寸口脉浮而紧，此肝乘脾也，名曰纵，刺期门。

◎109　伤寒发热，啬啬恶寒，大渴欲饮水，其腹必满。自汗出，小便利，其
　　　病欲解。此肝乘肺也，名曰横，刺期门。

此二条讲针灸，以五行生克论病，且新出"纵横"之概念，疑为后人
所加。

◎110　太阳病，二日反躁，凡熨其背，而大汗出，大热入胃，胃中水竭，躁
　　　烦，必发谵语。十余日振慄自下利者，此为欲解也。故其汗从腰以下
　　　不得汗，欲小便不得，反呕，欲失溲，足下恶风，大便硬，小便当
　　　数，而反不数，及不多，大便已，头卓然而痛，其人足心必热，谷气
　　　下流故也。

这一条是以津液为原则，讲人体对疾病的一些反应。

太阳病到了第二天烦躁，是有化热的迹象。这时候反用熨法熨烫患者的
背部，以至于大汗出，于是热证加重了。"大热入胃"，胃中的津液干了，人
躁烦，谵语，也就是有阳明证了。如此过了十来天，如果患者"振栗而下
利"，振栗是人体自己调津液解表的行为，类似于喷嚏和寒战；表气通了，里
也就能通了，于是下利了。里热下来了，病也要解了。这时候出现一个困境，
就是阳明证十来天了，津液消耗严重，这时候再下利必定津液更耗，于是腰
以下不出汗了，小便也没了，这是下焦津液虚了；呕吐，胃也弱了；"欲失
溲"，膀胱的结缔组织缺少津液，于是约束尿液的能力弱了，感觉小便要失
禁；"足下恶风"，这也是下部津液虚的反应。这就是从阳明证转为阴证了。

津液如此之虚，病必反复，于是这时候再次发生大便硬的情况。按常理
来说，大便硬了，小便就应该多起来，结果小便没有多，因为津液太少了。
这时候又会发生一些新的证：大便完头会痛，足心却会热一点，这是因为大
便的时候津液往下走，所谓"谷气下流"，头部津液就不够了，足部却能暂时
地热起来。总之都是津液不够分配的反应。

◎111　太阳病中风，以火劫发汗，邪风被火热，血气流溢，失其常度。两阳
　　　相熏灼，其身发黄。阳盛则欲衄，阴虚小便难。阴阳俱虚竭，身体则

> 枯燥，但头汗出，剂颈而还，腹满微喘，口干咽烂，或不大便，久则
> 谵语，甚者至哕，手足躁扰，捻衣摸床。小便利者，其人可治。

这一条还是讲津液虚的反应。

太阳中风是津液虚，用火强发其汗属于误治。

下面的两句"邪风被火热，血气流溢，失其常度。两阳相熏灼，其身发黄。阳盛则欲衄，阴虚小便难。"我怀疑是后人加上去了，何为"邪风"？仲景很少这样繁复地讲概念。"阳"这个概念，《伤寒论》里指的是津液，这里的"阳盛"显然不是指津液充足，而是指有热。用"阳"指有热，类后世之文，不类仲景之语境。

还是可以解释一下。"邪风被火热，血气流溢，失其常度"，邪风加上火热，于是血的运行失去了常度。关于这个血液妄行的原理是这样：津液消耗了，人体不能用汗来排邪气了，没办法只能动血，用出血的方式来排解邪气。

像条文中这样单纯地讲一个因为热所以血液妄行，那就是热和血直接发生关系了，这种理解方式貌似无差，却忽略了人体，引向的是见热清热，见病治病的后世之法。后世医学就是这样慢慢走歪了的，究其根源就是在研究病的时候忽略了人体自身的作为，然后直接用药物去对付病。

"两阳相熏灼，其身发黄。"这里的"两阳相熏灼"属于似是而非的解释。身黄的原理事实上是脾的气化功能受限，小便不通，瘀而生热，体液中的黄色物质囤积在肌肉当中造成的。

"阳盛则欲衄，阴虚小便难。"不能将出血和阳盛直接画等号，原理前面解释过；"阴虚"可以理解为津液虚，所以小便少了。

这一条后面更不通了，"阴阳俱虚竭"如何如何，阴阳各指什么？如果按后世的解释，阳指热能，阴指阴血，后面又说有热象，怎么能说俱虚竭呢？不管它，往下解释——

"身体则枯燥，但头汗出，剂颈而还"，于是人体枯燥了，津液不够了，出汗也只是头部出汗了，到脖子就没有了。

"腹满微喘，口干咽烂，或不大便，久则谵语，甚者至哕，手足躁扰，捻衣摸床。小便利者，其人可治。"这些说的都是阳明实热且津液虚的反应。

"腹满微喘，口干咽烂，或不大便"；"谵语"；"手足躁扰，捻衣摸床"，这都是

阳明实热证。这时候如果小便利了，说明津液自己回来了，这个病就好治了。

中间说的"哕"，应该是下焦不通，胃上逆而为"哕"。

◎112 伤寒脉浮，医以火迫劫之，亡阳必惊狂，卧起不安者，桂枝去芍药加蜀漆牡蛎龙骨救逆汤主之。

桂枝去芍药加蜀漆牡蛎龙骨救逆汤方

桂枝　三两（去皮）　　甘草　二两（炙）　　生姜　三两（切）
大枣　十二枚（擘）　　牡蛎　五两（熬）　　蜀漆　三两（洗去腥）　　龙骨　四两

上七味，以水一斗二升，先煮蜀漆，减二升，内诸药，煮取三升，去滓，温服一升。本云桂枝汤，今去芍药，加蜀漆，牡蛎，龙骨。

这也是讲伤寒的误治。用火熏烤误发了汗，"亡阳"，阳是津液，津液消耗了，这时候会"惊狂""卧起不安"，变成风温证了，也有可能是阳明里热证，这种情况应该用白虎汤或承气汤去热以存津。

如果同时有热证和津液虚，解热就好了，不需特别去补津液。能发热，说明人体还有阳气，有阳气就有津液化生能力，一般来讲，热去了，津液也就够分配了。当然，如果津液很虚的话，用白虎汤、承气汤合人参，甚至滋阴药，临证上这种可能性也是有的，都可以随证灵活运用。后世的《温病条辨》里就有这样的方子。

按照条文，这个方子似乎放错了地方。桂枝汤是治偏虚寒的证的，龙骨牡蛎虽定惊安神，但是用于阳明里热也非其治。蜀漆这个药不常用，是常山的苗，去痰湿的，放在这里也不知所云。

◎113 形作伤寒，其脉不弦紧而弱，弱者必渴，被火必谵语。弱者发热脉浮，解之当汗出愈。

看上去像伤寒，但是脉不弦紧，而是弱。弱为津液虚，那就要以桂枝汤为主方来治疗。脉弱津虚口会渴，这种情况多少有些标热，如果再误用火熏烤来治疗，势必津液更虚，且演变成严重的里热证，那就会谵语了。

脉弱的人发热脉浮有表证，应该是不能汗的，为什么又说"当汗出愈"呢？这是说如果人体的津液自己回来了，那就会汗出而愈。

◎114　太阳病，以火熏之，不得汗，其人必躁，到经不解，必清血，名为
　　　　火邪。

以上这几条都在讲用火熏烤的误治。用火熏了，又不出汗，热没有出路，那就会发躁，比烦更甚，这是热证。

"到经不解"。像这种受了熏烤之热的情况，如果到了一定的时间或是层面病还排不出来，病就会转，就会便血。因为热是会烧灼津液的，津液烧掉了，病还不解，人体就只得动血来解病了，所以患者会便血。这种情况属于火邪的范畴。

◎115　脉浮热甚，而反灸之，此为实，实以虚治，因火而动，必咽燥吐血。

"脉浮热"，这里指的是热证，应该用清热泻下的方法，如果反用灸法，就是烧艾灸，那也会发生这种情况。这里说的动血解病应该是热太盛了，热盛又不得汗、下之出路，这时候也会发生出血解病的"咽燥吐血"。

人体解病主要有三个途径：汗、吐、下。津液失而动血解病也是这三个途径：吐血、下血——那有没有汗血呢？有的，就是出鼻血。所以从前管出鼻血叫出红汗。宽泛来讲，牙龈出血、眼睛红肿血丝、皮下瘀血之类的症状也有可能属于出红汗的范畴。

◎116　微数之脉，慎不可灸，因火为邪，则为烦逆，追虚逐实，血散脉中，
　　　　火气虽微，内攻有力，焦骨伤筋，血难复也。脉浮，宜以汗解，用火
　　　　灸之，邪无从出，因火而盛，病从腰以下必重而痹，名火逆也。欲自
　　　　解者，必当先烦，烦乃有汗而解。何以知之，脉浮故知汗出解。

从第一句到"血难复也"不像是仲景的行文习惯，因为文辞过于修饰，又多似是而非的概念。比如"追虚逐实""火力虽微，内攻有力"，何为追虚？何为逐实？何为内攻？文辞繁复，而对于人体发生的现象又很含糊。仲

景的文风是朴实的，是实实在在讲人体现象的，落到实处去解释的。

此条的后半段比较像仲景的原文。其实《伤寒论》里很多条文都是这样，有仲景原文，亦有后人所加，两相掺杂，习者不可不详察。

前半段讲的是"微数之脉"，微则津血虚，数则有热，这是虚热的脉象了，不可用灸法，容易助热伤津血。

后半段，"脉浮"，病在表，应该用药物发汗，如果用火灸，受了热，火邪闭在身体里面出不来，人体便会出现上盛的现象。这时候"病从腰以下必重而痹"，上盛则下虚，所以腰以下重痹。人体如果自己来解这种局面，必定先烦，然后有汗出就解了。

上盛下虚要汗解，汗出了，上面通了，下焦的津液自回，这叫顺势而为。后世的医家碰到这种情况，一般是两种处理方法：一是清热加镇敛，一时或能获效，却会折损阳气，停了药必定会再次上火，渐次迁延不愈。二是妄下滋补，所谓滋肾阴以制阳火，如果是典型的阴虚阳亢可以奏效；如果是温病或外邪不解时，则会火上浇油，热不但不解，反而更盛。

那怎么知道是汗出而解了呢？脉如果只是浮，而没有紧、弦、燥、盛、数这样的反应，那就是汗出而解了。

◎117　烧针令其汗，针处被寒，核起而赤者，必发奔豚。气从少腹上冲心者，灸其核上各一壮，与桂枝加桂汤，更加桂二两也。

桂枝加桂汤方

桂枝　五两（去皮）　芍药　三两　生姜　三两（切）　甘草二两（炙）　大枣　十二枚（擘）

上五味，以水七升，煮取三升，去滓，温服一升。本云桂枝汤，今加桂满五两，所以加桂者，以能泄奔豚气也。

用烧针的方法治疗，汗出过了，伤了津液，用针的地方又受了寒，于是再次发生表证：首先是用针的地方像果核仁一样红肿，然后就是发奔豚气。奔豚我们前面说过，津液虚了，再发表证，人体的津液往表走的气化能力不够，便会一次次往上努力，这就是自感的气上冲，就像汽车爬坡时发动机的反应。

这里用两个治疗方法：一是在红肿的地方施艾灸；二是用桂枝加桂汤，桂枝从三两加到五两。加桂枝是加强人体向外气化之力，此亦可佐证奔豚一证是上行之力不够，需用桂枝顺势而为，不可强行用镇敛寒凉平冲逆。方后说桂枝是泄奔豚气，此"泄"字相上着眼，理路不明，容易误导人。

◎118　火逆下之，因烧针烦躁者，桂枝甘草龙骨牡蛎汤主之。

桂枝甘草龙骨牡蛎汤方

桂枝　一两（去皮）　　甘草　二两（炙）　　牡蛎　二两（熬）

龙骨　二两

上四味，以水五升，煮取二升半，去滓，温服八合，日三服。

这是个局面比较复杂的医案。

首先是火逆，上逆之证应该从上而解，却用了泻下药，津液虚了而病却不解；又因为用了烧针的疗法，添了烦躁。这种情况就比较难办了，要说是津液虚，却又有热证，不能重用姜枣之类补津液；要说有热证，却又只是烦躁，并无大热，况且津液虚了，寒凉之药未必妥当。

再看仲景用药：病在上从上解，还是要用桂枝解外，却只用一两，因为本身就是在积极地上逆，一两桂枝略助其力即可，无须多用。既然有热，不用姜枣救津液，只留炙甘草；那烦躁怎么办呢？寒凉药不合用，那就用龙骨牡蛎，不寒不热不滋养，敛火而已。

这就是仲景之法度。为什么那些谈玄论道的医理指导临证往往效果不佳，因为那些医理不实实在在弄明白人体的真实机理，更不详明药物于人体的真实作用。于是方药混乱，医师们各凭各的理解和主观，方药各异，能不能治好就看运气了。研习《伤寒论》的医师，他们在同样的情况下处方用药是大致相同的，因为这个体系有严谨的法度。

◎119　太阳伤寒者，加温针必惊也。

"惊"这个证是脑部缺少津液引起的，脑部通过"惊"来强行调集津液。

热证更容易"惊"，如果是寒证，只会其人喜忘，最多也就是烦躁，不会惊狂。

太阳伤寒加了温针，灼耗津液，汗又不出，又受了热，热上冲，必定是要惊的。

◎120 太阳病，当恶寒发热，今自汗出，反不恶寒发热，关上脉细数者，以医吐之过也。一二日吐之者，腹中饥，口不能食；三四日吐之者，不喜糜粥，欲食冷食，朝食暮吐。以医吐之所致也，此为小逆。

前面讲了熏蒸、烧针和艾灸等火疗的误治，这一条讲吐法的误治。吐法现在很少用了，其实吐是人体三大主要排病途径之一，也是常见的症状。

太阳病，应该恶寒发热；现在自汗出了，不恶寒发热了，病就应该解了。病解了，脉就应该和缓，现在关脉细数，说明还有邪气。关脉主中焦；脉细说明津液虚；脉数说明有热。

这种情况有可能是医师误用了吐法所致。太阳病的恶寒发热应该用汗法，用吐法致使胃虚，邪气内陷，于是体表的恶寒发热没有了，胃里面却产生了虚热反应。

如果患者持续呕吐，第一二日会感觉到饿，却吃不下东西。吃不下东西是胃虚，饥饿说明胃里还是有热能的，并不太寒。这是虚热。

持续呕吐到第三四天，患者不喜欢吃粥糜，要吃冷食，却又"朝食暮吐"。朝食暮吐说明胃弱了，不蠕动了，东西进去了不消化，存不住，久而久之还是要吐出来。既然胃弱，为什么还要吃冷食呢？胃中淤久会生热，很多胃虚的人会有烧心反应，所以也不喜欢吃粥糜，里面本来就淤着，吃了会更胀。这个时候可以用到小半夏汤，后面要学的吴茱萸汤也可以。

◎121 太阳病吐之，但太阳病当恶寒，今反不恶寒，不欲近衣，此为吐之内烦也。

还是讲误用吐法的情况。太阳病误用了吐法，势必使得脾胃更虚。脾胃虚则正气退，邪气就深入。邪气若深入到胃里面，胃就要亢盛起来抵抗邪气，亢盛加上津液已虚，于是发生内烦，也就是有里热证了。里热证的确证之一是"不恶寒，不欲近衣"。

◎122 病人脉数，数为热，当消谷引食，而反吐者，此以发汗，令阳气微，
　　　膈气虚，脉乃数也。数为客热，不能消谷，以胃中虚冷，故吐也。

　　脉数是有热，有热当消化力强，食欲亢盛，可为什么吃了东西反而呕吐
呢？这是因为发汗消耗了阳气，膈气也就虚了，人体出于自保，就要亢奋起
来增加气化之力，所以脉数。这个脉数不是真的有热，而是一种临时应激机
制的热，所谓"客热"，客者过客也，不是主人，不是真的有富余的热能。这
种热也可以叫标热，表面上的热。胃里面其实是虚冷的，不能消化食物，所
以会呕吐。

　　《伤寒论》里专门用脉象来讲辨证的地方极少。就这一条可以来讲一下脉
象的问题。诸如脉数、脉躁动、脉促寸盛、脉大之类，很容易让人误解为是
有热。这些表面亢盛的脉象很有可能是客热，人体是否真的有富余的热能，
临证很容易弄错。很多医师一见这些脉象就下清热滋阴药，这种情况多了，
于是温病派滋阴派就出来了。如何在脉上鉴别是真热还是标热呢？其实沉取
重取一下就知道。如果脉浮取轻取亢盛，沉取重取就虚了空了，或松手无回
弹力，或尺虚不任按，这都是标热的脉象，人体的实质是津血虚少能量弱的。

◎123 太阳病，过经十余日，心下温温欲吐，而胸中痛，大便反溏，腹微
　　　满，郁郁微烦。先此时自极吐下者，与调胃承气汤。若不尔者，不可
　　　与。但欲呕，胸中痛，微溏者，此非柴胡汤证，以呕故知极吐下也。
　　　调胃承气汤。

　　太阳病过经十来天，出现以下情况："心下温温欲吐"；然后是"胸中
痛"，胸中痛，虚实都会有，虚一般来讲是津液虚；实是顽痰痹脓阻滞的情况
比较多见；大便溏而腹满，这里是下焦不运；再就是"郁郁微烦"。综合来
看：欲呕吐，心烦，胸痛，类少阳病之心烦喜呕，胸胁苦满；还有大便溏、
腹满，也是少阳病常出现的兼证。

　　那这里能不能当少阳病治呢？条文中又另外提出了一种可能性，如果患
者此前"极吐下"，就是用过大量的吐药和下药，就有可能是阳明调胃承气汤

证。吐下之后应该是虚证了，为什么会是实证呢？因为吐下伤了胃肠的津液阳气，胃肠便无力传化，就很容易发生阻滞，吃什么都上火，吃什么都容易便秘。前些年流行吃排毒养颜胶囊，里面的主要成分是泻药，吃的时候大便通畅，不吃就更便秘了，然后药物依赖，便是这种情况。

这里说一下虚和实的问题，这个概念和寒热阴阳经常混淆。所谓"实"指的是有形之物堵住了的证，比如便秘、瘀血、痰、饮等都可以称为之为实证；虚证指的空虚，就是有形物质和能量的虚少。寒和热则是指温度上的寒热反应。所以寒热虚实要一个字一个字地分开来看，所以有虚寒，也有实寒；有虚热，也有实热。所谓阴阳指的是整体的能量多少，主要用津血的盛衰来衡量。

按调胃承气汤证来分析，这里的"便溏"、"腹满"就应该是大肠里的湿热阻滞，下不干净；肺和大肠相表里，也就是连属关系，于是连带也有"胸中痛""烦"的上热壅滞反应。

调胃承气汤是用大黄和芒硝泻下清里热，兼用炙甘草建中，是补泻兼施的方子，适合轻微脾胃虚且肠胃热阻的情况。

从这一条可以看出，我们学方证简单，临证往往局面复杂，即便是仲景也有容易弄混的时候。很多医师看病，摸了脉，看一下舌头，都不怎么问诊就开方，这样的医师如果不是水平在仲景之上，那就一定是有问题的。

◎124　太阳病六七日，表证仍在，脉微而沉，反不结胸，其人发狂者，以热在下焦，少腹当硬满，小便自利者，下血乃愈。所以然者，以太阳随经，瘀热在里故也。抵当汤主之。

抵当汤方

水蛭（熬）　虻虫各三十个（去翅足，熬）　桃仁　二十个（去皮尖）　大黄　三两（酒洗）

上四味，以水五升，煮取三升，去滓，温服一升。不下，更服。

此方也是治热证的血结下焦的，常常被拿来与桃核承气汤做对比。这里也用对比的方式来解释这个条文。

首先，它们都是有血与热结在下焦，但位置还是有所区别。桃核承气汤是"热结膀胱"，膀胱区域会硬满，也有可能会尿异常，比如膏淋、尿血；抵当汤是"小便自利"，说明膀胱里面没有结住，那就是结在里了，所谓"瘀热在里"，也就是肠道为主的这个区域。

膀胱在经络属性上络表，所以桃核承气汤有桂枝，气化走表以利膀胱，而抵当汤没有桂枝。

其次，桃核承气汤是"少腹急结"；抵当汤是"少腹当硬满"。硬满比急结程度更深，说明里面的瘀血结得更顽固，则攻下之力不能缓，所以抵当汤里没有炙甘草，而桃核承气汤里有。结得更顽固，耗费的津液也多。下焦耗费津液越多，上焦就越缺津液，加之瘀热毒素不能下则上冲，于是人就会有惊狂的反应。桃核承气汤结得轻是"如狂"，而抵当汤结得重是"发狂"。瘀血结得顽固，就要用到水蛭和虻虫这样的虫类药。

水蛭就是水里吸血的蚂蟥；虻虫是吸牛的血的牛虻。它们都是吸血的昆虫，吸血的昆虫有个特点，它们叮在身上，血就不会凝结，只能任由它们吸。它们身上都有抗凝血的物质，自然能散开已经凝结的瘀血。它们的性味都是腥而微寒的，只清解不滋补，一般在实证热证上运用较多，用于虚证寒证则要合扶阳药。

药店里现在那种大条的养殖的水蛭，是水蛭的另一个品种，是不吸血的，不是那种吸血蚂蟥，所以用了效果差。

这一条还有个值得注意的地方，就是"表证仍在"。桃核承气汤和抵当汤都兼有表证，但处理方法都是里证为主，用泻药，因为这两种情况都属于里证紧急，可以忽略先表后里的原则。

◎125 太阳病，身黄，脉沉结，少腹硬，小便不利者，为无血也。小便自利，其人如狂者，血证谛也，抵当汤主之。

前面说过，桃核承气汤是热结膀胱，那有没有小便不利呢？不一定，有可能利，有可能不利，也有可能尿血。单一症状不能说明问题，要多条证结合来看。

这一条说有"少腹硬"，那就有可能是瘀血证。

大医至简——刘希彦解读伤寒论【第二版】

再看前后文，有"身黄"和"小便不利"，这是黄疸，所以这个少腹硬满应该是湿热结在膀胱，不是血证。

如果腹部硬满，没有身黄呢？那就可能是血证了。那还有没有别的可能性？也有可能是宿食，是承气汤证。于是又要找新的证据：承气汤证是谵语，是烦惊；血证是如狂，发狂。

如果有"狂"是血证了，这时候再参看小便，小便不利的有可能是热结膀胱，桃核承气汤证；小便自利的是瘀热在里，抵当汤证。

这里讲的就是综合辨证的过程。

这一条说"如狂"是抵当汤主之。前面说过，桃核承气汤是"如狂"，抵当汤是"发狂"。为什么这里又说抵当汤是"如狂"呢？可见读书不可死在句下，如狂、发狂其实是差不多的，措辞而已，临证之时想截然区分也不太现实。说到底还是要通过证来解读人体，未必要死抠字眼。

◎126　伤寒有热，少腹满，应小便不利，今反利者，为有血也，当下之，不可余药，宜抵当丸。

抵当丸方

水蛭　二十个（熬）　　虻虫　二十个（去翅足，熬）　　桃仁二十五个（去皮尖）　　大黄　三两

上四味，捣分四丸，以水一升，煮一丸，取七合服之。晬时当下血，若不下者，更服。

这里又再次讲通过小便来鉴别瘀血证。如果"少腹满"又"小便不利"，那就是水证；小便利呢，那就可能是"有血"。

这里下血用抵当丸。抵当丸和抵当汤事实上是一个方子，一个为丸药，一个为汤剂。丸药一般来讲要温和些，吃到肚子里慢慢消化；汤剂吸收快，要竣猛些。为什么这里要用丸药呢。从条文来死抠字眼可以这么理解：抵当汤是少腹"硬满"，这里是少腹"满"，可见结的程度轻一点，毕竟抵当汤是竣下药，要慎重的，于是就改作丸药来用。

◎127　太阳病，小便利者，以饮水多，必心下悸；小便少者，必苦里急也。

　　小便利有可能是水液不能气化出表，只能靠小便走。如果再饮水多，就会停饮于中焦，于是心下悸。如果小便还少的话，那就更糟了，水结在下焦，就会少腹里急了。

◎128　问曰：病有结胸，有藏结，其状何如？答曰：按之痛，寸脉浮，关脉
　　　　沉，名曰结胸也。
◎129　何谓藏结？答曰：如结胸状，饮食如故，时时下利，寸脉浮，关脉小
　　　　细沉紧，名曰藏结。舌上白胎滑者，难治。

　　太阳病第三篇的开头讲结胸。结胸是不是一个新的证？其实不是。我们
之前有过一个类似证，就是少阳病的胸胁满痛。它们的区别在哪里？其实就
是位置。少阳病一般是胸满和胁痛，痛的位置在胁下居多，而结胸的痛是在
心下居多，也就是胃及其周围的这个位置。在六经的归纳里，心下是更深层
的，归入里；而胁下相对浅层一些，归入半表半里。

　　此二条讲结胸和藏结的区别。

　　结胸有两个主证：

　　"按之痛"，里面有东西结住了，是实证。

　　其次是"寸脉浮，关脉沉"。这个脉象很值得研究。一般胃也好，大肠也
好，中下部有积滞，脉象的反应却不是尺脉浮，而是寸脉浮。为什么呢？可
以这样来理解，人体的循环是一体的，下面通了，上面的能量才能气化出去，
就好比柴灶烧火，要想火能烧得大，就要把下面的灰扒通；下面不通，自然
寸脉就会出现有表证的浮脉，这是一种壅塞之象。"关脉沉"，关脉体现的位
置在人体为中，脉沉说明病在里，关脉沉说明病在人体中间偏里的位置。

　　一般来讲这种"痛"或"痞"的证，偏热的居多，所以胸胁满痛是少阳
病的主证，而非厥阴病的主证。

如果有类似结胸的证，却没有阳证反应，而是呈阴证的反应，那叫藏结。藏结是"如结胸状"，也就是说证和结胸类似，不同的是"饮食如故，时时下利"，胃口虽然还可以，却总是拉肚子，这是虚寒的腹泻，就是太阴证了。太阴证应之于脉象就是"关脉小细沉紧"，"小细"为津血虚；"沉紧"为里有寒。我们之前说过，判断是否是阴证，脉象是最准确的。如果再"舌上白苔滑"，这是脾胃寒湿很重，说明胃气也坏了，那就很难治了。

藏结比较麻烦，临证上，癌症的晚期常现这个证，里面的肿块已经开始痛了，而脉证又一派阴寒，所以连仲景都说"为难治"，但没有说"不治"。我在临证上试验过，处理得当，往往几剂药就会逆转，哪怕是癌症到了后期呈脏结的反应，多数还是能治回来的。治法在下一条再讲。

这一条是书中第一次提到舌象，所以这里也顺带说下舌象的问题。舌象的反应有的时候是标，有的时候是本，比较容易混淆。比如有时候舌尖红，再看脉证却是阴证，这样的情况很多；有时候舌苔黄，却也不是热证。所以《伤寒论》里极少提到舌象，且疑为后人所加。后世喜欢用舌苔的黄或白来判断寒热，其实苔白和苔黄未必是热证的确证，舌糙舌老舌干舌体红（非暗红）更能佐证热证；舌体娇嫩或湿滑或淡白则更能证明寒证。舌象用来判断水饮证和血瘀证亦可借鉴：舌淡胖湿滑有齿痕一般偏水饮，舌偏黯而有瘀斑或裂痕一般偏瘀血。舌苔少或无或斑剥地图舌一般是津血中气大虚之象。

◎130　藏结无阳证，不往来寒热，其人反静，舌上胎滑者，不可攻也。

所谓藏结，就是既有类似于结胸的痞结，又是阴证，那能不能攻呢？我们前面讲过，阴证是津血虚的证，是不能攻的。问题是阴证只是个笼统的大概念，如果阴的程度并不严重，在扶阳救津液的前提下，还是可以稍微攻一下的。我碰到阴证的结胸和瘀血证，就常常在大剂量干姜附子的基础上加一点点黄芩黄连大黄之类，一般黄芩不超过十五克，黄连不超过六克，大黄不超过十克，效果非常好。我曾经治过一个痔疮出血的，血出得很严重，辨脉偏阴证，我用了大剂量的干姜炙甘草当归类温阳建中活血药，加了十克大黄，只吃了两剂血就止住了，痔疮也缩小了。我治晚期癌症，也经常扶阳药和攻痞结的药同用。在治疗癌症上，攻下药最常用的是大黄芒硝，这两个药是大扫荡，也打开向里排病的出路。诸如白花蛇舌草、半枝莲、铁树叶、海浮石、白英、牡蛎、海藻、山慈菇、半夏这一类所谓抗癌的药，可以理解为是打通各个层面微细的通道和局部的循环。这个道理不可不明，用药才能心中有数。具体的内容在《金匮要略》中会做详细讲解。治病的首要原则是阴阳，是津血能量，也可以说是自体的免疫力，其次才能考虑攻邪。

那阴到什么程度就完全不能攻呢？那就是本条所说的了——

这里首先说的是"不往来寒热"。往来寒热是少阳证，这是说不通的，有注解说"一云寒而不热"，我觉得应该是这个。只寒不热，只觉得怕冷恶寒，这就很阴了（阴证有烦躁有标热的情况是很多见的，这是人体亢奋起来生成津血和祛病的自然反应）。

然后是"其人反静"。何谓"反静"呢？前面说了，人体如果有淤堵，一般来讲是会烦躁一些的，这是人体排病的自然反应，有时候脉很虚，却又很躁动，就是这个道理。这里有藏结，人反而很安静，说明气血太虚了，一派纯阴之象，人体已经亢奋不起来了。

"舌上胎滑"，上面我讲过，舌苔腻滑是阴证。

如果有以上这些情况，说明阴证很严重，那就不能攻了。当然，判断阴证严不严重，还是参看脉象准确，尤其是尺脉的虚实。

从这一条可以看出《伤寒论》的辨证体系是严谨的，有据可依的，不可只凭主观。

结胸证的辨治原则可以应用于一切痞结癌瘤，下一条讲的就是结胸的治法。

◎131 病发于阳，而反下之，热入因作结胸；病发于阴，而反下之，因作痞也。所以成结胸者，以下之太早故也。结胸者，项亦强，如柔痉状，下之则和，宜大陷胸丸。

大陷胸丸方

大黄　半斤　葶苈子　半升（熬）　芒硝　半升　杏仁　半升（去皮尖，熬黑）

上四味，捣筛二味，内杏仁、芒硝，合研如脂，和散，取如弹九一枚；别捣甘遂末一钱匕，白蜜二合，水二升，煮取一升，温顿服之，一宿乃下，如不下，更服，取下为效，禁如药法。

这一条讲结胸的治法。

"病发于阳，而反下之"，病发于阳怎么理解？历来争议很多，这里说"反下之"，说明不能下，什么病不能下？阳证是可以下的，但表病不能下，所以从条文来看，这里的"阳"就涵盖了表病的意义。

表病不能下，因为气血正向体表汇聚排解表证，若下之，气血被强行拉向内里，势必不能再兼顾表，于是表的邪气挟津液必定内陷形成结胸。这个结胸事实上是水热和邪气结在了人体的中间位置。

"病发于阴，而反下之，因作痞也"，若发于阴呢？三阴病都不能下，若下了，便会形成痞块。这个道理也是一样的，若是误下，气血还是会往上往表走，若能量不够走不上去，就会和邪气一起结在一个位置。从上下文的联系来看，这里的"痞"应该指的是藏结。

所谓"下之太早故也"的意思是，有表证是不能下的；哪怕同时有里证，也要先表后里，一上来就下，自然是下之太早。

"结胸者，项亦强"，我们前面说过，项强是因为脖子里的筋缺津液失养所致，当有表证的时候会出现这种情况。为什么结胸也会这样呢？其实原理是一样的，有表证，体表消耗大量的能量，颈筋失养；有结胸，人体也会调集大量的能量去攻这个结胸，颈筋也会失养。所以说，"下之则和"，将结胸下了，就不会项强了。

所谓"柔痉"，后面《金匮要略》里会专门讲到，是一种缺少津液引起的筋腱的痉挛反应。

治结胸的大陷胸丸很简单，只有六味药。大黄芒硝是攻下的，事实上不论是结胸，还是宿食、瘀血、痈脓之类，严重的都可以用大黄芒硝来攻下。杏仁是起宣散作用的。这里主要来说说两味新药。

葶苈子，《神农本草经》上说"味辛、苦、寒，主癥瘕结聚、结气、饮食寒热、破坚逐邪、通利水道。"尤其擅长破痰之结，泻水之实，所以治痰治水的方子里会用到它，比如治肺痈和支饮的葶苈大枣泻肺汤，治腹水的己椒苈黄汤里都有它。

后面的加减法里说还要用到甘遂。这味药因极峻烈，偏性极强，被列入毒药的范畴。甘遂的用量很少，所谓"一钱匕"，据汉代衡器的考证，大概就是一二克。这味药就算很少的量吃下去也会痛泻不止，只有很严重的结聚或者腹水才可以用它，一般的结胸不建议用，阴证更是禁用，阴证的腹水用甘遂来攻很容易导致患者损失能量而病情加重。本方里的白蜜是缓和甘遂偏性的。后面要讲的十枣汤里用大量的大枣和甘遂一起煮，也是为了缓和其偏性，亦为顾护中气。

就这个大陷胸丸来讲讲治实证的问题。治实证，诸如结胸、痞鞭、胸胁满痛之类，《伤寒论》里的方法一言以蔽之就是"辛开苦破"。也就是说用辛开和苦破这两类药：

辛开药，也可以叫疏散药。比如小陷胸丸里的杏仁就是典型的疏散药，取其辛散之气把痞结散开；葶苈子也有辛开的作用，开水之痞结。小陷胸汤里的疏散药是栝楼，能宽胸散结，亦有苦破之力；小柴胡汤里治胸胁满痛的辛开药是柴胡和半夏，柴胡疏通，半夏化坚结。此所谓"辛开"。

"苦破"指的是苦降和攻破两个方法，是将痞结引而下行降下去或破下去。苦降药主要是黄连黄芩这两味苦寒药。大小柴胡汤用的黄芩；小陷胸汤里用的是黄连；泻心汤里是芩连同用。这两味药主要是苦降，兼有下破之力。攻破药力专的是大黄芒硝，这两味药力量很强，能引起泻下反应，用于比较严重的坚结证。攻破药还有甘遂，这个力量太峻猛，是不可以轻易用的，除非很重的坚结证，而且是偏阳证，也就是患者的元气和津液不虚的情况下才可用。癌症也好肝硬化腹水也好，如果对证是可以用这味药的。栝楼这味药疏散和苦破的作用兼而有之，所以用途较广，结胸、胸痹、胸痛彻背这样的情况都可以用，比如小陷胸汤、栝楼薤白白酒汤。

◎132 结胸证，其脉浮大者，不可下，下之则死。

结胸证，脉浮大的不可下，如果下容易死人。因为脉浮说明病在表，有表证不可下，要先表后里，这是大原则；《伤寒论》说的大脉是一种虚脉，就是脉外大而内虚，事实上是津血虚的虚亢之象，当然也是不能下的。

◎133　结胸证悉具，烦躁者亦死。

　　这里的烦躁是指津血虚的烦躁。相比烦而言，躁是津血更虚的证，偏向于躁乱的情志反应。这里应该是简文，联系上文看，意思应该是，津虚已至烦躁的也不能下，下之亦死。

◎134　太阳病，脉浮而动数，浮则为风，数则为热，动则为痛，数则为虚。头痛发热，微盗汗出，而反恶寒者，表未解也。医反下之，动数变迟，膈内拒痛，胃中空虚，客气动膈，短气躁烦，心中懊恼，阳气内陷，心下因硬，则为结胸，大陷胸汤主之。若不结胸，但头汗出，余处无汗，剂颈而还，小便不利，身必发黄。

大陷胸汤方

　　大黄　六两（去皮）　　芒硝　一升　　甘遂　一钱匕

　　上三味，以水六升，先煮大黄取二升，去滓，内芒硝，煮一两沸，内甘遂末，温服一升，得快利止后服。

　　这一条可能掺杂了后人加的话在里面，不全是原文，因为一上来就以脉论病，且只凭脉就得出结论，这不符合仲景一贯的语境和法度。

　　第一二句说的是太阳病。脉浮且脉动数，条文中的解释是有表证且有虚热。加上头痛发热、微有盗汗、恶寒，这是典型的太阳表证了。这时候医师用下药，这是误治。

　　用了下药，理应津液变虚，所以这个动数脉变成迟脉，也就是运行迟缓的脉，津液虚，"胃中空虚"了。胃虚则会有气机不调的反应，诸如嘈杂、嗝逆、心下不舒、烦乱不眠，这里谓之"客气动膈"。

　　"短气躁烦"，结合上文来看，也应该是因胃虚津虚所致。

　　"心中懊恼"，前面在栀子豉汤条文里学过，是偏向于虚烦的反应。

　　"阳气内陷，心下因硬，则为结胸。"这个阳气应该解释为津液更为恰当，是在体表攻邪的津液因误下而陷于内，于是结在了心下，如果有硬结，再加上前面说的"膈内拒痛"，也就是痛不能按，那就是结胸了。

　　如果在这种情况下没有发生结胸，会怎么样呢？那就有可能发生以下这些证："但头汗出，余处无汗，剂颈而还，小便不利，身必发黄。"这是湿热黄疸，茵陈蒿汤的主证。也就是说，如果这个水热不结在一个固定的位置，那就会郁于周身而成湿热黄疸。所以各种病证之间是有联系的，异果同因，并非孤立。关于这几条茵陈蒿汤的主证我们到后面再专门来讲解。

仲景设方，竣下之剂，往往设有二方。大陷胸有丸药，药力偏缓；也有汤剂，药力偏速。承气汤也有大小承气汤。以承气汤为例，临证为了稳妥起见，先用小承气汤，如果中病且病不解再用大承气汤。大陷胸汤和丸亦守此法，其中最主要的区别是用白蜜与否。

◎135 伤寒六七日，结胸热实，脉沉而紧，心下痛，按之石硬者，大陷胸汤主之。

这是一个完整的大陷胸汤的医案。

首先是"结胸热实"，说明是热证同时是实证。体内有形之淤堵都可以称为实证，结胸是其中典型的。

脉沉说明病在里；脉紧说明邪盛。有说脉紧主寒主宿食，可见其中亦寓淤堵之意。从此处可以看出，沉和紧只是脉的位置和形态，无关阴阳。阴阳是血的充实度反应的，这里必是阳脉。

"心下痛"，这个是大陷胸汤的辨证关键，必须有痛，而且是不按就痛。这说明淤堵得很厉害。按之才痛的说明淤堵得不那么厉害，是用小陷胸汤。

当然，不是所有的痛都可以用大陷胸汤，还必须有"按之石硬"，才可以用大陷胸汤这样的猛药来攻。用手按压身体来诊病是很重要的。比如柴胡汤证有胸胁苦满，有时候患者自己感觉并不明显，那就需要借助按诊，按患者的肋下和肝胆经的循行路线，如果有明显的痛感，或是借助轻微捏挤和拍打，患者便有灼痛感和青紫，这也是可以证明的。承气汤证和瘀血证在临证上建议要用手做腹诊，如果手按腹部有抵抗和疼痛感，非宿食即瘀血。按诊在日本发展得比较好。我们现在的医师诊病摸个脉，再问是什么病就开方子了。

◎136 伤寒十余日，热结在里，复往来寒热者，与大柴胡汤。但结胸，无大热者，此为水结在胸胁也。但头微汗出者，大陷胸汤主之。

这一条讲大柴胡汤和大陷胸汤的鉴别方法。

大柴胡汤证里有痞，有胸胁苦满，其实这和结胸实质上是一样的，只是位置不同。在用药上也大同小异，方法无非辛开苦破。大柴胡里的柴胡、半夏、枳实属于辛开的范畴；黄芩、大黄属于苦破的范畴。

如果只是结胸，"无大热"，也就是没有明显的发热，这只是结在胸和肋的区域。结在胸胁，津液自然往内走去攻结，于是纵有热，也只能是头微汗出。这时候就要用大陷胸汤。

由此可见大柴胡汤和大陷胸汤的区别：大陷胸汤的证比较单纯，只是结在心下或偏胸肋的区域，所以只用攻破药。在位置上不可死守心下，毕竟大黄芒硝也不仅仅只针对心下的痞结，这两味药是大扫荡，对全身都有作用，只是更偏向于中下部位而已。大柴胡多了诸如发热、往来寒热，口苦咽干目眩之类的半表半里证，所以多了柴胡、枳实这样疏通表里的药；又多了呕和心烦这样的胃虚津虚证，所以也就多了大枣、生姜、白芍这样的药；且芒硝和甘遂这样的峻药不宜，只用黄芩半夏去痞降水。

◎137　太阳病，重发汗而复下之，不大便五六日，舌上燥而渴，日晡所小有潮热，从心下至少腹硬满，而痛不可近者，大陷胸汤主之。

这一条里头有两个问题需要注意：

其一，此条之结胸证是因"重发汗而复下之"而引起，可见汗与下引起的不一定都是阴证虚证，如果患者强壮，也有可能成为阳证的结胸证。

其二，此结胸为"痛不可近"，意思是不按也会痛，甚至都不能上手。这是用大陷胸汤这样的竣剂的指证。如果要按才痛，不按不痛，应该用小陷胸汤（黄连、半夏、栝楼）。大小承气汤亦可用此法区别，所谓腹部不按就痛的可考虑用大承气汤；腹部按才痛可考虑用小承气汤。临证的时候当然也没有这么呆板，结的严重的，或小承气汤解决不完全的，都可以用大承气汤。甚至大便基本通畅，但大肠里面有淤热，也可以叫通而不畅，其他证不明确的，也会用到承气汤，否则解决不好。皆视情况而定。

这里再顺便说一下陷胸汤证和承气汤证位置的区别。陷胸汤是水热结在心下，心下包括胸的下部和腹的上部，其痛主要在这个区域。承气汤是宿便结在肠道，其痛在腹部区域。

"舌上燥而渴"，这里指的是热证。

"日晡所小有潮热"是里实所致。为什么里实的人这个时候会有潮热呢？这就要结合经络学来解释了。日晡是太阳快落山的时候，大约是五点到七点，这是肾经所主之时。里实的人，因为人体的自然模式，津液向里攻淤而不能外达，肾经是络表的，只有在肾经主时之际才顺势稍能外达，于是发潮热。潮热不是大热，是像潮水一样一阵阵涌上来的热，可见还是不持久的，只是借势而已。

◎138　小结胸病，正在心下，按之则痛，脉浮滑者，小陷胸汤主之。

小陷胸汤方

黄连　一两　半夏　半升（洗）　　栝楼实　大者一枚

上三味，以水六升，先煮栝楼，取三升，去滓，内诸药，煮取二升，去滓，分温三服。

所谓"小结胸病"就是不太严重的结胸证。位置是正在心下，要按才会痛，不按不痛。

"脉浮滑"。滑脉是血管里面的血鼓鼓的，来去如走珠，像珠子一样滑利。滑首先说明充实，是阳证；结合上流利更说明有热。迟缓弦说明有虚寒。像珠子一样里面鼓鼓的说明血不虚，如果血虚，就算要亢奋起来也只能是脉管亢奋起来，形成弦脉和大脉，里面的血是鼓荡不起来的。

现在来说说组方。因为结实并不严重，所以只用黄连苦降，不用大黄芒硝甘遂来破下；栝楼实是疏散的，也具苦降之性的；半夏有散结的作用，且能降水。还是辛开苦破之法。

我们可以就柴胡汤、大小陷胸汤、承气汤做一个类比。

柴胡汤的满痛是在胸胁位置。胸位置偏上，越往上越偏阳偏表，可以理解为里往半表半里过渡的区域；肋下是内空腔，也就是半表半里的投射区域，于是辛开药用的是疏通半表半里的柴胡，以及能去胸满的枳实。苦降药是黄芩，黄芩没有黄连苦厚，质枯空，性味比黄连轻。黄连和黄芩都可以清半表半里和里之热结，黄连比黄芩更偏向于走里一点。如果有肠道的热可佐少量大黄而成大柴胡汤。

小陷胸汤的结实是正在心下，这个位置比单纯的里更偏上；比半表半里又要偏里一点，于是不用纯粹攻里的大黄芒硝，也不用侧重走半表半里的黄芩，而是用走里的黄连苦降。小陷胸汤和柴胡汤里都有半夏，半夏散痰水之结和降水，是适用的。栝蒌实能散结也能苦降。

大陷胸汤（丸）结实的区域条文中说的从心下一直到少腹，位置更广阔，临证上如果在肋下，结得严重也是适用的。于是用大黄芒硝来攻。因其结实更硬更痛，于是再加擅长破坚结，尤其是水结的甘遂。

承气汤是有宿便结在肠道，其痛在腹部，所以用攻里的大黄芒硝。再加去腹满的厚朴。枳实和杏仁类似，既宽胸也下气，所以承气汤里佐有枳实，大陷胸丸里佐有杏仁。

栝蒌实这个药，历来都说宽胸理气——就此可以把理气药做一个盘点，对比一下各自的作用。

先说厚朴，其气香燥，其味厚苦，厚苦走下，所以是除腹满，理下焦之气。

枳实是橘类生涩的幼果，其性烈，既香烈通窜又苦而破下，所以破气最速，既除胸满也通下焦。枳实常和厚朴同用，一烈一缓。

杏仁既香而散，又润而苦，性质柔和，既宣肺气也通下焦，常做辅助药。

柴胡兼具辛凉香苦，皆属平和，所以宣通三焦，寒热不禁。

栝楼实香苦而淡，偏寒。苦淡寒这三种味道都是降的。栝楼实还略具辛香，能疏散宽胸，但绝不辛窜。所以是既降且散。其整体作用是偏里而趋下的，但又没那么下，没到肠道，基本上是作用于中上焦的里，小陷胸汤的心下就是这个区域。《金匮要略》里有个治心痛彻背的栝楼薤白半夏汤里也用到栝楼实。由此可见，结胸证的用药还是以苦降破下为主的。

◎139　太阳病，二三日，不能卧，但欲起，心下必结，脉微弱者，此本有寒分也。反下之，若利止，必作结胸；未止者，四日复下之，此作协热利也。

太阳病得了两三天，患者出现一种情况，"不能卧，但欲起"。就是不能躺卧，只想起来坐着。后面的《金匮要略》里在讲肺中有水饮的咳喘的时候也提到类似症状——躺下就不能呼吸，要起来靠着才能呼吸。其实道理是一样，就是肺里有淤堵，直立的时候肺悬垂还好，下方空间较大；躺下的时候，肺平摊开，横向空间有限，若里面再有水饮或痰气增大其体积，就会胀闷不适，甚至不能呼吸。

这里不是肺中有水饮，所以说"心下必结"。从行文语境上来看，心下结比结胸应该要轻微。如果"脉微弱"，这个证是偏寒，所谓"此本有寒分也"。从之前的行文规律来看，脉微弱一般会说是"虚"，这里为什么只说是"寒"呢？因为不论寒热，有东西堵住的证都是实证，所以这里不能称为之为虚。若严谨地来设定语境，虚还是定义为虚实的范畴比较不容易引起混淆，这也是八纲要把虚实和寒热阴阳分开来定义的原因。

既然脉微弱津血少，那就不能下，如果下了，腹泻一止，就会结胸，因为体表本来就有邪气，气血再返回体表时能量不够，邪气必定内陷与返回之气血僵持互结于心下而成结胸。

如果没有结胸，而是腹泻不止，那就有可能是"协热利"，就是热性腹泻。这说明热利和结胸原本是一回事，只不过一个是水热结在心下而成结胸，一个是水热下陷肠道而成热利。所以证虽然繁多，把人体弄通了，原理其实很简单。这里的"四日复下之"，在《医宗金鉴》改作"复下利"，这个更通，因为是发生腹泻，而不是用下药致泻。

有个问题，本来就脉弱津血少，再下之，会不会变成藏（脏）结呢？是有这个可能的。但藏结是很严重的病，人体还是有自我提振能力的，不那么容易就陷入藏结。那有没有可能变成痞呢？前面定义过，发于阳会变成结胸，发于阴会变成痞，这里的前提是太阳病，所以成为结胸。

◎140　太阳病，下之，其脉促，不结胸者，此为欲解也。脉浮者，必结胸。脉紧者，必咽痛。脉弦者，必两胁拘急。脉细数者，头痛未止。脉沉紧者，必欲呕。脉沉滑者，协热利。脉浮滑者，必下血。

太阳病误下有可能会结胸。如果误下后脉促，不结胸，那就是病要好了。

为什么这么说呢？因为脉促是脉往寸部顶，寸主上主表，也就是气血回升的能量够，已经将内陷之邪气透发于体表了，那就是病快要好了。

从上一条到这里事实上是讲结胸的人体运行原理和病情发展规律。

下面的文字疑为后人所加，因为单凭一个脉象就下结论颇似后世中医。不过还是可以从脉学上解释一下的。

"脉浮者，必结胸"。这是接着上面说的，如果脉不是促，而是浮，就会结胸。浮脉就一定结胸吗？当然未必。

"脉紧者，必咽痛"。脉紧说明有邪而表不解，人体往往会找其他途径，比如从咽喉黏膜来解邪气，那就会咽痛。

"脉弦者，必两肋拘急"。弦脉主津血虚且瘀滞，邪气很可能陷在半表半里，则会两肋拘急。

"脉细数者，头痛未止"。脉细数是阴虚火旺。脉细数就会头痛吗？这个是不一定的。如果有表证又阴虚火旺，也只能说是容易发生头痛。

"脉沉紧者，必欲呕"。脉紧为寒，沉为在里，那就是里有寒，里包括胃，胃有寒则呕吐。

"脉沉滑者，协热利"。脉滑为热，沉为在里，那就是里有热，于是协热利。

"脉浮滑者，必下血"。脉滑为热，浮为表，这样就会下血吗？

以上这些从临证上来看都是未必的。

以上是从脉学上对条文做了一个解释。其实人体很难说单凭一个脉象就一定会怎样。比方说，脉弦的未必两胁拘急，两胁拘急的也未必就脉弦；脉紧的未必就咽痛，咽痛的也未必就脉紧。所以《伤寒论》不以脉断病，脉只是参考，只是印证。

◎141 病在阳，应以汗解之，反以冷水潠之，若灌之，其热被劫不得去，弥更益烦，肉上粟起，意欲饮水，反不渴者，服文蛤散；若不差者，与五苓散。寒实结胸，无热证者，与三物小陷胸汤，白散亦可服。

文蛤散方

文蛤　五两

上一味为散，以沸汤和一方寸匕服，汤用五合。

五苓散方

猪苓　十八铢（去黑皮）　白术　十八铢　泽泻　一两六铢
茯苓　十八铢　桂枝　半两（去皮）

上五味为散，更于臼中治之，以白饮和方寸匕服之，日三服，
多饮暖水，汗出愈。

白散方

桔梗　三分　巴豆　一分（去皮心，熬黑研如脂）　贝母
三分

上三味为散，内巴豆，更于臼中杵之，以白饮和服，强人半钱
匕，羸者减之。病在膈上必吐，在膈下必利，不利，进热粥一杯，
利过不止，进冷粥一杯。身热皮粟不解，欲引衣自覆者，若以水潠
之洗之，益令热却不得出，当汗而不汗则烦。假令汗出已，腹中痛，
与芍药三两如上法。

"病在阳"，就是太阳病，应该以汗解，却用冷水喷面，以冷水浇身
（"潠"为喷面，"灌"为浇身），身体的热量被冷水劫夺走了，病反而更不能
去了。于是更觉得烦躁了，这是表不解，水热上冲之烦；皮上有粟米一样的
凸起，也就是鸡皮疙瘩，这是汗欲出而不得出。可见当时也有跟今天一样的
物理降温法。

"意欲饮水，反不渴者"，这句可以理解为渴欲饮水，却又饮水不多。应
该是用五苓散，五苓散是治中焦有饮又渴欲饮水的。后面也说了，若服文蛤
散不愈，可以用五苓散。这里用文蛤散是不对的。关于文蛤这味药，胡希恕
先生曾经详细考证过，下面引用一段胡老的观点：

"文蛤这个药，《医宗金鉴》说是五倍子，五倍子古人叫文蛤，说得也有
理。《医宗金鉴》说实验过，文蛤治不了消渴，用五倍子反而有作用。有些人
认为，牡蛎这个药可治渴，文蛤也能治渴，是海物的东西都治渴。不过《医
宗金鉴》说实验过，这个做个参考。我实验过五倍子，治消渴没多大作用，

还不如牡蛎、花粉。花粉牡蛎散都治渴的。在《金匮要略·白合病》里有，叫栝楼牡蛎散。专用文蛤并不理想，五倍子我试过效果不好，作个参考。真正贝壳类的文蛤没用过，五倍子用过，不像《医宗金鉴》说的那么好用。我想牡蛎可以治渴，文蛤也可以治渴。……文蛤散这个药就是解渴，这在《金匮要略·消渴篇》里这么说'渴欲饮水不止者，文蛤散主之。'文蛤咸寒止渴。此段'意欲饮水，反不渴者'，怎么用文蛤散呢？当然不是的。"

下面这句"寒实结胸，无热证者"不好理解。

我们知道，结胸是偏热证的，用药也是以寒下为主。何为"寒实结胸"呢？就是有结胸的症状，却没有热证，所以是寒实，是寒水寒痰在里面凝住了，而非水热之结。

那寒实结胸和藏结有什么区别呢？寒实结胸虽无热证，津液应该是不会太虚的，所以可下；而藏结是津液极虚的，所以不可下。——从后面的处方为三物小白散来看，可以这么去理解，因为这是下药，温性的下药。

说用"三物小陷胸汤"和白散都可以，既为寒实结胸，照理说应该用温下之药，这里还是用白散更合理。

白散这个方子的主药是巴豆。巴豆这个药大家很熟悉，不是因为常用，而是旧小说里常出现，做泻药用。从前巴豆是常用的药，现在很少用了。巴豆和寒下的大黄芒硝不同，它是热性的下药，所以能治寒实。巴豆这个药很峻猛，所以用得很少，只用一分，合四克左右。而且不是全服，掺上方中其他药一起做成散剂，一次只服"半钱匕"。近代有一种用法就是用巴豆霜。巴豆霜是将巴豆碾碎，将其中的油用吸油纸吸掉，因为油的药力很强。这种用法比较温和，入丸药用量一般也就是三克之内。巴豆还有个特点，就是服热粥可助药力，腹泻会加重；服冷粥则减药力，腹泻就止。

桔梗这味药后世很常用，说用来宣肺止咳。后世论药太笼统，宣肺止咳的药何其之多，药性也千差万别，岂可一言以蔽之。桔梗单味大剂量煎服会觉得胸闷、胃中顶而欲呕，说明这味药是往上宣散的。桔梗虽微辛，却没有香味，可见也不是很散，不能走表。它的宣散作用偏向于里和上的区域，所以用它来治结于上的痈脓，是治肺痈排脓的主药；也可以用它来治胁下刺痛。

贝母这味药现在价格被炒得很高，后世常用它治咳嗽。贝母的作用和桔

大医至简——刘希彦解读伤寒论【第二版】

梗有相似之处，其作用有三：散结、排脓、祛痰。贝母所主的区域也和桔梗类似，所以诸如甲状腺、淋巴扁桃腺、以及鼻咽部位的炎症和肿结尤其擅长。

◎142　太阳与少阳并病，头项强痛，或眩冒，时如结胸，心下痞硬者，当刺大椎第一间、肺俞、肝俞。慎不可发汗，发汗则谵语，脉弦，五日谵语不止，当刺期门。

这里讲的是太阳和少阳并病。头项强痛是太阳证；眩冒是少阳证。

同时又有心下痞硬，条文中说这个痞硬是如结胸，可见并不是典型的结胸，因为结胸是会痛的。这种情况比结胸轻，和少阳证讲的胸胁苦满接近。

太阳和少阳的合病可以太阳少阳同治，有一个柴胡桂枝各半汤就是处理这种情况的，但这里用小柴胡和桂枝汤来合方显然不合适，应该用大柴胡来合方，因为有痞硬证。不可发汗，意思是不可只治太阳，因为半表半里是内外之枢纽，只要有半表半里证就要以之为主，况且半表半里证有津液虚，发汗要慎重。发汗就会谵语，那是里面有实证了，一发汗就要谵语了。

此条提到针刺的方法，可以参习之。

◎143　妇人中风，发热恶寒，经水适来，得之七八日，热除而脉迟身凉，胸胁下满，如结胸状，谵语者，此为热入血室也，当刺期门，随其实而取之。

妇人在感冒的时候来月经，这种特殊的情况颇能印证人体的运行规律。

条文中说的先是发热恶寒，典型的太阳病。这时候月经来了。"得之七八日，热除而脉迟身凉"，可以理解为感冒七八天后，不发热了，脉也由浮转迟了，身上也凉了。却出现了新的证，"胸胁下满，如结胸状"，胸胁下面满，是少阳证。为什么说如结胸状？这是我前面说的，结胸和胸胁苦满实质上是一回事，都是水热之结，只是结的位置和程度有不同。这时候如果还谵语，那就是热入血室了。这个血室可以理解为妇人的子宫，里面结有瘀血了。

治疗方法这里说是刺期门，还有谵语，是少阳和阳明合病，可以考虑柴胡汤合桃核承气汤。

妇人感冒时来月经通常会由太阳证转为少阳证，因为有表病时气血要往体表走去驱邪，而月经来了，气血又要往里走去下血逐淤。于是气血两头难以兼顾，便在表里之间进退。气血在表里之间进退正是半表半里少阳证的特性。这时候要建中，这样气血就可以两头兼顾了，再疏通半表半里枢纽以驱邪，柴胡汤正适合这种功用。理解经方要理解经方后面的人体运行原理，才能活学活用。

所以中国人主张经期和产后不能碰冷水，不能着凉着风，不能吃生冷，这都是有道理的。女性的生殖系统在修复的时候，如果着凉食冷，势必因为气血难以兼顾以至于坐下病。西医之所以不提倡这些，是因为西医是研究局部病理的，它不研究人体整体的运行和协作关系。中医的灵魂是整体的治疗观，可惜现代中医的研究发展方向是向西医的局部观和病灶观靠拢。

◎144 妇人中风，七八日续得寒热，发作有时，经水适断者，此为热入血室，其血必结，故使如疟状，发作有时，小柴胡汤主之。

中风七八日，已经快好了，这时候"续得寒热"，变成了少阳证，寒热往来。所谓"发作有时"就是像疟疾一样定时发作。这时候月经正好断掉。月经停了，人体应该更能腾出能量去解决外邪，怎么外感的症状反而会加重了呢？这是因为"热入血室"了，可见这个月经并不是正常的断掉，而是邪气陷进去了，和经血一起结在里面了，经血下不来了，所以才会发生疟疾那样定时发作的忽冷忽热。这时候要用小柴胡汤来治。

用小柴胡汤来治好理解，现少阳证当然用小柴胡汤。既然说了血结在里面了，为什么不用祛瘀血的药呢？这就说明古中医治病主要不是驱邪，更不是治病灶，而是着眼于人体整体的治疗，人体能量有了，运行秩序恢复了，自然会自己去驱邪。换句话说，如果人体整体没有协调过来，用药物强行去驱邪很难驱掉，就算驱掉了，也还会再次滋生邪气。

◎145 妇人伤寒，发热，经水适来，昼日明了，暮则谵语，如见鬼状者，此为热入血室，无犯胃气及上二焦，必自愈。

这种情况的前提和上面是一样，感冒和经期同时出现。这里是阳明证，"昼日明了，暮则谵语，如见鬼状者"，这几个证前面解释过多次，就不重复了。因为经期的缘故，这是"热入血室"，也就是热与血互结，而不是承气汤的热与肠内宿食互结，这里结得很严重了，选方的话可考虑桃核承气汤和抵当汤。

如果不让胃气和上二焦受邪受伤，气血能集中力量在下焦祛瘀，就会自愈。

以上几条都是在讲外感和经期同时出现的情况怎么认识和处理，通过这几个条文我们可以分析出气血的运行规律，哪里有邪气，气血就往哪里汇聚，去排那个邪气，这是人体的应激机制。如果疏通不及，便会邪与气血互结而成实邪；而相对缺少津血空虚的地方，也会发生相应的症状，比如谵语，这是大脑用兴奋在争夺气血。

有人问我，怎样才能领会到《伤寒论》条文后面的人体运行规律和组方原则？在初期只能是笨方法——书读百遍其义自现。通过对原文前后联系无数次的阅读理解比对，条文中的蛛丝马迹就会渐渐清晰起来。比如以上这几条，读多了自然就能领会条文后面隐藏的人体规律。脂评《红楼梦》里有一句话："草蛇灰线，伏脉千里"，意思是哪怕相隔一千里，只要灰上面留有细微的痕迹，你也能知道这条蛇是从千里之外什么地方来的。我读《伤寒论》惯用千里伏脉的读解方法。总之是从仲景的文字里找依据找联系，绝不自己附会、生造和臆断。

领会人体的运行还有一个方法就是内证，这是探究生命内在未知层面的一种极好的方式。若内心清静的话，人体里面能量的运行，药在人体内部的势能走向都是可以感知到的。古人惯于此道，今人欲望多，心不清净，也就不能再理解古人，反斥之以不科学。

中医是实践学科，先切实地去研究去领会，再应之于临证，所谓进一寸有一寸的惊喜，当你一步步看到自己的临证效果有提高的时候，当你以前不能治好的病现在能治好的时候，你就会在心里和两千年之前的张仲景会心一笑。这就是学医的快乐。

◎146　伤寒六七日，发热、微恶寒、支节烦疼、微呕、心下支结，外证未去者，柴胡桂枝汤主之。

柴胡桂枝汤方

桂枝　一两半（去皮）　芍药　一两半　黄芩　一两半　人参
一两半　甘草　一两（炙）　半夏　二合半　（洗）　大枣　六
枚（擘）　生姜　一两半（切）　柴胡　四两

上九味，以水七升，煮取三升，去滓，温服一升，本云人参汤，
做如桂枝法，加半夏、柴胡、黄芩，复如柴胡法，今用人参作半剂。

这个方子事实上是柴胡桂枝各半汤。我们之前说过，三阳合病是治从少阳；太阳阳明合病是先表后里。**少阳阳明合病可同治，就是大柴胡汤，同样道理，少阳太阳合病也可以同治，就是柴胡桂枝汤。**

"发热、微恶寒、支节烦疼"这是太阳病。这里的"微"字可以理解为微少的意思，后面的"微呕"也是这样。《伤寒论》的行文里，单独出现"微"字，是指脉微；如果"微"字作为定语，那就是微少的意思。

"微呕，心下支结"是少阳证。

这个方子是少阳和太阳中风的合病；如果是和太阳伤寒的合病，也可以合麻黄汤；如果是和太阳温病的合病，可以合生石膏。小柴胡汤合生石膏这个方子用得很多，因为小柴胡汤本来就是有上热的，上热严重可以再加生石膏。

◎147　伤寒五六日，已发汗而复下之，胸胁满微结，小便不利，渴而不呕，但头汗出，往来寒热，心烦者，此为未解也，柴胡桂枝干姜汤主之。

柴胡桂枝干姜汤方

柴胡　半斤　桂枝　三两（去皮）　干姜　二两　栝楼根　四
两　黄芩　三两　牡蛎　二两（熬）　甘草　二两（炙）

上七味，以水一斗二升，煮取六升，去滓，再煎取三升，温服
一升，日三服。初服微烦，复服汗出便愈。

这是个运用很广泛的方子，很多经方家把它归入治厥阴病的方子。典型意义上的厥阴病是阴极阳生之时，上阳下阴，阴阳离绝之象（正常的人体状

态应该是上阴下阳）。现下为了六经归纳的方便，将半表半里证而能量偏阴的情况都归入厥阴病。这样来看，说这个方子治厥阴病是不妥当的。我们可以对比后面厥阴篇的乌梅丸方来看。乌梅丸方中有黄芩黄连清上热，有附子温下寒。黄连苦降最酷烈，附子温下升阳力最雄，这才能翻转阴阳。真正的阴证是要用到附子的。这个柴胡桂枝干姜汤虽然也有黄芩清上热，可黄芩较之黄连苦降之力太轻；至于干姜，只是温中而已，谈不上温下寒。所以这个方子并不擅长治上热下寒。从方中有大量的滋阴药敛阳药来看，这个方子还是治津液虚的少阳证的，可以作为少阳证向厥阴证的过渡方来用。

我看过很多经方派的医案，用这个方子治典型的上热下寒收效是很缓的，有时候十几剂下去效果也不是很理想。这个方中有桂枝，也可以理解为治津液更虚的少阳与太阳的合病，上一个方子柴胡桂枝汤是治普通的少阳和太阳合病，从行文上而言也比较说得通。

来看条文。首先看"已发汗而复下之"这已经是指向津液虚了。

"胸胁满微结"，这是少阳证。

"小便不利"，柴胡证本来就有上下不通，津液不得下则小便不利；这里再加上津液虚，小便自然更少了。

"渴而不呕"，这里有上热，也有津液虚，渴会比一般的半表半里证更明显。呕为胃上逆，不呕说明中焦痞塞不通并不严重，所以不用半夏消痞降逆。

"但头汗出"，汗出是太阳中风证，单单是头有汗，是因为津液虚了，能量不能全面的达表，只能头部汗出了。

"往来寒热，心烦"，这是少阳证。

从病位上来说，这是以少阳证为主的，太阳证为辅的。所以有柴胡也有桂枝。从阴阳上来说，是津液虚，且胃虚而有上热，所以有干姜甘草温中救津液，也有栝楼根黄芩滋阴清热。

这个方子有味新药栝楼根，也就是天花粉。用得比较重，用了四两。天花粉阴润补津液，天花粉合牡蛎是一个止渴的经方，牡蛎是收敛浮阳的。

这里既有温中的救津液，也有清热养阴的救津液，说明这个方子是以津液虚为主治，是属于少阳向厥阴过渡的阶段。若口渴并不明显，可以将方子里的天花粉减轻。表证不明显亦可去桂枝。

栝楼根是栝楼的根部，晒干了色白多黏质。色白则入肺，也就是入上焦；多黏质则滋阴。这个药在经方里主要是用于虚热证的补津液，比如后面的痉病。《神农本草经》里对这个药的解释主要是三方面：消渴、烦热和补虚。后世的医书说这个药的寒凉作用类似于石膏，只是多一个滋阴的功能，可用于虚热证的解热。

◎148 伤寒五六日，头汗出，微恶寒，手足冷，心下满，口不欲食，大便硬，脉细者，此为阳微结，必有表，复有里也，脉沉亦在里也。汗出为阳微，假令纯阴结，不得复有外证，悉入在里，此为半在里半在外也。脉虽沉紧，不得为少阴病。所以然者，阴不得有汗，今头汗出，故知非少阴也，可与小柴胡汤。设不了了者，得屎而解。

这一条是一个完整的医案，是一个比较难判断的医案。

"头汗出，微恶寒，手足冷"，这是有表证，太阳病，因为有汗出。只是头汗出，且手足冷，说明津液虚，偏向于阴的一方面。是不是阴证呢？又还没到那么严重，因为只是微微恶寒。阴阳主要凭脉上断，**脉的擅长是断阴阳，断病位用问诊准确率更高。**脉只是细，并没有弱微这样的情况。可见阴证亦不明显。

"心下满，口不欲食"，心下满或微结都可以算作柴胡汤的范畴。为什么说口不欲食？可以这么去理解，就是肚子是饿的，只是嘴里吃不下，那就是饥而不欲食，这是胃弱，亦在半表半里证的范畴。

"大便硬，脉细"，因为脉细津液虚，这个大便硬就不大可能是阳明里热，而更像津液虚大肠失润的大便硬。后面说这个是"阳微结"，微微有点阳结，这是因为有表不通，津液不能气化循环而造成的，所谓"必有表，复有里"。

那是不是能理解为里阴证，也就是太阴证的阴结呢？不能，第一是脉象不典型，而且这里还有汗出这样的外证。这个情况是半在外半在里。

下面说，这种情况可以用小柴胡汤。从条文来看，表证和里证都很确切，而半表半里证并不典型，为什么不按表里合病来处理？心下满和胃弱是有的，头汗出和足冷又形成了上热下寒的格局，胃弱加上热下寒，这样来分析，半表半里证还是明确的。辨证要善于归纳人体的能量格局，要灵活应对，因为具体的情况未必就照书生病。所以按三阳合病治从少阳的原则用小柴胡汤。

这里津液这么虚，为什么不用柴胡桂枝干姜汤呢？因为这里是三阳并病，是要治从少阳的。柴胡桂枝干姜汤是治表和半表半里的同病的。如果非要严谨地来解释的话可以这么解释，但事实上，有但头汗出的表证，同时有半表半里证，里证不严重，且津液虚，是可以用柴胡桂枝干姜汤的。当然，小柴胡也能救津液，且这里有微结，小柴胡汤里的半夏也适用。所以，这种情况条文中也说得比较有余地，就是"可与小柴胡汤"。后面也说了，如果"不了了者，得屎而解"，意思是如果喝了小柴胡汤还是效果不理想，那就是津液还没有回复，如果大便自己通了，说明津液回来了，病就解了。这种情况，也可以小柴胡汤里再加点干姜来温阳救津液。如果里面结得严重的话，甚至可以干姜和少量酒大黄同用，效果会很好。《伤寒论》是变化之道，具体情况具体对待就好了。

条文中说"阴不得有汗"，这个未必，其实汗多而致少阴病，要用炮附子收汗的情况临证很多见。

这一条的辨证过程充分体现了《伤寒论》的辨证思想，就是在症状的相互比对当中，用多个证互参的方式来去伪存真，去掉虚假的证，明辨人体的真实现象；又通过全局的分析这些现象，抓住人体排病的主要渠道，用抓大局抓核心的原则来有重点的击破，而非面面俱到。这就是《伤寒论》的排证技巧，是非常细致而精确的推导过程。临证中有高的治愈率就是这样做出来的。

◎149 伤寒五六日，呕而发热者，柴胡汤证具，而以他药下之，柴胡证仍在者，复与柴胡汤。此虽已下之，不为逆，必蒸蒸而振，却发热汗出而解。若心下满而硬痛者，此为结胸也，大陷胸汤主之。但满而不痛者，此为痞，柴胡不中与之，宜半夏泻心汤。

半夏泻心汤方

半夏 半升（洗） 黄芩 干姜 人参 甘草（炙）各三两

黄连 一两 大枣 十二枚（擘）

上七味，以水一斗，煮取六升，去滓，再煎取三升，温服一升，日三服。须大陷胸汤者，方用前第二法。

这是个很重要的方子。为什么说它重要呢，因为它所治的是我们这个时代很典型的病——虚火。准确的来定义是胃虚而有火。我们这个时代缺少运动，口腹之欲不节制，脑力过度开发，思虑多，思则伤脾，这都造成脾胃虚。然后生活节奏快，压力大，熬夜，欲望多，这都造成有火。于是人人都说自己上火，又说身体虚，上的多数就是这种虚火。虚火有些什么具体的表现呢？比方说经常烦躁抑郁失眠；各种莫名其妙的炎症迁延不愈；比方说肠胃总失调，不是便秘就是腹泻，等等，这都有可能是虚火。

此条第一句说本是柴胡证，误用了下药，如果柴胡证仍在，还是要用柴胡汤。这说明在仲景的体系里是不管病的来路的，一切以自体当下的反应为基准，有柴胡证仍用柴胡汤。有些医学对人体认识很含糊，却过度在外界的暑湿啊秋燥啊，或干支八卦之类的因素上做文章。我们治的是人体，又不是天地，人就在你面前，不在人体反应的证上找问题，又去哪里找？外界的一切因素皆是要作用于人体才能形成疾病，不先把辨证弄明白都是舍本逐末。

有柴胡证用柴胡汤，就算之前用过攻下药，也不算逆治。服药后会"蒸蒸而振"，这是阳气蒸腾上来了，人会感觉振奋，津液重新驱邪出表，所以"发热汗出而解"。

误下后若出现"心下满而硬痛"的结胸证，那就用大陷胸汤。如果只是满，并不痛，那就是痞，不能用柴胡汤，要用半夏泻心汤。

这里着重说一下"痞"。要把痞弄清楚，就要先说治痞的主方大黄黄连泻心汤。此泻心汤的药物组成是黄连、大黄这两味药。我们知道大陷胸汤里有大黄，小陷胸汤里有黄连。那为什么大小陷胸汤里比泻心汤要多出杏仁、葶苈子、栝楼、半夏、芒硝这几味药呢？因为这几味药都有疏散坚结的作用。为什么要疏散？是因为结胸比痞多一个痛的证。这说明，结胸和痞都是水热之结，只不过结胸是更坚结的证，所以要用到大量的疏散药；而"痞"结得没那么严重，所以只是以黄连大黄这样的苦下药为主。而且也没有芒硝，可见泻下之力也不重。此条文里说痞是"但满而不痛"就是这个意思，由条文中这些用药的法度是可以推知这些药物在人体中的具体作用的。

这个半夏泻心汤治的又是哪一种痞呢？治的是有脾胃虚的痞。痞是结在心下的，也就是胃及其周围的位置。痞是水热之结，而胃又是虚寒的。这不矛盾，这种胃虚寒，同时又有热有结滞的现象在临证上是非常多见的。脾胃司能量司运化，因脾胃虚，人体的大循环受限，郁而生火很好理解。或者是先有痞，后大环境陷入虚寒，而痞又是一个结聚的东西，不太容易受外环境改变的影响，这样理解也未尝不可。

在半夏泻心汤这个方子里，用黄连是泻心汤的路线；因为津液虚，所以不用大黄，而用半夏来降逆。这两味药事实上也有点小陷胸汤的意思，只是没有栝楼、葶苈子、芒硝之类的药，不以散结为主。参姜草枣是治胃虚寒，也是救津液的。

刚才顺带说了半夏泻心汤、大黄黄连泻心汤、陷胸汤的区别。现在再说说半夏泻心汤和几个柴胡汤的区别。

半夏泻心汤所治以呕、利、痞为主证。呕和利是胃肠的反应，也就是里的反应。痞是结在心下区域，也是偏向于里的反应，所以，泻心汤治的都是偏里的病，只是依寒热虚实的不同，有单纯的大黄黄连泻心汤，也有加了建中药的半夏泻心汤。

柴胡汤的胸胁满痛，其实质也是痞结，所以柴胡类方里也有黄芩大黄这样的去痞的药，以及半夏、枳实这样的散结的药。柴胡汤也有胃虚，所以有参姜草枣这样的建中药。那小柴胡汤和半夏泻心汤最重要的区别是什么？最重要的区别只是一味柴胡。如果去掉柴胡，小柴胡汤和半夏泻心汤的方义基本上就是一回事了。柴胡是疏通半表半里的，疏通三焦表里的。这就说明，柴胡汤和半夏泻心汤相比，只是多了诸如发热、往来寒热、口苦这些所谓的半表半里的证，所以也就多了柴胡这一味药。

从这些药与证的变化法度中，我们就可以明白这些药在人体当中的各自所主，若将药物和人体的病理规律解读清楚了，我们就可以突破原方的束缚，可以开始尝试运用经方的组方规律来自由组方了。要到达这个层次，关键在于要以《伤寒论》自身的语境来解读《伤寒论》，而不是以脏腑经络或五运六气等理论来附会《伤寒论》，才能真实地破解《伤寒论》的组方规律。

其人心烦。

太阳和少阳的合病，应该是用柴胡桂枝汤这样的合方。如果用下药，势必使表之邪气内陷。等津液重新回来的时候，能量不够，与邪气僵持互结于心下而成结胸。

这里除心下硬之外，提到两个新证，"下利不止，水浆不下"，就是腹泻加上水米不入。这就是上下不通，运化受阻了。其实这两个证和痞结的原因是一样的，上下若能正常交通运化也就不痞结了。

至于"其人心烦"这是上热的反应，在柴胡证里解释过，上下不能交通则郁热在上而心烦。

这一条没有出方子，依据我们前面学过的方子，可以这样辨证：如果心下硬而痛是大陷胸汤，若要手按才痛是小陷胸汤；没有痛，而有热证反应，三黄泻心汤；如果热证反应不明显，而有胃虚津液虚，则是半夏泻心汤。

◎151　脉浮而紧，而复下之，紧反入里，则作痞，按之自濡，但气痞耳。

这一条须和前面所学过的，以及后面《金匮要略》里面的内容联系起来分析才能解释通。

"脉浮而紧，而复下之，紧反入里，则作痞"，这是说有脉浮紧的表证，误下后邪入里，于是形成了痞。这个痞有所不同，"按之自濡，但气痞耳"。要解释这个情况，就需要和前面的痞证来比对分析一下。

大陷胸是痞硬，不按就痛；小陷胸是痞硬，按才痛。这两个可以理解为已经结至坚硬，才会有硬和痛。

大黄黄连泻心汤只是痞，没有按痛，但是有满。这个只是水热之结，未至坚硬，所以不痛。半夏泻心汤痞结的程度应该和这个也一样，只是同时有胃虚津液虚，这个可以结合脉象来断，应当脉无热象，或偏弱。

本条说里有痞，但"按之自濡"，就是按起来不但不满，还是软的。于是这个说了个"气痞"，就是水和气的结，并没有热。我们知道热证一般都容易胀满、硬、痛；如果是伤口，热则会有红肿化脓；有风热证的人头会肿大，厨师为什么都头大，因为天天对着火和油烟。这里是软的，说明没有热，只是水和气的结了。那用什么方子呢？后面的《金匮要略》里有一个枳实白术汤，就这两味药，治"如旋杯"的痞结，就是身体里面有个东西，从外面能摸到，摸着像盘子一样，光滑有形状，但又没有感觉，不满不结痛，这就是气痞，水和气之结。枳实破气，白术燥湿。这种情况看起来好像很严重，其实就这两味简单的药就能治好。

现在各种身体内部的囊肿很多发，也可以当气痞来理解。从临证上来看，确实也多见于妇女，因为妇女爱生闷气的多。知道了病机，再结合其他证来确断，就不难找到对治的方法。

很多人惊叹于经方经常能用简单的药治好很复杂的病，又参不透背后的原理，于是说古方学究天人。如果真正参透了人体的规律，参透了药在人体里面的具体作用，那真是大道至简，一点都不玄虚，你也可以组出这样的方子来。

◎152　太阳中风，下利呕逆，表解者，乃可攻之。其人漐漐汗出，发作有时，头痛，心下痞硬满，引胁下痛，干呕短气，汗出不恶寒者，此表解里未和也。十枣汤主之。

十枣汤方

芫花（熬）　甘遂　大戟

上三味等分，各别捣为散，以水一升半，先煮大枣肥者十枚，取八合，去滓，内药末，强人服一钱匕，羸人服半钱，温服之，平旦服。若下少，病不除者，明日更服，加半钱，得快下利后，糜粥自养。

此条的第一句说的是先表后里的原则。这个无须重复。

看后面的证，"其人漐漐汗出，发作有时，头痛"，这是表未解，后面又说表解了，只是里未和，要用十枣汤这样的至猛至烈之药来攻。这显然是有错简的。我们不管错简，只就事论事来说这十枣汤。条文中符合的证应该是："心下痞硬满、引胁下痛"和"不恶寒"。

"心下痞硬满"这是大陷胸汤的证，后面还有引胁下痛。心下是偏里的区域，胁下是偏半表半里的区域，都痛，说明这个结得很重，三焦和呼吸消化道的区域都牵连上了。同时还有不恶寒，说明不是阴证寒证。那这个时候就可以用十枣汤来攻了。

这个方子很少能用得到，但还是要讲一下，这三味药都是泻水破结的偏性极强的药，所以得用大枣煮水来送服。大枣是甘的，甘则有缓之性，能缓和药性；大枣还能建中，能护胃气。这里大枣可以多用，肥者十枚，应该是上百克的剂量。煮成浓汁，送服药末。这三味药都极峻烈，所以服得很少，等份研成末，一共服一钱匕。一钱匕据考证大概是 1.5 到 1.8 克。这是峻下之药，服了会水泻无度，需身体强壮的人才能这样攻，身体稍弱的只能服一半，也就是不到一克。且只能服一次，若病未除，最多再加服一半的药量。有些肝硬化癌症的晚期患者，就算有满硬痛的证，如果在气血功能上现阴证，也不能用这样的药来攻，攻则促其速死。初学者先不要试用这样的方子，就算不是初学者，也宜先用大黄芒硝来攻，确属中病而力量不够再考虑用这个方子。

◎153 太阳病，医发汗，遂发热恶寒，因复下之，心下痞，表里俱虚，阴阳气并竭。无阳则阴独，复加烧针，因胸烦，面色青黄，肤眴者，难治；今色微黄，手足温者，易愈。

《伤寒论》里很多条文都是在讲误汗和误下之后的处理方法。这至少说明两个问题：其一，从当时的医师都喜欢用汗下之剂可以看出，当时医学的主流应该是顺应人体自己的排病模式来治病的，没有像后世那样搞出那么多以药治病的方法和药物；其二，张仲景解释误治很多，解释常态的辨证并不多，更没有专门解释六经辨证体系为何，说明六经体系在当时是常识，无须特别解释。从这两点可以看出，汉代的医学并不混乱，至少在顺应人体的治病思路和六经辨证体系上是有普遍共识的。

《伤寒论》其实并不难读，它是最实在最简明的医书，简明到都是人体实实在在的反应，以及根据这些反应做出的处理方法，都是可模拟可操作的，没有一句玄虚之词。为什么这样简明的医书现在却成了难以参透的天书呢？因为我们现在的医学理论变混乱变复杂了，反倒不能简单地思考问题。医学是实践的学科，当医学越来越不能治病的时候，我们就要回过头来想，医学真的是越复杂深奥越能解决问题吗？

此条第一句讲的是不该发汗的时候发了汗，感冒没治好，变成了发热恶寒的局面；不该用下药的时候用了下药，于是心下痞，且表里阴阳都虚竭了。没有了阳气，阴就变成了孤阴，孤阴不长，这是很危险的局面了。又去用烧针针灸，这是强行的调动阳气。

用了烧针（烧过的针）之后，人体发生了胸部的烦热，这是人体在努力的生成能量，所谓血虚化燥就是这个道理，如果血不亢燥起来，怎么加速生成？如果面色青黄，皮肤跳动，就很难治。因为面色青是肝的本色，面色黄是脾的本色，现出反常的青黄色，说明肝脾都很衰弱了。皮肤跳动，这是在调集津血，说明津血已经很虚少了，不足以供养皮肤了。我前面说过，类似于烦躁、惊狂、战栗、抖动，这都是人体调集津血的应激功能。为什么我们遇冷的时候会寒战？因为人体要用这种方式迅速调集津液到体表。为什么我们撒尿的时候也会寒战，因为排尿时能量迅速下行，上部能量不够了，就会用寒战的方式往上往表调集能量。容易抖腿多为中年人，因为肾气虚衰了，就要用抖腿的方式往下部调集能量。

有人可能会觉得这个解释太直白，不像别人说的那么高深玄奥。但我们好好体察和领会一下我们的生理反应，人体不就是用这个原则在时时刻刻的协调能量和抵御病邪吗？《伤寒论》之后的两千年，医学典籍谈玄说奥，卖弄学问的居多，只有《伤寒论》里是实实在在的人体反应。只有实实在在地参透《伤寒论》背后的人体规律，并且用顺应和协助人体排病的思维去思考如何治病的时候，才能真实的认识到上古经方的治病思想。

如果烧针之后面色微黄，手足温，那病就容易好了。面色或发青或蜡黄或惨白或黧黑或浮红，都是脏气衰竭之色（所谓青主肝、黄主脾、白主肺、黑主肾、红主心），如今微黄，是脾胃恢复之色，加之手足温，津液回复了那病就容易好了。

◎154　心下痞，按之濡，其脉关上浮者，大黄黄连泻心汤主之。

大黄黄连泻心汤方

大黄　二两　黄连　一两

上二味，以麻沸汤二升渍之，须臾绞去滓，分温再服。

这个方子的原理以及跟其他方子的鉴别在第149、第151条里已经讲过了。这里补充讲一下"脉关上浮"。关上是指关或关以上的位置，主人体的中上部，关脉较尺寸浮，是津液向这个部位汇聚，说明这里有邪气。用这个方子，脉象应该是偏实的，如果脉象虚衰是不能用的。

这个药不用煎，而是用沸水去浸渍。这里牵系到一个煎药的原则，就是治上焦的病，药则不能久煎，久煎气就挥发了。气走上，味走下，当存其气走上焦。治下焦的病药一般要久煎，久煎则味浓，味走下，这样更能走下焦。在药的炮制上，治下焦病的药很多都炙过蒸过或酒洗过。这也是为了减其气增其味，承气汤里的大黄就是酒洗过的。

◎155 心下痞，而复恶寒汗出者，附子泻心汤主之。

附子泻心汤方

大黄　二两　黄连　一两　黄芩　一两　附子　一枚（炮、去皮、破，别煮取汁）

上四味，切三味，以麻沸汤二升渍之，须臾绞去滓，内附子汁，分温再服。

对于后世的中医理念来说，这是无法理解也无法解释的一个方子。三黄是大苦大寒大破之药；炮附子是至阳至热之药。它们怎么能搁在一起呢？

用《伤寒论》的理念来解释，它们是不矛盾的。我们还是回归到人体来讲这个问题。

当体表有邪气的时候，就会发生太阳病，太阳病事实上是通过发热的方式将津液汇聚于体表来排病。这个体表之水热一旦陷入，就有可能在体内形成痞。痞的实质是水热之结。有形之痞结形成之后是一个相对独立封闭的存在，而病本身有可能会传变，也许会从三阳病变成三阴病。如果这个阴主要表现在脾胃上，出现呕利这样的证，那我们就用半夏泻心汤，参姜草枣健胃建中，芩连去痞；如果这个阴表现在表，就是本条说的"恶寒汗出"（这里应该是怕冷而出虚汗的意思），我们前面学过，治表阳虚汗出的是炮附子，于是就有了这个附子泻心汤。

这就有一个问题，如果人体已经虚寒到要用附子来温阳了，那这个痞还有可能是水热之结吗？当然有可能。所谓痞，通俗的说就是一个结块，是一个自我封闭的不容易和外界交通的东西。若能与外界交通它也就自己消散了。所以痞的属性很难因为外面的环境而改变。再者，津液向痞汇聚去攻痞，这个局部往往是不会虚寒的，但它会造成其他地方的虚寒。于是水热之结和表之阳虚有了同时存在的可能，攻痞的三黄也就有了和附子同时存在的可能。

那脏结又是什么呢？脏结其实也是一个痞。前面说过，"病发于阳，而反下之，热入因作结胸；病发于阴，而反下之，因作痞也。"也就是说，三阴病也有可能形成痞，先是三阴病，然后形成痞，那这个痞有可能不是水热之结，而是寒实，也就是水寒之结。这个寒实也可以下，用巴豆这样的温药下；还可以用附子细辛大黄汤来下。

有人会问，不是说脏结不能下吗？《伤寒论》里没有说过脏结不能下，只是说过"脏结无阳证，不往来寒热，其人反静，舌上胎滑者，不可攻也。"这里既然说脏结在虚寒情况下不可以攻，言下之意是患者没到那么虚寒的话是可以攻的。其实，原则上阴证是不可以攻的，但不太严重的阴证则是可以攻守兼施的，守多攻少即可，大剂量的姜附加上少量大黄芒硝是可以的，此所谓变通之道。本条只是虚到"恶寒汗出"，并没有虚到四逆和人静苔滑的程度，所以结合温阳药还是可以攻的。

至此，结胸、脏结和痞的基本原理和治疗原则就都讲了。

我们可以就此来谈谈癌症的问题。癌症事实上就是身体里面的一个痞结。既然是个结，不管结在什么位置，都有可能是结胸、脏结和痞这三个类型。

如果是结胸和痞的类型，我们是可以攻的。这个攻不限于陷胸汤，因为陷胸汤主治中焦；如果发生在大肠，可以用大柴胡、承气汤之类的方子来攻。我随证用大柴胡合散结攻瘀药治大肠癌，效果非常好，患者服了有持续的缓泻，但越泻精神越好。这是因为结滞去了，被牵制消耗的气血少了，精神反而好了。网上盛传的一个治肠道癌症的神方（白花蛇舌草、半枝莲、铁树叶大枣四味合方），前三味药是既散且下的，擅下热结化痈脓。前两味微寒，碰上偏热偏实的肠道癌症，很好用。为什么不用硝黄呢？因为前三味是草药，药力不如硝黄峻猛，久煎更减其寒凉便可久服。这个方子还要求煎两个小时，是为了能让药力更走下焦，煎的时间短一点也能走中上焦。这个方子只是略有寒凉，所以结合温阳药也可以治阴证。

如果是脏结的类型，气血不太虚的话，我们也可以攻，但要结合温阳建中药来攻。如果患者津血极虚，那就不要先急着攻，先温阳，等阳回津复再攻守兼施，行温下之法，比如用大黄之类的攻下药和温阳药结合来用。我治过一个肝癌晚期的患者，末期肝区疼已经疼了三四个月了，已经被医院退回来了。周身黄疸，面色发黑，也就是到黑疸的程度。《金匮要略》里说过，黑疸本身就很难治，更别说还是晚期肝癌患者。患者脉弱，别人穿衬衣，他穿毛衣，明显是阴证，只是胃气尚存，食欲尚好，勉强可攻。我用大剂量的附子干姜和小剂量的攻下药，再合散结化瘀药治疗一个月，患者全身退黄，眼球恢复白色，还带人上山砍了一车树亲自运到邻县去卖了，当初来就诊的时候是连走路都走不动了的。

有人会说，你在讲到病的时候从来不出具体的方子，是不是留一手。其实讲辨证和药理就可以了，你就可以用这套理论根据具体情况去组方子。方子是随证而设，因人而异的。我就算贴一个方子放在这，也只是个案而已，不能施之于所有人。若有人拿这去治所有人的肠癌，可能会治好一些，也会耽误很多人。

人体排病的方式就那么几种，《伤寒论》里基础方也就那么几个，药也就是常规那么几十味，再加上一些化具体淤堵的药（此类药《金匮要略》中比较详尽），随着条文的推进也在陆续讲解这些药物，临证去化裁组合就好了。此所谓辨证施治，而非辨病施治。后世好以某药治某病入手学医，起手就低了，疗效自然不会好。

◎156　本以下之，故心下痞，与泻心汤，痞不解。其人渴而口燥烦，小便不利者，五苓散主之。

因为误用下药，而造成心下痞，与泻心汤，结果痞不解。这就说明不是痞证。于是继续辨证，患者渴而口燥烦，小便不利，这是水饮之证，前面学过，属于五苓散方证。

这里说明一个问题，中焦水饮的心下满和心下痞是很容易混淆的，所以"痞满"二字就这么来的。在临证的时候，患者回答医师问题的时候似是而非说不确切也是常事。这都会造成临证的困难。由此可见，《伤寒论》体系两个及两个以上的证指向一个结论是相当必要的，再加上一个小便不利，那就能确定是水饮证了。

◎157 伤寒，汗出解之后，胃中不和，心下痞硬，干噫食臭，胁下有水气，腹中雷鸣下利者，生姜泻心汤主之。

生姜泻心汤方

生姜 四两（切）甘草 三两（炙）人参 三两 干姜一两 黄芩 三两 半夏 半升（洗）黄连 一两 大枣 十二枚（擘）

上八味，以水一斗，煮取六升，去滓，再煎取三升，温服一升，日三服。附子泻心汤，本云加附子。半夏泻心汤、甘草泻心汤，同体别名耳。生姜泻心汤，本云理中人参黄芩汤，去桂枝、术，加黄连并泻肝法。

前面讲过一个半夏泻心汤，说是治我们的时代病。我们这个时代运动少则脾胃不运，思虑多则限制了脾胃，贪口腹之欲则脾胃负担重，因此多数人的脾胃是弱或滞的；加之欲望多且喜熬夜喜辛辣滋腻，便会有虚火。火盛于上，津液虚于下，便会上热下寒，阴阳逆乱。这种情况便有用半夏泻心汤的机会。接下来讲的两个方子是半夏泻心汤的变化方，和半夏泻心汤合称为三个泻心汤。

此条的症状是汗出表病解除之后出现的，应该是发汗太过了，伤了津液和胃气，表病并没有真正地去除，而是内陷了，于是"胃中不合，心下痞硬"。

下面说"胁下有水气"，这个"胁下"在这里有些问题。因为后面说的是腹中雷鸣和腹泻，可见这个水气应该在肠道。这个"胁下"疑是错简。

这个方子虽和小柴胡汤很接近，之所以没用柴胡，就是因为没有胁下满痛这样的半表半里证。这也能佐证提到"胁下"是有误的。三个泻心汤是治以肠胃为主的消化道反应的，也就是治阳明区域。

我们已经基本熟悉仲景的组方规律，可以试着自己来辨证组方。

"胃中不和"，是汗后津液虚所致，参姜草枣是适用的。

"心下痞硬"用黄芩黄连。

"干噫食臭"这是胃弱而上逆，是呕的类似证，用半夏生姜。

"腹中雷鸣下利"，这个证以前没出现过，这里讲一下。腹泻这个证，如果有腹满痛、屎臭、屁多而响臭、肛门灼热，一般来讲是肠中有热。在这里只是腹中雷鸣，没有腹满痛这样的承气汤证，说明有滞热而不重。其实这个热是胃弱中焦痞结造成的，中焦痞结上下就不交通，上下不交通，大肠里的水热就不能吸收和运化出去，于是淤而生热。首先是建中健胃，运化有了，再结合黄芩黄连去痞解热。

有医家说，这个方子和半夏泻心汤比，这个方子是偏向于治胃寒的，因为加了四两生姜。但是大家有没有注意到，还减了二两干姜，半夏泻心汤的干姜是三两，这里是一两。要说温中，干姜还更合用。所以，这个方子应该是偏向于治胃逆的才对，也就是这里说的"干噫"。

方后的注解有"泻肝"的这样的说法，显然是后世医家加上去的。《伤寒论》的行文里没有这样的说法，仲景辨证分表里阴阳，而不取五行脏腑。

◎158 伤寒中风，医反下之，其人下利日数十行，谷不化，腹中雷鸣，心下痞硬而满，干呕心烦不得安，医见心下痞，谓病不尽，复下之，其痞益甚，此非结热，但以胃中虚，客气上逆，故使硬也，甘草泻心汤主之。

甘草泻心汤方

甘草　四两（炙）　黄芩　三两　干姜　三两　半夏　半升（洗）　大枣　十二枚（擘）　黄连　一两

上六味，以水一斗，煮取六升，去滓，再煎取三升，温服一升，日三服。

条文中说，患者一天腹泻很多次，"谷不化"，大便里有未消化的食物，且"腹中雷鸣"。同时患者有"心下痞硬而满，干呕心烦不得安"，这是胃虚的范畴。医师只看到了心下痞，没看到胃虚，便用了攻下的药，于是痞更严重了。"此非结热"，意思是虽痞结，但胃中是寒的。

这种情况用甘草泻心汤。炙甘草干姜大枣温中建中，芩连去痞，半夏散结降逆。

这个方子是半夏泻心汤去了人参，将炙甘草增为四两。按照这个证情来说，增加炙甘草是对的，严重腹泻，津液一定是大虚了的，人参也可以考虑不去，很多医家用这个方子是保留人参的。若如条文中所言，还有"满"，就是内有滞胀，人参还是去掉的好。这个方子常用于口腔溃疡，此多因胃中浊滞，人参也是去掉的好。

现在说一下半夏泻心汤、生姜泻心汤和甘草泻心汤的区别。

这三个方子都是主治呕、逆、痞的。也就是胃虚寒且心下痞结造成的上吐下泻，寒热夹杂，上下不交通。若以半夏泻心汤为基础方，如果胃逆明显，就减干姜，重用生姜，变化为生姜泻心汤；如果津液虚明显，就用甘草泻心汤。

甘草泻心汤这个方子很有意思。后面的《金匮要略》里说可以治狐惑病。这个狐惑病主要的症状是诸如喉、阴、肛、眼、口等身体黏膜组织的炎症和溃疡。据我的临床经验，久治不愈的炎症上火，只要是有胃虚津液虚的，用这个方子是有速效的，往往一两剂便可痊愈。慢性腹泻和胃病，也是这个方子的适用范畴。

炙甘草有缓急迫的作用。这种阴火虚火往往有烦躁不安，尤其是溃疡类疾病，比如口腔溃疡，兼有剧烈的疼痛。取炙甘草的甘缓之性，这也是增量炙甘草的另一个原因。

因为这三个泻心汤经常运用于治疗上热下寒，也有人把它归入厥阴类方。归类不重要，阴阳表里随证治之即可。由此可看出，运用经方重要的是明白人体运行原理，明白这个方子作用人体的何种局面，方可灵活运用。

不止，医以理中与之，利益甚。理中者，理中焦，此利在下焦，赤石脂禹余粮汤主之。复不止者，当利其小便。

赤石脂禹余粮汤方

赤石脂 一斤（碎）　　太一禹余粮 一斤（碎）

上二味，以水六升，煮取二升，去滓，分温三服。

这是下利加上心下痞硬，用了下药误治了，这时候下利不止了。医师用理中类药去治，也就是温中建中之类，结果下利更严重了。这是因为理中药是理中焦的，而这个下利是在下焦。

赤石脂禹余粮这两味药是收敛固涩药，厚重，又都是矿石类的药材，取其重坠趋下之性。重坠之性能引能量下行排邪，所以这两种药是固敛能量和排邪的作用都有的。

如果理中焦泻不止，理下焦泻还是不止，那就要考虑是水湿证，也就是小便不利，水湿迫而从肠道下行。这时候就要用利小便的药才能治好。

◎160　伤寒吐下后，发汗、虚烦、脉甚微，八九日心下痞硬，胁下痛，气上
　　　冲咽喉，眩冒，经脉动惕者，久而成痿。

经过吐、下、汗，患者的津液很虚了，于是"虚烦、脉甚微"。到了八九天的时候"心下痞硬，胁下痛"，邪气结在了心下和胁下的位置。

"气上冲咽喉"，可以说明两个问题，一为津液虚，二为有表证。

"眩冒"，这是津液虚兼表证的晕眩。

"经脉动惕"，这是经脉缺少津液滋养了，用振动的方式在争夺调集津液。

"久而成痿"，这种情况如果得不到及时的治疗，久而久之就会成为痿症。顾名思义，痿者枯萎也，其实就是津液大虚引起的某个局部的失养枯衰。能成为"痿"，一般来讲夹有热的情况很多，就像缺水加上天气热草枯得才更快。后面的《金匮要略》里讲到的肺痿就是这个情况。西医里的"纤维化"这个病名，比方说肺纤维化，肝纤维化，很多也属于痿症的范畴。

　◎161　伤寒发汗，若吐若下，解后心下痞硬，噫气不除者，旋覆代赭汤

主之。

旋覆代赭汤方

旋覆花　三两　　人参　二两　　生姜　五两　　代赭　一两　　甘草
三两（炙）　　半夏　半升（洗）　　大枣　十二枚（擘）

上七味，以水一斗，煮取六升，去滓，再煎取三升。温服一升，
日三服。

吐下之后，心下痞硬。前面讲过这种情况是水与热结在了心下。这一条
的证和前面略有不同，就是有"噫气不除"这个证。老往上噫气，而且噫气
后痞硬也不解除。这是水与气结在心下了。

看方子，参姜草枣夏，这五味药和半夏泻心汤一样。这是建中降逆的。
半夏泻心汤里还有黄芩和黄连两味药是降热的。这里换成了旋覆花和代赭石。
因为这里是水和气之结，旋覆花是散结气的。《神农本草经》谓"旋覆花，味
咸、温。主治结气、肋下满、惊悸、除水、去五脏间寒热，补中下气。"

代赭石是赤铁矿的氧化物，是铁氧化合而成的。金石类的药物一般都重
镇降逆，引能量下行。代赭石就是这类药的代表。后世的张锡纯善用此药，
治顶巅之疾、上盛上逆之疾。妇人难产之际，急服此药，可顺产，我试过确
实有验。此药重镇破关格之力由此可见一斑。

前面说过，对于痞结，经方用药是辛开苦破之法。这里的旋覆花主要是
辛开，代赭石是破降。药虽不同，其理则一。代赭石没有芩连的苦寒，用在
这里是合适的。

◎162　下后不可更行桂枝汤，若汗出而喘，无大热者，可与麻黄杏子甘草石
膏汤。

麻黄杏子甘草石膏汤方

麻黄　四两　　杏仁　五十个（去皮尖）　　甘草　二两（炙）
石膏　半斤（碎、绵裹）

上四味，以水七升，先煮麻黄，减二升，去白沫，内诸药，煮

取三升，去滓，温服一升。本云黄耳杯。

"下后不可更行桂枝汤"这句话的意思是，下后如果病不解，不一定都是桂枝汤证。如果"汗出而喘，无大热"，可与麻杏石甘汤。

我们前面讲过"无汗而喘"，这是因为没有汗，只能靠加重呼吸来排解肺里面的能量和压力，汗出来就不会喘了。这里为什么有汗了还会喘呢？说明肺里有热，有多余的能量，必须要喘来帮忙。如果是热重以至于伤了津液的话，我们可以用白虎汤，这里热并不重，所以只用麻杏石甘汤即可。此所谓"汗出而喘无大热"。你看《伤寒论》的条文虽极简却极准，也是极客观的，都是实实在在的人体运行规律。学《伤寒》重在明白方证后面的人体运行原理，方可活学活用。

这几味药大家都知道了。麻黄是宣通的，能宣通人体孔窍，尤其是体表毛孔，这是有助于排热的。杏仁也是疏通宣散的。石膏清热。甘草建中。

这个方子在小儿温病及肺炎上运用很广泛，非典的时候也起过大作用。一般偏向于温热的感冒都有可能用它解决。那偏温热的感冒有什么症状呢？这里只说了个"无大热"，没有更详细的证。补充下面几点：怕热，口渴欲多饮或喜冷饮，面赤，呼吸粗重，手指放在鼻孔上感觉出来的空气偏热，屁多大便臭。我们知道，儿科为哑科，后面四点在辨别小儿感冒是热性还是寒性上很有用处。小儿感冒一般热性的多，因为这是人一生中阳气最旺的时候，食欲也旺，一天吃的次数很多，容易食积。《红楼梦》里太医给王熙凤的女儿看病就说，饿一两顿就好，不用吃药。其实不管大人小孩，只要是偏热的感冒可以先不用吃药，只要减食减肉，甚至饿一两顿，就会很快得以控制。

◎163　太阳病，外证未除，而数下之，遂协热而利，利下不止，心下痞硬，表里不解者，桂枝人参汤主之。

桂枝人参汤方

桂枝　四两（别切）　甘草　四两（炙）　白术　三两　人参三两　干姜　三两

上五味，以水九升，先煮四味，取五升，内桂，更煮取三升，去滓，温服一升，日再，夜一服。

这个条文是有问题的。

因误下而成热利，且心下痞硬，这是大黄黄连泻心汤的方证。表里不解，那就要先表后里，可用麻黄汤或桂枝汤合大黄黄连泻心汤。这里用桂枝和甘草解外是说得过去的，用干姜人参是没有道理的。

◎164　伤寒大下后，复发汗，心下痞，恶寒者，表未解也。不可攻痞，当先解表，表解乃可攻痞。解表宜桂枝汤，攻痞宜大黄黄连泻心汤。

这也是心下痞和表证同时存在的情况。给出的处理方法是先用桂枝汤解表，再用大黄黄连泻心汤攻痞。这才是正治之法。

◎165　伤寒发热，汗出不解，心中痞硬，呕吐而下利者，大柴胡汤主之。

这里有表证，有心下痞硬（心中似乎不妥当，心中是指心脏；且心中痞硬不能用大柴胡来治，病在上应从上解），有呕吐下利。给出的方子是大柴胡汤。

这几条证没有一条是柴胡汤的主证（呕吐很多情况下都有。柴胡四证之一则为"心烦喜呕"，"喜呕"当作经常性的呕吐解，且常伴有"心烦"），为什么用柴胡汤呢？这就要看柴胡汤所主的人体运行原理了。柴胡汤所主为胃弱邪入而上下表里不交通。"心下痞硬"为胃弱邪结，呕和利为上下不交通，"汗出不解"为里外不交通，这样一看，很明确是柴胡汤的使用范畴。有阳明下利，所以用大柴胡。辨证不但是要看一个个单一的证，还要合在一起来整体辨析人体的能量格局，会看到更多信息，也能对大局把控得更好。

◎166　病如桂枝证，头不痛，项不强，寸脉微浮，胸中痞硬，气上冲喉咽，不得息者，此为胸有寒也。当吐之，宜瓜蒂散。

瓜蒂散方

瓜蒂　一分（熬黄）　赤小豆　一分

上二味，各别捣筛，为散已，合治之，取一钱匕，以香豉一合，用热汤七合，煮作稀糜，去滓，取汁和散，温顿服之。不吐者，少少加，得快吐乃止。诸亡血虚家，不可与瓜蒂散。

所谓"病如桂枝证"，是不是还有其他桂枝汤的证先不管，条文里的"寸脉微浮"和"气上冲喉咽"是类桂枝汤证的。当然，这不是桂枝证，因为"头不痛，项不强"，却有"胸中痞硬"，说明胸中有痞结。那么后面的"不得息"就是气机循环因痞结而受限。

有痞结我们知道，要用苦寒药来下，这里却用吐剂是为什么？因为这个痞结是在胸中，而陷胸汤的痞结是在心下。《伤寒论》的大原则病在上从上解，病在下从下解，这里结在胸中，自然是用吐法。

我们经常讲治病有汗、吐、下三个方法。汗、下用得多，吐法现在不怎么用了。这说明经方医学很多的东西现在都丢掉了。这三个方法其实是顺应人体自己的排病趋势的排邪原则。药物本身是不能治病的，是帮助人体治病的。

瓜蒂做散剂是吐药。赤小豆是祛湿热排痈脓的药。这两味药都是偏寒凉的药，所以说"此为胸有寒"是说不通的，可能有传刻错误。方后说用豆豉熬稀糜送服瓜蒂散。豆豉是疏散上焦的，略兼有补中的作用，合瓜蒂散的病机。

◎167　病胁下素有痞，连在脐旁，痛引少腹，入阴筋者，此名藏结，死。

"胁下素有痞"，如果治疗不及时，变成疼痛，这个痛渐渐加剧，牵连少腹和阴部的位置也都痛了，这就是藏结，到了这么严重的程度患者是要死的。肝癌肝硬化和胰腺癌之类的病到了晚期常有类似的痛。可见结胸和藏结的治疗方法古时候是可运用于癌症的治疗的，只是当时没有癌症这个专有名词。

古人没有现代医学仪器，只能凭感觉。但是这个感觉往往比仪器更早的发现人体的异常。因为在"痞"的阶段，患者就算有不舒服，去医院查很可能是查不出来什么的。等仪器能查出来了往往已经是癌症的中晚期了。

◎168　伤寒若吐若下后，七八日不解，热结在里，表里俱热，时时恶风，大渴，舌上干燥而烦，欲饮水数升者，白虎加人参汤主之。

白虎加人参汤方

知母　六两　石膏　一斤（碎）　甘草　二两（炙）　人参二两　粳米（六合）

上五味，以水一斗，煮米熟，汤成去滓，温服一升，日三服。此方立夏后立秋前乃可服，立秋后不可服。正月二月三月尚凛冷，亦不可与服之，与之则呕利而腹痛。诸亡血虚家亦不可与，得之则腹痛。利者但可温之，当愈。

这一条好理解，都是热证。只是要注意一条，就是"时时恶风"，恶风是津液虚，白虎汤就是治热证加津液虚的，里面有粳米。人参是治渴的，只要是津液虚的渴，人参是寒热不禁的。

方后的服法里说，这个方子立夏后可服，立秋后到来年开春都不可服。意思是这是凉药，天热的时候才可以用。这话不对，应该是后来的人加上去的。我们知道，人体气血的运行是顺应天地能量场的运行的。夏天地上热地下寒，人体则气血运行于表，好出汗，表热而里寒；冬天地上寒地下热，气血运行于里，表冷而里热。所以民间有"冬吃萝卜夏吃姜"的说法，姜能温里，而萝卜能清解里面的滞热。夏天最常用的外感药藿香正气水也是温性的。这样来看，这话是不对的。况且这些说的都是常态的情况，疾病往往是非常态，那就要看人体具体的情况是怎样。我们是治人体，不是治天地，怎么能天气热就下凉药，天气冷就下温药呢？要看人体的具体情况是寒是热。以我的经验，冬天的感冒，温病往往比夏天多。况且，人体的内部情况也未必和外界的环境一致，比方说北京的秋冬极其干燥，照样也会有很多湿症。难道天气干燥就下滋阴药吗？现在很多大夫就是这么干的。所有这些话是不足取的。

◎169　伤寒无大热，口燥渴，心烦，背微恶寒者，白虎加人参汤主之。

这里的"无大热"，说明是有热，只是并不严重。口燥渴用人参，"背微恶寒"说明津液虚。这也是合乎白虎加人参汤的方义的。有人会认为白虎汤是治大热的，其实不能这么理解，剂量大就能治大热，剂量小就治小热。白虎汤的方义是治热盛兼津虚的。

◎170 伤寒脉浮，发热无汗，其表不解，不可与白虎汤。渴欲饮水，无表证者，白虎加人参汤主之。

前面的"脉浮，发热无汗，其表不解"只能说明有太阳病，不能说明有热证，所以不能用白虎汤。后面的"渴欲饮水，无表证"，说明只是有里热，有里热而渴可以用白虎加人参汤。这里应该是略去了关于热证的文字，只是渴欲饮水有可能是饮证，所以不能单凭这一证来定这个方子。

◎171 太阳少阳并病，心下硬，颈项强而眩者，当刺大椎、肺俞、肝俞，慎勿下之。

"心下硬，颈项强而眩"是心下有痞结，同时津虚颈项强；这里的目眩是少阳病的总纲三证之一（三证为咽干、口苦、目眩）。太阳少阳并病，须太阳少阳同治，自然是不能下的。此处出的是针法。

◎172 太阳与少阳合病，自下利者，与黄芩汤；若呕者，黄芩加半夏生姜汤主之。

黄芩汤方

黄芩 三两　芍药 二两　甘草 二两（炙）　大枣 十二枚（擘）

上四味，以水一斗，煮取三升，去滓，温服一升，日再，夜一服。

黄芩加半夏生姜汤方

黄芩 三两　芍药 二两　甘草 二两（炙）　大枣 十二枚（擘）　半夏 半升（洗）　生姜 一两半（一方三两，切）

上六味，以水一斗，煮取三升，去滓，温服一升，日再，夜一服。

这个条文是有问题的。黄芩汤应该是治阳明下利的，这里说治太阳少阳合病显然不合理。黄芩汤治的是热性的下利，且同时有津液虚和胃虚的情况。

伤寒胸中有热，胃中有邪气，腹中痛，欲呕吐者，黄连汤主之。

黄连汤方

黄连　三两　甘草　三两（炙）　干姜　三两　桂枝　三两
（去皮）　人参　二两　半夏　半升（洗）　大枣　十二枚（擘）

上七味，以水一斗，煮取六升，去滓，温服，昼三夜二。疑非
仲景方。

这一条也是有问题的，方与证不合。

我们先按条文里的证来组一个方。"伤寒胸中有热"，石膏、黄连、黄芩
都可酌情而用；呕吐，半夏生姜可选用；腹痛白芍可用；再加炙甘草和胃建
中以交通上下。

我们看这个黄连汤，应该有汗出体痛（桂枝），有心下痞或热利（黄连、
半夏），有胃虚寒（姜、草、枣、参）。

方后的加减法里就写了"疑非仲景方"，可见这本书里很多地方并不是仲
景的原文。熟悉了仲景的语境和逻辑，鉴别起来也不是很困难。

◎174　伤寒八九日，风湿相搏，身体疼烦，不能自转侧，不呕，不渴，脉浮
　　　虚而涩者，桂枝附子汤主之。若其人大便硬，小便自利者，去桂加白
　　　术汤主之。

桂枝附子汤方

桂枝　四两（去皮）　附子　三枚（炮、去皮、破）　生姜
三两（切）　大枣　十二枚（擘）　甘草　二两（炙）

上五味，以水六升，煮取二升，去滓，分温三服。

去桂加白术汤方

附子　三枚（炮、去皮、破）　白术　四两　生姜　三两
（切）　甘草　二两（炙）　大枣　十二枚（擘）

上五味，以水六升，煮取二升，去滓，分温三服。初一服，其

人身如痹，半日许复服之，三服都尽，其人如冒状，勿怪，此以附子、术并走皮内，逐水气未得除，故使之耳，法当加桂四两。此本一方二法，以大便硬，小便自利，去桂也；以大便不硬，小便不利，当加桂。附子三枚恐多也，虚弱家及产妇宜减服之。

伤寒八九天，风和湿交集在一起，于是出现了身体疼痛，而且不能翻身，转身困难。这就说明津液大虚，是阴证。再往下辨，不呕说明没有少阳证；不渴说明没有阳明证。再参之以脉象，浮虚而涩，脉虚涩，阴证无疑；脉浮，表证未除。于是用桂枝汤去白芍加炮附子而成桂枝附子汤。

加附子是因为阴证；去白芍是因为主证在肢体，而白芍是敛下的，所以减掉。如果大便硬，小便自利，就要去掉桂枝，加白术而成去桂加白术汤。这个地方值得注意。我们一般说白术是祛湿的，应该是小便不利才加白术，这里小便利为什么加白术呢？可见认识药物不能从解决什么症状、治什么病去认识。白术我们前面说过，是气化药，气化的是中焦这个区域；而桂枝呢，气化作用能达肌肉。肌肉属表，表的能量回收则化水归肾，所以桂枝利水走肾。白术气化能力弱，只能在中焦，让水饮在中焦运化而生成津液，并无桂枝那样强的利水的作用。水饮气化成津液自然黏膜组织能得到水的供应，所以白术也能治饮证造成的大便硬；水饮气化至肌表，再下行于膀胱而成尿液，所以小便多就不要用桂枝了。这才是真正认识药物的方法。药物在人体中只有一种能量场的作用，而那些所谓的祛湿利水只是这种能量场作用引起的结果。如果只是去认识药物解决什么症什么病，就有可能误解药物，也会局限药物的使用。只有认识了药物最本质的在人体中的能量场作用，才能理解经方，读懂《伤寒论》。

这两个方子在关节炎、风湿、肌无力之类的肢体疾病上的运用很广泛。方后的注解说，这个方子服用后身体会麻痹，会头晕，这是附子的作用，不要大惊小怪。准确地讲这是附子用对了中病了的反应。我曾经做过试验，给一个正常人和一个阴证患者同时服用同样剂量的附子。阴证患者有口舌肢体的麻痹和严重的眩晕反应，而正常人反应只是口微麻，没有眩晕。之前我觉得，正常人服了这样的热药应该反应更大才是。这也让我对药物有了新的认识。打个比方，病好比土堆，附子好比推土机，有土堆则有阻滞反应，推走土堆更有排病反应，此所谓"药弗瞑眩，厥疾不瘳"，这是说重病如果药下对了，是会有些不适反应的；没有土堆，推土机顺畅地开过去了，反而没有什么反应。有一个刚刚查出晚期淋巴癌的患者，我在详细问证的时候得知，她在一两年前，吃附子理中丸，比说明书上的剂量多吃了一丸，居然晕倒了，再也不敢吃了。附子理中丸那样的成药，里面的附子含量分量很轻，相对于开方一开几十克，那是极少的，吃了居然有这么大的反应，一定要先怀疑她身体里面有大病，不用等到两年后仪器查出来已经是晚期了。

注解里说，如果是虚弱的人或者产妇，附子不能用太多。这是用药的一个原则，就是津血如果极虚的话，扶阳药反而要轻剂量用。打个比方吧，烧柴火，火将熄的时候，不能猛吹，吹猛了火反而灭了。天地万物原为一理。

◎175　风湿相搏，骨节疼烦，掣痛不得屈伸，近之则痛剧，汗出短气，小便不利，恶风不欲去衣，或身微肿者，甘草附子汤主之。

甘草附子汤方

甘草　二两（炙）　　附子　二枚（炮、去皮、破）　　白术　二两　桂枝　四两（去皮）

上四味，以水六升，煮取三升，去滓，温服一升，日三服。初服得微汗则解，能食，汗止复烦者，将服五合，恐一升多者，宜服六七合为始。

这个方子和前面的类似，我们把它当个医案来看吧。

"风湿相搏，骨节疼烦，掣痛不得屈伸，近之则痛剧"，这是阴证湿证，肢体疼痛，用桂、附、术；"汗出短气，小便不利"表证加中焦有饮，用桂、术；"恶风不欲去衣，或身微肿"，用桂。桂枝证多，重用四两；其他皆用二两。再加甘草建中补津液。于是有了这个甘草附子汤。《伤寒论》所授便是这样灵活的变化组合之道。

这几条都提到一个"风湿相搏"，搏是交集纠斗在一起的意思，风为表证，当表证和人体的湿气互相纠结的时候，就会发生这样的情况。像皮肤过敏，湿疹风疹之类也是类似原理。

◎176 伤寒脉浮滑，此以表有热，里有寒，白虎汤主之。

白虎汤方

知母　六两　　石膏　一斤（碎）　　甘草　二两（炙）　　粳米
六合

上四味，以水一斗，煮米熟，汤成去滓，温服一升，日三服。

此条定非原文。首先是以脉论病不合仲景法度，其次是表热里寒不合白
虎汤方义。白虎汤是治表里俱热且津液虚的。表热里寒的治法要寒热并用，
如果里寒为本且严重，表热为标且轻微，甚至可以只用热药，不用寒药。

◎177 伤寒脉结代，心动悸，炙甘草汤主之。

炙甘草汤方

甘草　四两（炙）　　生姜　三两（切）　　人参　二两　　生地黄
一斤　桂枝　三两（去皮）　　阿胶　二两　　麦门冬　半升（去
心）　麻仁　半升　　大枣　三十枚（擘）

上九味，以清酒七升，水八升，先煮八味，取三升，去滓，内
胶，烊消尽，温服一升，日三服。一名复脉汤。

这个方子用药驳杂，疑非仲景原方。条文也过于简单，只有一脉一证。

"脉结代"很多医家都认为是津液虚。熟悉《伤寒论》的都知道，真正
的津液虚是要用附子的，这里没有附子；况且津液虚的典型脉象应该是弱细
脉。那这里的脉结代到底是什么意思呢？我们可以从用药反推出来。

我们先看这里面用得最重的药，生地黄一斤，麻仁半斤。这两个药主要
是祛瘀的。有人说生地黄是滋阴的。其实我们平时说的生地黄是干地黄，干
地黄既祛瘀也滋阴，这里的生地黄应该是新鲜的地黄。新鲜地黄的祛瘀作用
更强。阿胶和麦冬也是祛瘀和滋阴作用都有的药。桂枝增加气化能力，也是
能祛瘀的。

还有参姜草枣，这是建中补津液的药。

由此来看，这个方子所治应该是祛瘀为主，然后就是滋阴补津液。其侧重应该不在虚寒，因为没有温阳药，如果真温阳要用附子干姜，而且不能用那么多阴柔的药。如果"脉结代"是表示阴证，那就很阴了，脉都上不来了，不是生姜和桂枝能解决问题的了。所以这个"脉结代"还是以淤为主的，不是以虚寒为主。后面的煎煮法有用清酒煮，酒只是增强升发运行之力。酒精一煮就挥发了，事实上没多少热性的作用。

"心动悸"是心脏的异常反应，所以这个方子在心脏病上运用得多。之前学过一个桂枝甘草汤，只有桂枝和甘草两味药，是治汗出过多，心脏带血不上产生剧烈悸动反应的，只用甘草补津液，桂枝增加气化，也就是增加心脏的带血能力。这里呢，用药很驳杂，当以瘀血为主，又有那么多滋阴药，兼有阴虚阳亢。仲景组方治病的原则是抓主证，化繁为简的思路，这里驳杂而又含糊，方向不明，所以不像是仲景的原方。

但这个方子作为一个心脏病的基础方是可以参考的。心脏病的根源是血的问题，因为供血出现了问题，所以心脏才发生一些变化来应对，心脏本身很难出问题，也不会无缘无故的不适。血的问题主要有下面两个方面：第一是血不足，这个建中扶阳就可以了；第二是瘀，血瘀、湿瘀、寒瘀、血液营养物质富集而黏稠，都有可能导致供血不顺畅，进而影响心脏。

下面说说几味新药。

这个方子很有意思，它把最有代表性的三样滋阴祛瘀药麦冬、阿胶、地黄放在一起了。那我们就来比对分析一下这三样药。

首先这三样药煎出来都是黏滑的，我们知道有黏质则能滋阴，其实黏质还有一个作用，就是祛瘀。何为瘀？就是人体里面一些淤积的黏稠物质。据同气相求原则，只有黏稠的物质才能去掉黏稠的物质，就像肥皂或汽油才能洗掉油渍血渍一样。

麦冬微寒，色白，且兼有一股轻升的香气，是入上焦的，所以说麦冬能润肺化痰，痰就是上焦呼吸系统里的淤积。

地黄微寒，色偏黑，味沉稠，是入下焦的。以祛下焦的瘀血为主。鲜地黄主要是祛瘀；干地黄，也就是今天说的生地黄，祛瘀和滋阴皆可；熟地黄，也就是蒸晒过的地黄，以滋阴养血的作用为主。

阿胶是驴皮熬的膏，性平，不寒不热，色红，腥厚又有清香。腥气是能祛瘀血的，所以祛瘀血它很擅长。现在的阿胶腥厚之味少了，祛瘀作用也随减。阿胶滋阴性质平和，后世又称为之为补血养阴的圣药，是因为它养阴的作用很合中道：平和均衡，既具黏稠之性，能入下焦养肾阴，又清香，能入上焦养肺阴，所以用途很广泛，是可以常服的滋补调理之品。

这三样药的共同之处是它们只有在人体有虚热，或者阴虚阳亢的时候才更能起作用，因为这三样药都是阴柔的。真正的热证不能用，哪怕微偏寒凉的麦冬生地黄也不行，因为有滋养作用，用了如同火上浇油；真正的寒证也不能用，《伤寒论》的大原则是从阳引阴，真正的阴证只能用温热药来生化津液，阴上加阴是死路。至于在这两者之间的情况，只要有津液虚，我们可以用这几样药合芩连石膏，或者合姜附来调节我们所需要的寒热阴阳配比。

麻仁就是火麻仁，我们都知道它能润肠通便，有油脂，有润下的作用，养阴的作用不大，主要用于虚热肠燥的便秘，兼能去瘀血。

◎178 脉按之来缓，时一止复来者，名曰结。又脉来动而中止，更来小数，中有还者反动，名曰结阴也。脉来动而中止，不能自还，因而复动者，名曰代阴也。得此脉者，必难治。

此条是讲脉象的。

脉不任按，按着的时候来得就缓，说明津血虚，若还忽然停顿一下，然后马上就来了，这叫结脉，就像绳子上打了个结，疙瘩了一下然后又连上了。如果脉不稳定，有些躁动，又忽然停止，然后又很躁急，不仅打结，还摇乱不定，这是很不好的脉，这叫"结阴"，说明不仅是阴证，还很逆乱。如果脉会忽然中止，没有了，然后又再跳动，这叫代脉。这也是阴脉，说明津血很虚了。结、代的情况还能说明身体里面有严重的淤阻。这是很难治的。

至此，太阳病的三篇就讲完了。《伤寒论》虽以六经名篇，但不是按着六经的顺序讲的，它是穿插讲的，是按着人体的疾病的发展规律横向来讲的。所以这三篇将六经基本都涉及了。学过太阳三篇的，基本上知道了一个六经的轮廓，可以用六经的思维来辨证了。

◎179　问曰：病有太阳阳明，有正阳阳明，有少阳阳明，何谓也？答曰：太
　　　阳阳明者，脾约是也；正阳阳明者，胃家实是也；少阳阳明者，发汗
　　　利小便已，胃中燥烦实，大便难是也。

这一章开始专门讲阳明病。

这一条讲的是阳明病常常和其他经的病同时出现。

太阳病有可能和阳明病同时出现。胃是个空腔，是消磨和腐化食物的，脾脏是把胃消化的精华物质向上输布的，渣滓则从胃下输于肠道。如果胃出现阳明证，也就是里面燥结，脾脏无津液可向上输布，则可称为之为脾约。太阳病发汗过多，导致胃中缺少津液，常常是发生脾约的直接原因。这时候有可能会出现太阳病和阳明病同时存在的情况。

少阳病本来就有胃弱和津液虚，再加上少阳为上下不通，肠胃自然也容易瘀滞，也容易同时发生阳明病而大便不通。这种少阳阳明病，用我们前面学过的大柴胡汤来治。

纯粹的阳明病称为之为正阳阳明。也就是说没有其他经的病和它并存。正阳阳明就是胃和肠里面有积滞堵住了，也可以称为之为里实。

需要注意一下的是，古人的胃不单是指胃，指的胃和肠两个器官。阳明的定义包含这两个区域。

◎180　阳明之为病，胃家实是也。

《伤寒论》中的六经概念，主要包含阴阳和病位两个内容。病位指的是表

里病位。这个表里的大层面是能涵盖脏器经络的。从脏腑而言，肠胃属于阳明区域，所以有些条文中发生于肠胃的病，哪怕不是热证，也称为之为阳明病；脾属于太阴区域，跟脾的输布有关的病，哪怕不是寒证，又称之为太阴病。因为脏为阴，腑为阳。以此类推，膀胱、小肠属于太阳；肾、心属于少阴；胆、三焦属于少阳；肝、心胞属于厥阴；肺、脾属于太阴；胃、大肠属于阳明。

在《伤寒论》里，如无特别解释，阳明病常规情况下指的是"胃家实"，就是肠胃里的实证，而且多指实而热的证。但不仅限于热证，有时候发生于肠胃的病，哪怕有寒，只要是实证，也可以归入阳明病，比如吴茱萸汤就可以归入阳明病类方。临证上灵活变通，随证治之，客观应对就好了，本来就是一个活的法，不宜在定义上过分地做文章。阳明病最主要的特性还是"胃家实"，就是实证。

◎181　问曰：何缘得阳明病？答曰：太阳病，若发汗、若下、若利小便，此亡津液，胃中干燥，因转属阳明。不更衣，内实，大便难者，此名阳明也。

问：为什么得阳明病？答：太阳病若因为发汗、泻下、利小便耗散了津液，那肠胃里面就会干燥，会发生燥结反应，这就会发生阳明病。当然，这是从太阳阳明来说的。其实不管是何种原因，只要是肠道里有热有结滞，不管反应为便秘还是腹泻，都是阳明病。条文中的"不更衣"，就是不大便；"内实"，就是里面堵住了。

◎182　问曰：阳明病外证云何？答曰：身热，汗自出，不恶寒，反恶热也。

问：阳明病发生时，身体的外部会有些什么症状？答："身热，汗自出"，这个不是因为体表有寒邪而出汗排邪，而是因为里面有热，有淤积在里不能排出来的能量，要通过体表排出来，于是身热汗出，所以叫"汗自出"，自己就要出汗。照这个原理，手脚爱出汗的人，肠胃积滞的居多，因为没那么热，或者津液不足，所以出汗也是局部，不能大汗出。就连出虚汗也不一定就是气血虚引起，也有可能肠胃积滞是主因，所以不要一见出虚汗就补气滋阴，还是要整体辨证。

"身热,汗自出"容易和太阳病混淆,于是又加了一个证"不恶寒,反恶热"。我们知道,太阳病发热,常常同时有恶寒,而阳明热证的发热的常常同时会怕热,不会怕冷。所以怕热是阳明热证的确证。如果再怕辨错,可以多问一句,怕热是愿意少穿衣服,还是脱了衣服又冷。如果是不愿意多穿衣服,那就是阳明热证无疑。有的虽然感觉热,却穿得很多,这个热有可能是假的,是人体感受系统上的错觉,那就要结合脉象和其他证再来辨。

◎183 问曰:病有得之一日,不发热而恶寒者,何也?答曰:虽得之一日,恶寒将自罢,即自汗出而恶热也。

问:(阳明)病得的第一天,不但不发热,而且还怕冷,这是为什么?

这里的病指的是阳明病,古人竹简刻字不易,所以常用略文。我们知道阳明病是胃肠中有积滞。人体的自保模式,哪里有淤积和邪气,气血就往哪里走。所以肠胃中有积滞的时候,气血往里去攻这个积滞,体表往往因缺少津液而感觉冷。如果这个积滞攻下去了,大便通了,津液回来,体表也就不冷了;如果大便不通,那么里面的能量越积越多,于是就是后面回答的内容了,恶寒很快就没有了,里面的能量试图往体表排,便发生自汗出和怕热的反应。

在临证上,很多轻微的阳明病,患者也会一直有怕冷反应的,因为里面的热滞没那么重,没到烧出体表的程度,所以虽然里有热,外面还感觉有些怕冷。这种情况医师往往容易看错。这就要综合脉象,感觉怕冷,脉象又是热象,这种情况下常常就是里面热滞引起的怕冷。还有是不是口渴索饮,是不是喜冷饮,是不是不愿意多穿衣服,是不是呼吸有热感等症状一起来辨。医师在这种情况下很容易看不准,因为患者有怕冷,脉象却又像有热。好一点的医师,会辨出是里热外寒,但处方的时候由于没有六经观念,没有病在里从里解的认识,忽略了阳明病的实质是里有热结,一味用芩连寒凉药清火,甚至用生地黄类的滋腻药滋阴,助长邪气,伤害胃气,而不敢用大黄枳实攻下疏通。再好一点的医师,知道在护住胃气津液的前提下,要用大黄类的攻下药才能解决,却忘了提醒患者,阳明病的原因是摄入了超过人体所能运化的饮食量，如果患者不能减少饮食量，不能减少肉食，病情势必反复。所以做一个真正合格的医师是不容易的。

从这一条来看，辨证不是那么简单的，要整体地看待人体，越全面越好，不要被单一症状，单一层面的问题所迷惑。要把人体从表到里的整个循环路径都排查清楚才能下结论，不然容易错。所以《伤寒论》是真正的整体辨证法，是整个的思考人体之作为。学了《伤寒论》再去学后世中医，就会发现片面和臆测的东西很多。

◎184　问曰：恶寒何故自罢？答曰：阳明居中，主土也，万物所归，无所复
　　　　传，始虽恶寒，二日自止，此为阳明病也。

这是从另一个角度来解释上一条的问题。

问：为什么恶寒会自己停止？答：因为阳明是中焦，是主土的，万物都会归于土，太阳病会传阳明，阳明病却不会反过头去传太阳。所以如果是阳明病，一开始哪怕有表证，觉得冷，也会停止，因为转入阳明了。

此条不类仲景一贯的行文语境，存疑。

◎185　本太阳，初得病时发其汗，汗先出不彻，因转属阳明也。伤寒发热，
　　　　无汗，呕不能食，而反汗出濈濈然者，是转属阳明也。

太阳病发汗，汗没发透，就有可能转成阳明病。这个"不彻"是指病邪没有去，而非指汗出得不够多，治病不能大汗出，微汗为宜。

如果是太阳伤寒，有发热无汗，呕不能食的症状，忽然变成了汗出，而病又没去，这也有可能是变成了阳明病。

◎186　伤寒三日，阳明脉大。

伤寒三天，如果转为阳明病，应该会脉大。

这个大脉也存疑。看对大脉怎么理解。之前讲大脉主要是指外大内虚，是津虚之脉。阳明的脉应该是偏实的；或者虽然实不明显，但有明显热象；寸盛最多见；滑脉沉脉也常有；严重的应该是实滑而有力。

◎187　伤寒脉浮而缓，手足自温者，是为系在太阴。太阴者，身当发黄，若
　　　　小便自利者，不能发黄。至七八日大便硬者，为阳明病也。

　　脉浮，可见是有表证；脉不紧不躁无汗出异常，而是缓，可见表证不严
重，手足也是温热的，这个病那就可能是在太阴了。太阴属里，多指里的阴
证，也可以指属里的跟脾的输布有关联的病。脾主输布津液。脾的津液输布
异常，身体当然就发黄了。要是小便通畅呢，说明水液的输布正常了，那就
不会发黄了。如果到了七八天的时候，大便硬结，那这个病邪是在肠道里，
那就是阳明病了。

　　在《伤寒论》的原则里人体自始至终是一个循环着的整体，有了这种思
维方式，理解方药就好办了。

◎188　伤寒转系阳明者，其人濈然微汗出也。

　　这是前面说过的。伤寒我们知道是汗出而解的，而且宜微汗出，汗出多
了有可能反而不解。这是有微汗出，而病竟然未去，就有可能是转阳明病了。
"濈然"有迅速密集的意思，可见还不是一般的微汗出。

◎189　阳明中风，口苦咽干，腹满微喘，发热恶寒，脉浮而紧，若下之，则
　　　　腹满小便难也。

　　何为"阳明中风"？在前面太阳病篇里，有汗出且津液偏虚的外感病都可
以叫中风。这里应该说的是阳明病和太阳中风同时出现的情况。我们来看证，
有喘，有脉紧，有发热恶寒，没说有汗出，这应该是伤寒。所以该说"阳明
伤寒"才对。口苦咽干，这是半表半里证；腹满是里证。这叫什么？这叫三
阳并病，应该治从少阳，若当阳明病治，用下法，属于误治，这就会更伤胃
气和津液，伤胃气于是腹更满，伤津液小便也就更困难了。

◎190　阳明病，若能食，名中风；不能食，名中寒。

　　这里以能食与不能食来辨别中风和中寒，是有失偏颇的。况且这里的中
风与前面的中风语境上也没有必然联系。阳明病胃热能食这是比较常见的情
况；阳明实热证而又不想吃饭的情况也不少见。若不能食，也有可能是胃中

有虚寒或有水饮。胃中虚寒会有阳明病吗？胃寒肠热的情况是有的；况且广义来讲，只要是肠胃的问题都可以称为之为阳明病。

从以上这些临证常见的情况来看，单一证断病准确率是不会高的，一个结论至少要有两个及两个以上的证互参准确率才高。

这种条文有可能是在传抄过程中后人加上去的，有可能只是个人的备注，以为自己懂就好了，并没有把整个状况讲清楚。

◎191　阳明病，若中寒者，不能食，小便不利，手足濈然汗出，此欲作固瘕，必大便初鞕后溏。所以然者，以胃中冷，水谷不别故也。

阳明病，如果中寒的话，会吃不下东西，小便不利。这个中寒应该是胃虚寒，还有水饮。胃属阳明，所以胃的病也可以叫阳明病。

下面是"手足濈然汗出"，手足汗出这个证比较常见。后世中医对于这个问题说阴虚，说血热，说气虚的都有。以我的经验，这些情况也有可能发生手足汗出，既然都有可能，那就说明这些都不是唯一的原因，而且很有可能不是最根本的原因。我们从人体循环来理解，汗出是向体表排邪气。为什么手足汗出严重呢？一定是体表排邪受限，才会向手足排。大家可以注意观察，手汗的情况一般秋冬天比较多，因为秋冬天体表不易出汗了。秋冬天容易出现两种极端的情况：一是手足汗多；二是手足特别干，皲裂掉皮。其实这里面的原理和中风、伤寒一样，一是汗出不解，二是表紧不汗，都是人体排邪的反应。如果还有烦躁或寸脉盛的情形，这就有可能是食积，这就是温病的范畴了，还有可能是瘀血。这些道理其实都是一以贯之的。后世医学说是阴虚，若里面有瘀滞在消耗津液，阴血肯定虚，当然也还有另外原因的阴虚。总之，说阴虚还是在说现象，在说末而不是说本，后世医学这种以现象解释现象的习惯，究其根本还是没有从大循环来理解人体。

我们往后看，就明白这里的手足汗出是什么原因了。"此欲作固瘕"，固瘕是什么，从字面上来解释，固是坚固，瘕是结块。后面说必定大便初硬后溏，因为胃里头冷了，水谷不别了，这就容易形成肠道的结滞。那这个"欲作固瘕"作快要形成结滞结块来讲比较妥当。这个初硬后溏也是个比较常见的证，说到底是胃虚造成的，临证上，胃虚而有热滞易发这种情况。胃虚，

大医至简——刘希彦解读伤寒论【第二版】

大便是溏稀的；如果又有淤热在下焦肠道，大便不通畅，其宿便易干硬，而新的大便又是稀的，这就形成了先硬后溏。那这种怎么治呢？胃虚，建中药；肠道局部有热，少量大黄消导之；若还兼有瘀血，佐以祛瘀血的药。明白了理法，从脉证随证治之就好了。

◎192　阳明病，初欲食，小便反不利，大便自调，其人骨节疼，翕翕如有热状，奄然发狂，濈然汗出而解者，此水不胜谷气，与汗共并，脉紧则愈。

　　这个阳明病，一开始很想吃东西，这是里热的征兆。大便是调和的，小便反而不利，这就变成湿热证了，患者骨节疼，水湿郁于表了，感觉好像有热，而且有要发狂的反应。一般来讲热证而有郁结不通，都可能会有亢奋的证，比如治瘀血的桃核承气汤证有如狂，温热病也会惊狂，这里是水郁的发狂。有郁结牵制津液，大脑获得津液的机会就会少了，大脑便以亢奋来调津液以自保，且淤积的浊火毒气不能下解便上冲，人自然会有发狂的反应。

　　这时候如果汗出了病就解了。汗出说明体表通畅了，水湿自然也会化去。后面说这是因为"水不胜谷气"，谷气就是胃气，胃气复了，把水气排出去了，与汗一起出去了。"脉紧则愈"应该是脉缓则愈才说得通，脉转缓了说明汗出病解了。

◎193　阳明病，欲解时，从申至戌上。

　　申时是下午三点到五点，膀胱经主时；后面是五点到七点，酉时，肾经主时；接着是戌时，三焦经主时。为什么说阳明病如果要好了，会在这个时间段好呢？这段时间是一天中阴气渐重，人体运行渐缓的时候，阳明病一般来讲是里有结滞，于是更运化不动了，所以阳明病如果发烧的，这个时间段会严重些；不发烧的，这个时间段也有可能会低烧。晚饭前后低烧，这是个很常见的证，主里有淤结，不是食淤就是血瘀。如果阳明病要好了呢，也是这个时间段好，因为这个时间段阴气重，如果里面没有淤积了，自然热也退得快。

阳明病，不能食，攻其热必哕。所以然者，胃中虚冷故也。以其人本
虚，攻其热必哕。

阳明不能吃，是胃中虚冷，用攻的方法，自然胃就更弱了，那就会哕，
也就是吃了的东西会再哕逆出来，比如胃反流就是这类的情况。

◎195 阳明病，脉迟，食难用饱，饱则微烦头眩，必小便难，此欲作谷瘅。
虽下之，腹满如故。所以然者，脉迟故也。

"脉迟"，脉的推动力不够；"食难用饱"，吃不下东西，也容易饱，吃饱
了就会烦，这是有湿热。这里是有胃虚。哪怕胃不虚的阳明里热也未必就一
定能吃，因为里面堵住了，人体也会没有食欲，下了大黄芒硝，腹泻了，胃
口就有了，这个很常见。若小便少，那就是湿热了，还可能会出现烦和头晕
眩。湿而热会发黄疸，因为是由阳明食积引起的，所以叫谷疸。

这种胃虚的阳明病，哪怕是用了下药，一时解决了腹满的问题，还是很
快会再次腹满的。这种情况临证上很多见，如果脾胃弱的话，攻瘀血攻积滞，
攻完了很快又会淤回来。因为脾胃主运化，脾胃不能运化自然还要淤回来的。
这就是为什么《伤寒论》很多方子，哪怕是攻瘀的方子，只要有胃虚都有建
中的药。很多后世的中医方子里基本上没有姜草枣之类，问他们为什么不用，
他们说甘草大枣又不治病。在他们的观念里只有以药治病的思路，此乃中医
之大谬。

◎196 阳明病，法多汗，反无汗，其身如虫行皮中状者，此以久虚故也。

阳明病，是应该多汗的，如果没有汗，只是觉得像虫在皮肤里面钻，这
是因为能量到了皮肤下不能出表。条文中说这是因为久虚，那就还是津液虚。
这种情况怎么治疗呢？阳明病的方子加补津液就好了。

◎197 阳明病，反无汗，而小便利，二三日呕而咳，手足厥者，必苦头痛。
若不咳不呕，手足不厥者，头不痛。

阳明病，无汗，说明体表有闭阻，不能将热排出来，只能从小便来排热，
所以小便利。再过两三天，"呕而咳，手足厥"是闭阻更严重了，气血不到四

肢末端，手足冰冷，称为之为"厥"。只要有里外循环的闭阻，不管热证和寒证都可能发生"厥"。这样必定会头痛，因为邪热闭在了里面，只能上冲于头。如果没有呕、咳、厥的反应，说明没那么闭阻，头就不会痛。

◎198　阳明病，但头眩不恶寒，故能食而咳，其人咽必痛。若不咳者，咽不痛。

阳明病有一种情况只是头眩而不恶寒。只言不恶寒，而不是说怕热，说明热不重。"故能食而咳"，能食说明胃有热，咳说明热闭于肺，这样就会咽痛。要是不咳，说明肺气不闭阻，咽喉也就不会痛。

咽痛这个证是第一次出现。有了前面的循环概念，这些证其实都很好理解。人体哪里有邪气，气血就往哪里走去排邪，气血壅塞于一处，与邪相抗，就会发生肿和痛的反应。那为什么肺有闭阻，却是咽喉痛呢？因为肺里没有神经，而咽喉有神经。任何事情不是孤立的，人体的反应也不可能只局限于一处，咽喉有炎症，肺里很难说没有问题；肺里有问题，脾胃等相关脏器也可能有问题，人体的循环也可能会有问题。真正的中医看人体必须要有这样的全局观。

◎199　阳明病，无汗，小便不利，心中懊憹者，身必发黄。

阳明病，没有汗，也没有小便，热量排不出来，心里就会郁烦，身体会发黄疸。人体排邪气无非就是这几个主要途径，汗、吐、大小便。吐之一法现在用得少了，其实是很管用的。有些人用心理疗法给人治病，患者心结打开了以后，最常见的反应就是吐，甚至连续十来天都会呕吐，呕吐完病也就会好转。

◎200　阳明病，被火，额上微汗出，而小便不利者，必发黄。

阳明病，误用火疗发汗，汗没有出来，只有额上微汗，小便不利了，这是会发黄疸的。淤热在里了。

◎201　阳明病，脉浮而紧者，必潮热，发作有时；但浮者，必盗汗出。

辨阳明病脉证并治

201

阳明病而又脉浮紧，说明兼有表证；发潮热，里有淤阻。如果只是脉浮，没有脉紧，则会盗汗。盗汗是晚上睡着了就出汗，醒来不出来。睡着了，气血消耗少了，能量足了就出汗；醒着气血消耗了，就不出汗了，说明还是气血虚。

◎202　阳明病，口燥但欲漱水，不欲咽者，此必衄。

阳明病是里有积滞，如果脾胃功能弱，里面并没有那么热，而且还有里饮，这时患者虽然觉得口燥，但不会想把水喝下去。那为什么又一定会出鼻血呢？因为脾胃功能弱，津液必虚；津液虚，就只能靠动血来逐邪。但这之间没有必然联系。古人的"必"字，未必是今天"必然"的意思，这一点在《伤寒论》里体现得很明显。虚证的瘀血证，也常有这种唇口干燥又不欲饮的情况，道理是一样，无非是食淤还是血瘀的区别。

◎203　阳明病，本自汗出，医更重发汗，病已差，尚微烦不了了者，此必大便硬故也。以亡津液，胃中干燥，故令大便硬。当问其小便日几行，若本小便日三四行，今日再行，故知大便不久出。今为小便数少，以津液当还入胃中，故知不久必大便也。

阳明病，是会自汗出的，这时候应该攻里之积滞，自然就会汗止。如果医师再去发汗，于是发烦，病没有解决，这是因为里面有大便硬结，亡了津液，胃中干燥造成的大便硬。

这时候应该问小便的次数，如果原来白天三四次，今天变成两次，那大便不久就会通畅了。如果小便多，肠胃中的津液自然少；现在小便少了，津液归入肠胃，大便自然就会通了。

◎204　伤寒呕多，虽有阳明证，不可攻之。

呕多，言下之意呕的反应比肠道的反应更大，虽然有阳明病，也不可以攻下，因为人体这个时候是选择用呕的方式来解病，若用药也只能顺势而为，自上解病。这是《伤寒论》的核心思想，药物不是治病的，药物是帮助人体治病的，只能襄助人体，不可越过人体，更不可逆着人体之作为行事。

◎205　阳明病，心下硬满者，不可攻之。攻之利遂不止者死，利止者愈。

这其实是回到上一章结胸的范畴了。心下硬满有可攻有不可攻，可以参看第128到133条。攻下后，如果腹泻不止会有死亡的可能，这是不应该攻而去攻了，伤了元气，破坏了人体自我协调的能力了；如果腹泻很快自己止住了，这是邪去而腹泻自止，说明攻对了，病就会好。这里说的会死，应该是有前提的，就是危重症，或者失控性腹泻一直止不住，一般的情况下不会。

◎206　阳明病，面合色赤，不可攻之，必发热。色黄者，小便不利也。

这一条又在用具体现象讲表里病的治疗顺序。面红、发热，这是有表证，就算有阳明病，也不可贸然攻里，因为要先表后里。面色黄，小便不利呢，那是有黄疸，言下之意攻也要慎重，正确的方法应该是利小便。

◎207　阳明病，不吐不下，心烦者，可与调胃承气汤。

调胃承气汤方

甘草　二两（炙）　芒硝　半升　大黄　四两（清酒洗）

上三味，切，以水三升，煮二物至一升，去滓，内芒硝，更上微火一二沸，温顿服之，以调胃气。

阳明病，"不吐"，说明没有少阳证，不在大柴胡范畴；"不下"，没有腹泻。只是心烦，这里的心烦是指里有热的心烦。单凭一个心烦可以确定是里有热的阳明病吗？当然不能，必定还要有阳明病的脉和证，行文上不重复而已。读古籍我们不仅要学会读已有的文字，还要知道略去的文字。

调胃承气汤，比大小承气汤多了炙甘草，且去了枳实厚朴。炙甘草有补的作用，严重的热实之证是不适宜的，这里没那么热，没那么实，还有点胃虚津液虚，就可以用了。

大黄这里用的是四两，也就是六十多克，注解里有洗也有切，说明是生品。生品晒干重量要减轻很多，常规来讲三斤鲜药材晒一斤左右的干药材。这里还有三升煮成一升，大约是三十分钟的煎煮时间，不是现在习惯的后下，只煎几分钟。酒洗和久煎能减缓泻下之力，也能让药力更走下焦。所以认识经方用药的剂量一定要考证清楚，不能一看剂量大就认为不合理。

◎208　阳明病，脉迟，虽汗出不恶寒者，其身必重，短气，腹满而喘，有潮热者，此外欲解，可攻里也。手足濈然汗出者，此大便已硬也，大承气汤主之。若汗多，微发热恶寒者，外未解也，其热不潮，未可与承气汤。若腹大满不通者，可与小承气汤，微和胃气，勿令至大泄下。

大承气汤方

大黄　四两（酒洗）　厚朴　半斤（炙，去皮）　枳实　五枚（炙）　芒硝　三合

上四味，以水一斗，先煮二物，取五升，去滓，内大黄，更煮取二升，去滓，内芒硝，更上微火一两沸，分温再服，得下，余勿服。

小承气汤方

大黄　四两　厚朴　二两（炙，去皮）　枳实　三枚（大者，炙）

上三味，以水四升，煮取一升二合，去滓，分温二服，初服汤当更衣，不尔者，尽饮之，若更衣者，勿服之。

这一条先说脉象，"脉迟"，脉来迟缓。阳明病也会脉迟吗？会的，实热闭于里阻遏了气血运行，也有可能造成脉迟缓。脉数，也就是脉跳得过快，当然表示阳盛，但脉迟未必表示阴盛。所以脉的阴阳以脉体的虚实，也就是里面血液的充实度来辨比较准确，尤其是重取沉取的虚实，而不是凭跳动的状态。

"虽汗出不恶寒者"，这个汗出有可能是阳明病造成。"其身必重"，水液囤积肌肉，太阳表证还是有一些的。"短气，腹满而喘，有潮热者"这是里有实热的表现。据此得出结论，"此外欲解，可攻里也。"表证已经快解了，可以攻里了。治病原则是先表后里，里证重急可先攻里。这里的情况就是里证相对于表证更重更紧急，所以可以先攻里。

"手足濈然汗出者，此大便已硬也"，前面说过，只是手足汗出，而不是全身汗出，是津液不足。这里为什么又说是大便硬结呢？因为大便硬结，气血就要汇聚于里去攻这个结滞，体表的气血相对不足，于是只能手足汗出排热排表邪。阳明病的津液不足一般来讲不是津液的绝对值不足，而是里热结消耗牵制了过多津液，所以这种情况用下药把里实热下了，津液也就够分配了。这种情况用大承气汤。

"若汗多，微发热恶寒者，外未解也，其热不潮，未可与承气汤。"这里讲的是有太阳表证，而"其热不潮"，里实热并不严重，那就不能用承气汤，要先表后里。

"若腹大满不通者，可与小承气汤，微和胃气，勿令至大泻下。"如果腹大腹满大便不通，可以给小承气汤，下了里面的实热，让胃气回和，不可以用大承气汤大泻下。这里其实是有略文，腹大满，没有提腹痛，其实典型的小承气汤证虽然感觉腹部不痛，但按压腹部是会有腹痛的。提到腹痛，就要说到按诊的问题。一个严谨的诊病过程，像这种里实证最好辅助按诊。我们前面学过的结胸证有按之才痛和不按就痛的区别，这就需要按诊了。承气汤证也是需要按诊的。少阳证严格来讲也要按诊，有的患者自己感觉胸胁苦满不明显，一按胁下就觉得里面胀痛或者皮肤敏感易疼或热。如果不按诊就有可能漏诊。承气汤证是典型需要按诊的，大承气汤这样的大下之剂，最好看有没有腹痛，不按就痛当然是大承气汤；按之才痛，或者只是腹大满，痛不明显，那就用小承气汤，甚至用调胃承气汤，不可大下。

小承气汤相比大承气汤，大黄剂量不变，去了芒硝，减轻了厚朴枳实的剂量，其实是大承气汤的温和版。一般大下之剂，《伤寒论》里至少有两个方子以备用，可以先用温和一点的探路，的确是中病了，没有用错，且病不去再用峻猛一点的。承气汤证中病的主要表现是屁多。还有一个调胃承气汤，这个就是治胃虚的承气汤证，那就更温和了。

方中几味药的剂量也可以随症加减：实多，多用大黄；有硬结或热多，多用芒硝；腹满腹胀屁多，多用枳实厚朴。

辨阳明病脉证并治

不大便六七日，恐有燥屎，欲知之法，少与小承气汤，汤入腹中，转失气者，此有燥屎也，乃可攻之；若不转失气者，此但初头硬，后必溏，不可攻之，攻之必胀满不能食也。欲饮水者，与水则哕。其后发热者，必大便复硬而少也，以小承气汤和之。不转失气者，慎不可攻也。

阳明病用大承气汤的指证是大便硬结了，大便不硬结是不可以用的，那有什么办法知道呢？腹痛是一个指证。临证上有硬结也未必就一定有腹痛，单一证不具备是很常见的。那就还有一个指证潮热，这是津液被里面的瘀阻牵制，热不能顺畅外出而发的一阵阵的潮热。

判断不下的时候还有一个办法，就是用小承气汤先探路。比如六七天不大便了，是不是里面有硬结呢？先用小承气汤，如果不腹泻，只是打屁严重了，那就是有燥屎，因为里面堵着，水液下不来，只有气能出来。这时候可以用大承气汤攻。如果没有这种情况，说明里面的硬结并不严重，若一开始有一点燥屎，后面一定是溏稀的，这种情况有脾胃虚，是虚火，这是不可以攻的，攻的话脾胃更虚了，便会腹部胀满而不欲饮食。患者这时候想喝水，喝了水也有可能会哕出来，因为胃弱了。

攻下后，如果患者再次发生发热潮热的反应，说明里面又再次硬结了，这是硬结初起，津液也已经虚了，只能先用小承气汤来缓攻。服了小承气汤不下，如果没有打屁变得严重的反应，不能贸然用大承气汤，因为也有可能是辨错了，并不是承气汤的证。

这一条讲的是用发热、潮热、打屁这三个证来判断肠道里硬结的程度。

还有一种特殊情况，就是拉水，拉清水，一天很多次，急迫、臭、屁多，这也是里面有硬结，结住了，水能过，粪便过不了。这时候也要用承气汤。药下去，往往会拉出一些硬块来，病就好了。

◎210 夫实则谵语，虚则郑声。郑声者，重语也。直视谵语，喘满者死，不利者亦死。

这里讲用人的声音来辨证。

前提还是阳明病，如果是实证，就是里面有硬结，患者会谵语，就是大脑亢奋说胡话；如果是虚证，也就是里面没有硬结，只是有些滞热，那就会"郑声"，意思是这个人很啰唆，总是翻来覆去地说重复的话。这里的虚证可以做津血虚来理解，就是说津血虚的人同时肠胃不干净会出现这种情况。

现在有个名词叫"话痨"，说的就是这种"郑声"的情况。我们现代人运动少脾胃弱，饮食又滋腻重口，势必会造成肠胃里面的淤积，不是气血能量充足下焦热的人，这种淤积很难到硬结的程度，多数只是里面有滞热有虚火而已，于是便成了话痨。其实，只要是里有积滞的病都可以当阳明病来治，未必要那么严重才是，病轻则药轻就是了。胡希恕先生说的"食、水、淤"致病，这个"食"为第一。很多人认为阳明病就是大便秘结或热泻，也就是肠道有实热。这样的话，阳明病的适用范围就被窄化了。有时候没有明显的便秘也是有阳明里实的，因为肠胃里未必干净，可以理解为通而不畅，也可以导致很多相关的疾病。比如肿瘤风湿和心血管疾病就常见通而不畅，这种情况也是可以酌情用到大黄芒硝的。在阳明里实的前提下，哪怕患者陷入阴证，轻剂量的大黄芒硝也是可以用的，和大剂量扶阳药一起用，这不算违背理法，因为补给的能量远远大于拿走的能量。

现在的中医，对于麻桂附硝黄这样的所谓猛药，往往弃之不用，不管什么情况，总之在生地黄麦冬陈皮黄芩这些不痛不痒的药之间打转转，治小病迁延不愈，治大病就要误人。

阳明病到了极期会怎样？"直视"，津液彻底虚了，都不能滋养眼球了，于是眼睛直了，不转了；"谵语"，这是有实热的反应，那就很危险了，因为津液还在持续消耗。这时候如果发生"喘满"，就是生命机能迅速下降，正常的呼吸功能已经不能支持了，患者是会死亡的。"不利者亦死"，意思是到了这种情况，如果一开始有下利，现在不利了，有可能是津液虚极，无物可下了，这也很危险，患者也会死亡。

◎211　发汗多，若重发汗者，亡其阳，谵语，脉短者死；脉自和者不死。

阳明病，再反复多发汗，亡了津液，谵语，脉短，说明津液虚极了，患者是会死亡的。如果脉自己恢复了正常，说明津液回来了，就不会死。

辨阳明病脉证并治

207

◎212　伤寒若吐若下后不解，不大便五六日，上至十余日，日晡所发潮热，不恶寒，独语如见鬼状。若剧者，发则不识人，循衣摸床，惕而不安，微喘直视，脉弦者生，涩者死。微者，但发热谵语者，大承气汤主之。若一服利，则止后服。

这里讲阳明病病情恶化的过程。五六天，甚至十来天不大便，傍晚的时候会发潮热。患者只是不恶寒，而不感觉很热，开始发谵语，独自说胡话，像见了鬼一般。再严重，发作的时候不认识人；气血难到末端，手搅扰不安，不是摸衣就是摸床；怵惕不安，微喘，直视，这是津液在持续走虚。

这时候如果脉弦，患者是不会有危险的。如果脉涩，患者就会死亡。涩脉是如轻刀刮竹般有涩滞感，又好比水管里的水不通畅，流动中就会有轻微卡壳般的涩滞感，这是因为血有阻滞。结实之邪严重的会现此脉，比如癌肿。

津液收敛的时候，比如秋天也有可能现涩脉；津液大虚不能充实血管也有可能现涩脉。但这两种涩脉一般涩象比较柔和。有严重结实之邪阻滞的涩象比较硌手。

此条说的是津液大虚，同时肠道又有阻滞，这种情况如果持续严重患者会死亡。

"微者，"如果脉微的话，下文如何？没有了。应该是丢失了。我们知道诸如脉弦脉大是主邪气的，是虚而亢之象；脉涩也是主有邪气的不调和之象。脉微，脉象回复柔和，刚强者死，柔者生，说明邪气退了，这时候应该是病欲解了。如果还有少许余证，少与调胃承气汤就可以。如果是极其微弱了，那是陷入阴证了，这又是另一种情况。

如果只是发热谵语，那赶紧用大承气汤，不要耽误。阳明病耽误了也会死人。我见过这样的医师，明明就是大承气汤证，又是顾忌患者年纪大，又是顾忌患者胖啊瘦的，非要用生地黄火麻仁润下，这些都是滋腻润养之药，下去如同火上浇油，于是把患者一路治到病危抢救。辨证施治，不是辨人施治，有大承气汤证就要用大承气汤，不分老人青年。你真辨证准确了，药是祛病的，伤不了人。你怕药伤人，殊不知病伤人更甚。再说常用的这些中药能有多伤人，用过就知道，没那么可怕。火锅里面的配料就尽是猛药，开在方子里还不敢多开，四川人天天吃，能有多大伤害？到了医院里，不分老幼，抗生素激素，甚至开刀，这种化学和物理伤害胜过中药不知多少倍。有些人西药可以天天吃，开刀可以轻易接受，吃点中药畏首畏尾，这样的人在医疗上是没有能力进行理性选择的。

再说，中病则止，仲景将法度说得很清楚了，又不是让你拿药当饭吃。比如，麻杏石甘汤在小儿温病肺炎上运用极多，尤其肺炎险急之时可谓神方。要是拿体质和年龄去说事，麻黄石膏这样的猛药怎么能用于小儿呢？其实，药毕竟是治病的，是帮助人体的，哪有病邪本身伤人厉害，畏药而存病，这是说不通的。所以学医要有辨别能力，医师一旦被误导，患者哪还有希望。而且有些观念一旦形成，有可能一辈子都转不出来。

用攻下的药，只要大便通了，就要停药，不可尽剂。

◎213　阳明病，其人多汗，以津液外出，胃中燥，大便必硬，硬则谵语，小
　　　　承气汤主之。若一服谵语止者，更莫复服。

阳明病，有时候是多汗造成的，汗出多了，肠胃里面就干燥了，大便就硬结了，这时候就谵语了。这时候可以用小承气汤。要是喝一次谵语止了，那就停药，不要尽剂了。

◎214　阳明病，谵语发潮热，脉滑而疾者，小承气汤主之。因与承气汤一
　　　　升，腹中转气者，更服一升；若不转气者，勿更与之。明日又不大
　　　　便，脉反微涩者，里虚也，为难治，不可更与承气汤也。

谵语、潮热、脉滑疾，脉证俱在，小承气汤。服了承气汤，若感觉腹中有气在打转，那就再服一升。若肚子里没有气在转动，也没有变得打屁严重，就不要再服了，有可能是弄错了。到了第二天如果大便还不下来，脉反而微涩了，这就是真的弄错了，这是津液虚，这就比较难治了，不可再服承气汤。

◎215　阳明病，谵语有潮热，反不能食者，胃中必有燥屎五六枚也。若能食
　　　　者，但硬耳，宜大承气汤下之。

阳明病一般是能食的，有阳明病而又不能食，那就有可能是结在胃中了，所以说"胃中必有燥屎"。如果能食，那就只是大便硬，用大承气汤。

◎216 阳明病，下血谵语者，此为热入血室，但头汗出者，刺期门，随其实
而泻之，濈然汗出则愈。

阳明病有"热入血室"的情况，其实就是热与血结，所以有下血和谵语
的症状。"但头汗出"是津液受里结的牵制，这时候可以刺期门穴泻其实，如
果汗出了，说明里面的结实下掉了，病就好了。

◎217 汗出谵语者，以有燥屎在胃中，此为风也，须下者，过经乃可下之。
下之若早，语言必乱，以表虚里实故也。下之愈，宜大承气汤。

"汗出谵语"，这是阳明病，肠中有燥屎；"此为风也"，还有太阳中风的
证，那就要"过经"后才可下，也就是等太阳病解后才可下。下早了，"表虚
里实"，表里都在损耗津液，表虚是表损耗了津液，里实是里牵制消耗津液，
表里难以兼顾，津液则会更虚，谵语会更严重。《伤寒论》定一个先表后里原
则，实质是津血原则，人体的津液不可能同时兼顾攻表和攻里，若能兼顾顺
畅也就很难有病。

如果下的话，宜用大承气汤。

◎218 伤寒四五日，脉沉而喘满，沉为在里，而反发其汗，津液越出，大便
为难，表虚里实，久则谵语。

脉沉，病在里；这里的喘满是里有实热。这时候再发汗，本来在里面解
决病邪的津液又要兼顾出表，大便就更不通了。表虚里实，里外消耗津液，
时间久了就会谵语。

◎219 三阳合病，腹满，身重难以转侧，口不仁而面垢，谵语遗尿，发汗则
谵语；下之则额上生汗，手足逆冷。若自汗出者，白虎汤主之。

"三阳合病"，腹满、口不仁、面垢、谵语是阳明病；身重难以转侧是太
阳病；少阳证这里没有，当是略去或丢失了；遗尿是津液大虚，膀胱结缔组
织失养不能约束了。三阳合病治从少阳。如果只是发汗，津液更虚，谵语会
更严重；如果只是下，也会津液更虚且邪气内陷，那就只有额头上有汗出了，
别的地方出不来汗了，手足还会逆冷。如果下之后，还有热证的自汗出，那

就说明还是温病，以当下的证为准，可以用白虎汤。

这里有两个新的证。口不仁是嘴里粗糙、不清爽，这是里热口舌糙胀引起的。面垢是脸上脏脏的，总像没洗干净一样。肠胃里面有积热的人，一般脸上会有脏脏的，肿胀粗糙。大家会发现，人一过了三十岁，尤其是吃肉喝酒的男性，就会渐渐变得头大皮肤粗糙，一脸横肉。这是因为三十岁后，人体的代谢渐渐变慢，如果还像从前那样摄入，体内一定有里热积存。所以我建议，运动少的人，三十岁后要慢慢地转向吃素，不然容易显老，疾病也会多。

◎220 二阳并病，太阳证罢，但发潮热，手足漐漐汗出，大便难而谵语者，下之则愈，宜大承气汤。

太阳阳明并病，如果太阳证解了，只有发潮热，手足汗出，大便难，谵语这些阳明病的证了，那就用大承气汤下之则愈。

◎221 阳明病，脉浮而紧，咽燥口苦，腹满而喘，发热汗出，不恶寒反恶热，身重。若发汗则躁，心愦愦反谵语。若加温针，必怵惕烦躁不得眠。若下之，则胃中空虚，客气动膈，心中懊憹，舌上胎者，栀子豉汤主之。

"脉浮而紧"，"身重"是太阳伤寒；"咽燥口苦"是少阳；"腹满而喘，发热汗出，不恶寒反恶热"是阳明。这是三阳合病。这种情况如果发汗，人就会躁扰不安，心里头昏乱，谵语。如果用温针，就会惊怵烦躁睡不了觉。如果攻下，胃里头就虚了，邪气进入胸膈里头，扰动不安不舒服，心中郁烦不宁，舌上苔厚，这就是胃虚而邪热郁于胸膈，是栀子豉汤的适应证。

栀子豉汤的胃虚有热与半夏泻心汤的胃虚有热有什么不同呢？栀子豉汤是以上热为主；半夏泻心汤是胃虚寒为主。

◎222 若渴欲饮水，口干舌燥者，白虎加人参汤主之。

前面讲的阳明病是肠胃里头有热结的。如果没有热结，而只是有热呢，而且这个热主要在胃中以及胃以上的区域？这就是白虎汤的适应证。胃热最烧灼人的津液，所以白虎汤里有粳米速补津液。如果胃热没那么严重，津液损耗也没那么大呢？那就是麻杏石甘汤，麻黄杏仁疏散解表，石膏清热，只有一味甘草补津液。后世温病学里的代表方子桑菊饮和银翘散，事实上方义和麻杏石甘汤类似，是清凉解表疏散上焦之法。这两个方子我也经常用。有人说，《伤寒论》没有治温病之法，这是不符合事实的。《伤寒论》只是药简方专，一种情况就是一个代表方而已。

◎223　若脉浮发热，渴欲饮水，小便不利者，猪苓汤主之。

猪苓汤方

猪苓（去皮）　　茯苓　泽泻　阿胶　滑石（碎）各一两

上五味，以水四升，先煮四味，取二升，去滓，内阿胶烊消，温服七合，日三服。

猪苓汤这个方子，很多经方家归入利水之方。的确，从药物来看，除了阿胶外，都是所谓的利水药，但这个归类法我认为值得商榷。这个方子有治热和利水的双重用途。

这里的"脉浮发热，渴欲饮水"是里热的反应。脉浮不一定就是表证，有里热而脉浮也是很常见的。这里的小便不利主要不是因为津液虚，若津液虚到小便不利，那就是大虚了阴证了，这里还没到这个程度。但津液虚是有的，毕竟是有里热，里热是烧灼津液的。这里的小便不利主要是因为热蕴于下焦，膀胱内浊热蕴结，尿道涩滞不通。

热蕴下焦用滑石。滑石的清热作用类似于石膏，同时这个药非常的滑，是润滑剂，能走下焦，所以对尿道的涩滞热痛很有效。阿胶能滋养阴液，因其味厚，厚则沉，滋养下焦津液，可以和白虎汤里的粳米类比，五谷入中土，滋养中焦津液。阿胶也能润滑。这两样药合在一起，既能解热养津液，又能润滑尿道，适合这里的小便不利。

猪苓的作用类似于泽泻，比泽泻更咸寒更能走下。说这个方子是利水之方，是因为有猪苓、茯苓、泽泻。既要利水，为何还有阿胶这样滋腻的东西？再说，药没有什么利水不利水，这三味药只是有降渗的作用，擅长走下焦。

药物只是一个能量场而已，这种下行能量场未必只针对水，有水引水，无水引热。比方说茯苓，也可用于安神和去烦，就是用其引火下行之作用。这几味药在这里主要是降下焦之热。所以我认为猪苓汤也可理解为温病方的变化方，适用于下焦泌尿系统的水热之蕴，区别于承气汤的大便硬结。

猪苓汤和承气汤的区别：承气汤是泻肠中硬结；猪苓汤是泻膀胱热蕴。

猪苓汤和白虎汤的区别是：白虎汤擅长解上焦之热，兼救中上焦津液虚；猪苓汤擅长清下焦之热，兼救下焦津液虚。

猪苓汤擅长治下焦的炎症。尤其擅长治尿道涩痛不畅，若偏热可以再加大黄；若偏胃虚的可加建中药；兼有中焦水饮的，可加白术桂枝。我常用猪苓汤加炮附治过阴证的尿道炎症。阴证的患者，因循环不通，同时在膀胱尿道这个局部有湿热瘀火是完全有可能的。炮附针对整个身体的阴证，猪苓汤针对下焦的瘀热。所以说药物无非是能量场，这个能量场只要能适应人体的切实情况就能治病。

猪苓汤加大黄对肾、膀胱、尿道这个系统的结石有奇效，这是因为大黄的攻下，加上阿胶滑石的润滑。

◎224 阳明病，汗出多而渴者，不可与猪苓汤，以汗多胃中燥，猪苓汤复利其小便故也。

这里的汗出多而渴，是胃中热燥，应该是白虎汤的方证，自然不能用猪苓汤。猪苓汤是利下焦的，下焦有热则利热，无热那就只能利小便了。用在这里是不对证的。

一般习惯把猪苓汤归入利水的方剂，大约是因为这个条文。这还是受某方治某病，某药治某症的思想的影响。单说利水其实是局限了猪苓汤，没有真正认识到方药在人体里的能量场作用。就像上一条里举的例子，很多时候并没有湿证，我们也能用猪苓汤治好病。

◎225 脉浮而迟，表热里寒，下利清谷者，四逆汤主之。

这里说的是阴证的表里同病，里有寒，很严重的虚寒下利，肠胃已经没有消化能力了，排出的食物还是原样，这叫"下利清谷"。表有热，是指表有

辨阳明病脉证并治

213

发热，那这个发热应该是少阴发热的可能性大。发热这个证不局限于阳证。三阴只要出现合病，都是能量为先，先建立能量；也可以说治从太阴，毕竟能量来源于肠胃的吸收生化。太阴病，以四逆汤为主方。这里用的就是四逆汤。

为什么三阴合病要治从太阴呢？因为阴证的实质是津血虚。能量是第一原则，自身都没有能量怎么能治病，津血只能通过脾胃运化来化生，所以要从里论治，先温里建中。

◎226　若胃中虚冷，不能食者，饮水则哕。

若胃中虚寒，不能受纳，喝水会哕逆出来。

◎227　脉浮发热，口干鼻燥，能食者则衄。

脉浮发热，口干鼻燥，这是温病，如果患者能吃，吃很多，就有可能出鼻血。我们有这样的经验，小时候出鼻血一般是在体育课，或者玩耍了之后。运动会急剧消耗津液，再稍感风寒，人体就只能动血驱邪了。出了鼻血，邪气就排走了，一场感冒就躲过去了。

◎228　阳明病，下之，其外有热，手足温，不结胸，心中懊𢙐，饥不能食，但头汗出者，栀子豉汤主之。

这里讲的是阳明病误下。阳明病如果没有大便硬结，所谓"其外有热"，这是热正试图从体表来解，那就顺应人体的排病模式，用白虎汤或麻杏石甘汤。这是不能下的。如果误下了，有可能会结胸，就是热邪内陷与津液互结。如果不结胸，只是"心中懊𢙐，饥不能食，但头汗出"，这是下药把胃弄虚了，运化失权，热郁于胸膈之中不得出，那就是栀子豉汤的适应证。

从这里可以看出，六经的思维方式是一以贯之的，实际上就是一个层面的划分，有的很典型是表，有的很典型的是里，也有在半表半里，也有的在这三者之间的中间区域。这里的热郁于胸膈，可以理解为比表更趋向于里，却又不是典型的半表半里。不管怎么样，只要以表里层面的思路去理解，就能找到合适的组方。

◎229　阳明病，发潮热，大便溏，小便自可，胸胁满不去者，与小柴胡汤。

　　发潮热是里有积滞，大便溏稀说明积滞不严重，或者积滞已在化解。小便正常，那就不会有发黄之类的证，热没有蕴积于肌体。胸胁满是有少阳证。那就治少阳就好了，用小柴胡汤。

◎230　阳明病，胁下硬满，不大便而呕，舌上白胎者，可与小柴胡汤。上焦得通，津液得下，胃气因和，身濈然汗出而解。

　　胁下硬满，呕，是少阳病；不大便是阳明病。少阳与阳明合病是用大柴胡汤。这里说用小柴胡汤，疑有错简。"舌上白胎"一证，若苔白滑水腻，是阴证湿证；若白厚粗糙，则主里热。用了柴胡汤，上焦通了，津液下来了，胃气也和顺了，也就汗出而解了。

◎231　阳明中风，脉弦浮大而短气，腹都满，胁下及心痛，久按之气不通，鼻干不得汗，嗜卧，一身及目悉黄，小便难，有潮热，时时哕，耳前后肿，刺之小差，外不解，病过十日，脉续浮者，与小柴胡汤。

　　这一条可以作为一个完整医案来分析。

　　脉弦，主邪气和津虚；脉浮，主表证；脉大主阳气亢和津虚。

　　心和胁的区域痛，而且久按有气不通的感觉，还有短气，这是少阳证胸胁满痛的范畴；"时时哕"，胃弱胃逆。

　　"腹都满""鼻干不得汗嗜卧""有潮热"，这是阳明里热的范畴。

　　"一身及目悉黄，小便难"，这是黄疸的范畴，属于热蕴肌表。

　　"耳前后肿"，耳前主要是阳明胃经循行，耳后主要是手少阳三焦经和足少阳胆经循行。

　　这还是一个三阳合病。用针刺的疗法，病稍微好了点，外证还是不解，言下之意是里证有所好转。这时候已经病了十来天了，脉又再次浮了起来，说明邪气又盛了。这时候若是没有什么新的情况的话，那就还是三阳合病治从少阳，与小柴胡汤。

◎232　脉但浮，无余证者，与麻黄汤。若不尿，腹满加哕者，不治。

这是接上面说的，如果只是脉浮，没有阳明少阳证，可以用麻黄汤。这里是略文，用麻黄汤还得要有麻黄汤的证。如果无尿，腹满而且哕逆，这是治不好的。这里的腹满可能是到了腹水程度了，无尿不是津液虚极就是有黄疸，哕逆是胃弱。从临证上来讲，如果有腹水再加黄疸是很难治的。

◎233　阳明病，自汗出，若发汗，小便自利者，此为津液内竭，虽硬不可攻之，当须自欲大便，宜蜜煎导而通之。若土瓜根及大猪胆汁，皆可为导。

蜜煎方

食蜜　七合

上一味，于铜器内，微火煎，当须凝如饴状，搅之勿令焦著，欲可丸，并手捻作挺，令头锐，大如指，长二寸许。当热时急作，冷则硬。以内谷道中，以手急抱，欲大便时乃去之。疑非仲景意，已试甚良。

土瓜根方（方佚）

猪胆汁方

又大猪胆一枚，泻汁，和少许法醋，以灌谷道内，如一食顷，当大便出宿食恶物，甚效。

这几个方子都是润滑肠道的外用方。是在津液虚而大便硬，不宜用泻药攻的时候用的救急方，将润滑的东西从肛门直接导入肠道，导大便下来。现在医院常规使用的开塞露，里面主要的成分是甘油，作用和这些是类似的。

◎234　阳明病，脉迟，汗出多，微恶寒者，表未解也，可发汗，宜桂枝汤。

阳明病，且同时有表证，脉迟，汗出多，微感恶寒，这是桂枝汤的方证。如果阳明里证不是很严重，本着先表后里的原则，用桂枝汤来发汗就好了。

◎235　阳明病，脉浮，无汗而喘者，发汗则愈，宜麻黄汤。

这也是不太严重的阳明病，"脉浮，无汗而喘"是麻黄汤方证，先表后里，用麻黄汤发汗就好了。

◎236 阳明病，发热汗出者，此为热越，不能发黄也。但头汗出，身无汗，剂颈而还，小便不利，渴引水浆者，此为瘀热在里，身必发黄，茵陈蒿汤主之。

茵陈蒿汤方

茵陈蒿　六两　栀子　十四枚（擘）　大黄　二两（去皮）

上三味，以水一斗二升，先煮茵陈，减六升，内二味，煮取三升，去滓，分三服。小便当利，尿如皂荚汁状，色正赤，一宿腹减，黄从小便去也。

阳明病主要是身体里面有热结引起的。人体排热，主要是下和汗两个途径，若不能下，那就会汗出多。发热而汗出多，这是热发散出来了，身体是不会发黄的。如果只是头出汗，身体无汗，从颈部汗就回去了，小便不利，口渴想喝水，这是热淤在里面了，而且水液代谢不通畅，身体必定会发黄，用茵陈蒿汤来治。

我们说汗和下排邪，若不能汗和下呢？人体就会通过小便来排邪气，膀胱经和肾经络表，能解表邪，人体就是这样设计的。若汗不能排，小便也不排，那就会发黄，也就是发黄疸。为什么会发黄呢？经过胃的消化，人体分化出两种营养，一种是红色的营养，主要经过肝脏的过滤送入心脏来输布，这就是血液；一种是黄色的营养，主要经过脾脏送入肺脏来输布，这就是津液。所谓津血是这样分开来讲的。肺主皮毛，这里是汗不能出，津液的淤积，所以发为黄色。当然，这种颜色里也有胆汁类分泌物，胆汁是整个消化循环的一部分，涵盖在这里面。

茵陈是利尿退黄的草药。这味药微寒、淡、有轻升的香味，这就具备了两种能量属性，一是轻升之力，能发散于肌表，二是寒淡能利水。这就能开表郁而利水。这味药为主药，用得最重。

栀子前面说过，淡苦而兼清香，擅长利三焦之水热而除烦。大黄这里用得轻，只有二两，约三十克，若再去皮晒干，估计就是十克之内的剂量了。有人说大黄是通大便的，我们说过这样认识药物是很容易局限和误用的，大黄只是一种寒而通下的能量，能下大便自然也能利小便。大剂量能下大便，剂量小，就只够利小便了。大家不妨试试，一般大黄用个几克只能通利小便，通大便的作用不明显。

这三味药，茵陈重用，主要开肌表水热之郁；栀子利三焦之水热；大黄轻用，下里之水热，里外全都廓清，服后尿色红赤，很快就能退黄。

当然，这是治热证的黄疸，若是偏津虚或者热象不明显的黄疸，可考虑用桂枝、五苓类方剂合茵陈来退。偏阴证的黄疸，也可以炮附子加茵陈来退。

◎237　阳明证，其人喜忘者，必有蓄血。所以然者，本有久瘀血，故令喜忘。屎虽硬，大便反易，其色必黑者，宜抵当汤下之。

这一条说瘀血证。说这个人容易忘事，是下焦有蓄血，也就是瘀血，原理是为了攻下焦的瘀滞，人体消耗和牵制了大量津液于下，于是上部津液匮缺，自然易忘事。瘀血往往是长时间引起的，它是慢性的消耗人的气血，所以反应比较缓和，没有谵语，只是大脑供血不够，容易忘事。这种情况下，屎虽然也硬结，但排下来还是容易，颜色也是黑的。色黑是潜血，也就是排出来的瘀血，这就有了润滑作用，所以大便还是容易。这种情况可以用抵当汤来下。抵当汤是治热证的阳明蓄血的，里面不仅有去瘀血的药，还有攻下的药，不是热实证不可用。

里有瘀结，有食淤大便硬结的，有水热郁结的，也有瘀血阻滞的，后面还有气癥的。食、水、血、痰、气、痈脓，一般来讲，实邪也就分这几大类型。

◎238　阳明病，下之，心中懊恼而烦，胃中有燥屎者可攻。腹微满，初头硬，后必溏，不可攻之。若有燥屎者，宜大承气汤。

阳明病用了下药，心中郁烦，说明里面还有里热，如果肠道里还有燥屎，这是可攻的；如果腹满，大便前头硬，后面溏稀，那就不可攻，因为胃已经虚了。如果有燥屎的，宜用大承气汤。

◎239 患者不大便五六日，绕脐痛，烦躁，发作有时者，此有燥屎，故使不大便也。

五六天不大便，围绕肚脐一圈有痛感，烦躁，时而发作，这是肠内有燥屎，所以不大便。这是严重的大便硬结，所以不按压也会痛。

◎240 患者烦热，汗出则解，又如疟状，日晡所发热者，属阳明也，脉实者，宜下之；脉浮虚者，宜发汗。下之与大承气汤，发汗宜桂枝汤。

患者如果烦热，汗出了就应该解了，如果没解，又像疟疾一样定时发作，在下午三点到五点的时候发热，这是阳明证，这种情况，如果脉实，说明里面有结实，可以下；如果脉浮虚，说明里面结实不严重，那就还是先表后里，脉虚为津液虚，用桂枝汤。

◎241 大下后，六七日不大便，烦不解，腹满痛者，此有燥屎也。所以然者，本有宿食故也，宜大承气汤。

阳明病大下之后，又六七日不大便，烦躁不解，腹部满痛，这是有燥屎。其原因还是有没排干净的宿食，据当下症状，应该用大承气汤。

◎242 患者小便不利，大便乍难乍易，时有微热，喘冒不能卧者，有燥屎也，宜大承气汤。

前面说的谵语、腹痛、烦热汗出，这些都是比较典型的阳明证。临证上，典型证并不一定会出现，这里就说了几条比较不那么典型，但也是很常见的阳明证。

阳明证患者一般小便多，大便不通则用小便来排热，这里小便不利，那水可能是走肠道了。肠道里面又有硬结堵着，于是大便忽然难忽然容易，难的时候是硬结在那里，是热性便秘；容易的时候，变成了热性腹泻。时而有些发热，这和潮热的原理类似，只是没那么严重。热不得下而上冲，上于肺，肺则用喘来加速排热；上于头，则冒，就是昏昏然，热气冲头人是容易昏昏欲睡的，这种情况的温热病比谵语更常见，谵语是津液大量消耗的极端反应，所以并不多见。这里有小便不利，津液耗散并不太严重，所以没到谵语，只是昏冒。

这种情况是用大承气汤，因为不论热性便秘，还是热性腹泻，都是肠道里面有热的淤结排不干净，视其严重程度，都可以用大承气汤。

◎243　食谷欲呕，属阳明也，吴茱萸汤主之。得汤反剧者，属上焦也。

吴茱萸汤方

吴茱萸　一升（洗）　人参　三两　生姜　六两（切）　大枣十二枚（擘）

上四味，以水七升，煮取二升，去滓，温服七合，日三服。

有人说，这里可能是写错了，这里用生姜六两，应该是寒证，怎么能说是阳明病呢？阳明病的总纲是"胃家实"，就是肠胃里面有东西堵住了。有东西堵住发生热证比较多，但不等于都发生热证，这就是偏寒证的胃家实。

堵住了，吃了东西"欲呕"，意思是想呕，却没有呕出来。如果是胃虚寒，食不受纳的呕，喝了热汤应该缓解，这是喝了热汤更严重，说明是堵住了，是实证。"属上焦"的意思是指堵在了上面。

这个方子四味药，后三味好理解，参、姜、枣健胃。姜本身也能止呕；呕家不喜甘，用大枣就可以了，炙甘草太甜腻就不用了。

这里详细说说吴茱萸这味药。这个药极苦，苦到哪怕几克也难以下咽。苦的东西都有降的作用，能降逆；苦的东西一般都寒，吴茱萸却是温的，所以能止寒证的呕逆。温苦的东西一般都有清解的作用，比方说厚朴是温苦的，能下气；麦芽炒焦了，多了温苦之性便能化食。吴茱萸极苦，清解之力很强，降胃之积滞，所以说能治阳明之胃家实。吴茱萸还有辛辣之味，尤其擅长上行于头，这就兼具了解上解外的作用。但其主要作用还是降胃清解，偏胃寒胃实的呕吐且有逆证最适用。何为逆证？最常见的是头部的疾患，比如头痛；比如黄斑病、青光眼等眼睛的疾患；比如癫痫、羊角风、美尼尔综合病之类，只要是跟胃实胃弱及上逆有关的都可以用到吴茱萸，因为头部的疾患无非是表不解而邪气上冲所致，吴茱萸降逆加解肌表，正对病机。

◎244　太阳病，寸缓关浮尺弱，其人发热汗出，复恶寒，不呕，但心下痞者，此以医下之也。如其不下者，患者不恶寒而渴者，此转属阳明也。小便数者，大便必硬，不更衣十日，无所苦也。渴欲饮水，少少与之，但以法救之。渴者，宜五苓散。

这一条讲三种实证（心下痞、肠道热结、中焦有饮）的鉴别。

先是讲因误下而致痞的情况。寸脉缓，说明表证不明显，准确讲是转为里证了，所以患者从发热汗出转为恶寒，而且不呕，不在少阳，只是心下痞。恶寒是因里有痞牵制津液，而致恶寒。关脉浮是说明邪在中焦。尺脉为阴，尺弱说明津血虚。这个痞宜用半夏泻心汤，里面有建中四味。

如果患者没有下过，只是不恶寒而且渴，这是转为阳明了。小便多，津液丧失了，所以大便硬。这里说不恶寒，没说怕热，说明里热并不明显，而里实明显。没有里热，所以十日不大便也不觉得很痛苦。这个宜用麻子仁丸（见第247条），滋阴养液并辅之以轻剂攻下药。

如果没有其他证，只是渴欲饮水，那有可能是饮证，先稍微给一点水缓解渴，不能多饮以免饮证加重，再用适当的方法来治，宜用五苓散。

◎245　脉阳微而汗出少者，为自和也；汗出多者，为太过。阳脉实，因发其汗，出多者，亦为太过。太过者，为阳绝于里，亡津液，大便因硬也。

脉之浮之寸皆主阳。阳脉盛，说明邪气盛，患者如果阳脉微弱了，汗也渐渐的出得少了，说明病退了，人体自己恢复过来了，自和了。汗出得太多，那就会太过，汗出太过病也会不解，因为伤了津液了，人体虚弱了，邪气又会进去。汗出太过还有可能里面的"阳绝"了，这里的"阳"指的是津液，"绝"指丧失了津液，大便就会硬。

◎246　脉浮而芤，浮为阳，芤为阴，浮芤相搏，胃气生热，其阳则绝。

这一条说脉。脉浮讲过了。芤脉用一个比喻来形容就是如捻葱叶，意思是，脉轻轻摸似乎很充盈，稍一用力就瘪了。这种脉是阳气勉强能支持，阴血已经很虚了。比如急性失血的患者就会现这种脉。房事过多，年轻失精的也容易现这种脉象。年轻，阳气正旺之时，阴血却虚绝了，阴阳不平衡，所以现此脉。

脉浮为阳，也说明有表证；脉芤是阴脉。搏是互结在一起的意思。当浮和芤同时出现，说明阴血虽然少，胃气却还能勉强调动起来抵御外邪。此时如果胃气转为虚热状态，这就反而更容易消耗津液了，津液就会更虚。男子房事过多伤了津血，如果再有消渴引饮的证就是这种情况，这是很危险的。

以脉论病，不似仲景原文。

◎247 趺阳脉浮而涩，浮则胃气强，涩则小便数，浮涩相搏，大便则硬，其脾为约，麻子仁丸主之。

麻子仁丸方

麻子仁 二升 芍药 半斤 枳实 半斤（炙） 大黄 一斤（去皮） 厚朴 一尺（炙，去皮） 杏仁 一升（去皮尖，熬，别作脂）

上六味，蜜和丸如梧桐子大，饮服十丸，日三服，渐加，以知为度。

趺阳脉是指足背部的胫前动脉。古人号脉所谓"三部九候"，三部指的就是寸口（腕部桡动脉）、趺阳、人迎（颈总动脉）。现在一般只取寸口脉。《伤寒论》讲到脉象的地方不多，讲到三部九候脉就更是少见。虽然在《伤寒论》的序言里明确提到三部九候脉的重要性，但此序言学术界已有公论，是后人加上去的。如果是序言里明确提出的重点，而正文里却极少提及，这也是不合理的。《伤寒论》的总原则是脉证相应，不以单一现象论病，因为单一数据常常指向多种可能性，只有在全面的脉和证的数据当中来分析人体，且脉证之间，证证之间互相佐证，互相勘误，才能达到最大程度的客观准确。所以《伤寒论》并没有把单一法门发展得很复杂。因为过于发展某个方法或依赖于某个方法，容易带来认知上的偏颇和误判。《伤寒论》发展的是辨证思想，就是在全面的现象当中来寻证来分辨，不执不着不偏不倚中正公允。在思辨精神和心性上站住脚跟才是学医上最难的东西，比学方法难。三部九候脉可以用，尤其在情况复杂的时候，多一个数据，多一层验证总是好事，但《伤寒论》全面辨证的核心思想不可走偏，走偏了容易丢掉最精髓最有效的东西。

这里也是以脉论病。趺阳脉是足阳明胃经的经脉，对于脾胃的问题反应较为清晰。趺阳脉浮说明胃气强；涩说明津液虚，这个津液虚是怎么造成的呢？胃气强，气化能力够，这就不是因为阴寒，那这个津液虚就是小便数造成的，此所谓"涩则小便数"。浮和涩合在一起，大便就会硬结。这里的硬结是胃气过强，津液输布太过所致，自然人体就要通过制约脾的输布功能来制衡，以防止津液过多流失，所以称为之为脾约。

这种情况用麻子仁丸来治。这个方子里的大黄、枳实、厚朴是小承气汤。说明是偏热结。这里的情况和小承气汤证不一样的地方是有津液虚，于是用火麻仁做主药，火麻仁富含油质，滋润肠道的作用很强。杏仁能下气能润肠，这里熬作油脂来用，是取其滋润肠道的作用。芍药能敛津液，其酸收之性也能制约脾胃之功能太过。

同样是热性的便秘，于三个承气汤之外又有这个麻子仁丸，体现出经方用药的核心精神，以津液的盛衰为原则来加减组合。

◎248　太阳病三日，发汗不解，蒸蒸发热者，属胃也，调胃承气汤主之。

发汗而不解，说明病不在太阳。"蒸蒸发热"是指从里面往外蒸的发热，说明热在里。所以说这是属于肠胃里面的问题。可以用调胃承气汤。

◎249　伤寒吐后，腹胀满者，与调胃承气汤。

腹胀满也有一种可能是胃虚而气满，属于厚朴生姜半夏甘草人参汤方证。这里用调胃承气汤，说明是里有实热的胀满。

◎250　太阳病，若吐若下若发汗后，微烦，小便数，大便因硬者，与小承气汤和之，愈。

太阳病，汗吐下之后不愈，一般来讲会变成虚证。若体内素有积滞和内热，因损耗了津液，也有变成大便硬结的实热证的。如果微微发烦，小便数，大便硬结，用小承气汤可以治愈。

◎251　得病二三日，脉弱，无太阳柴胡证，烦躁，心下硬，至四五日，虽能食，以小承气汤，少少与，微和之，令小安，至六日，与承气汤一升。若不大便六七日，小便少者，虽不受食，但初头硬，后必溏，未定成硬，攻之必溏；须小便利，屎定硬，乃可攻之，宜大承气汤。

　　这一条的第一句是有问题的。脉弱说明偏向于阴证，此时若有心下痞硬，应该是半夏泻心汤的方证。至于烦躁，中焦痞塞，上下不交通也是会烦躁的。所以此处疑有错简。后面说与小承气汤，显然就不成立了。

　　这一条的重点是第二句。可以当做一个临证案例来看。如果六七天不大便了，能不能攻呢？还要看一下小便，如果小便少那就不要着急攻。里面若有大便硬结的话，小便一定是会多的，水分不能走大肠便走小便。如果小便少，说明不是硬结。小便少还有可能说明里面没有那么热，打个比方，如果一样东西受热，水分一定会释放出来，人体也一样，热证往往小便会增多，小便能排热，这也是人体的排邪模式。这种情况不可以贸然去攻，如果攻的话，一开始可能会有一点硬的大便，后面必定是溏稀的。

　　必须要等到小便多起来，这时候才说明里面有硬结了，也转热证了，就可以用大承气汤来攻了。

◎252　伤寒六七日，目中不了了，睛不和，无表里证，大便难，身微热者，此为实也，急下之，宜大承气汤。

　　眼睛如果转动不利了，是什么问题？我们前面说过，是津液虚，因为眼睛的转动要靠大量津液来润滑。"无表里证"，这句话有问题，因为后面说的大便难就是里证，身微热也可以算是轻微的表证。这是阳明里实热引起的眼部津液虚，下实热则津液自回，用大承气汤。

◎253　阳明病，发热汗多者，急下之，宜大承气汤。

　　有阳明里实，同时有发热汗多，这是里热外透，这个里热很严重了，应该赶快用下药，可以用大承气汤。

◎254　发汗不解，腹满痛者，急下之，宜大承气汤。

这是接着上条来说的，这时如果用发汗的方法，病是不能解除的。腹部感觉到满痛的话，要赶快用下药。可以用大承气汤。

◎255 腹满不减，减不足言，当下之，宜大承气汤。

这也是接着上条来说的，如果腹满不减轻，或者减轻得很少，还是应该用下药。可以继续用大承气汤。

◎256 阳明少阳合病，必下利，其脉不负者，为顺也。负者，失也，互相克贼，名为负也。脉滑而数者，有宿食也，当下之，宜大承气汤。

阳明少阳合病，会下利，这是人体通过肠道来解除病邪。如果脉象不虚的话，这是顺的，因为二阳病，脉象理应偏盛一点。如果脉象"负"的话，这是"失"，"失"者，估计是失津液的意思，也就是虚的意思。这是既有热，又有津液虚，这就互相矛盾掣肘了。

如果是脉滑而数呢？脉滑者如走珠，也就是像珠子从血管里滚过，说明有热而津液不虚。脉数也说明有热。从脉象来看，为宿食，为实热，应该下，可以用大承气汤。

这里主要是从脉的角度来说阳明病。

◎257 患者无表里证，发热七八日，虽脉浮数者，可下之。假令已下，脉数不解，合热则消谷喜饥，至六七日不大便者，有瘀血，宜抵当汤。

这里既说无表里证，又说发热七八日，发热就是典型的表证，这是矛盾的。无里证，又脉浮数为表，怎么可以下呢？这里说可下不好理解。

如果用了下药，脉还是数，病也不解，而且还能吃又容易饿，六七天不大便，这是兼有瘀血，可以用抵当汤。为什么这里判为瘀血证呢？因为有"消谷喜饥"，这是瘀血证的一个指证。体内有瘀血，气血就要去攻这个瘀血，会加大消耗，所以能吃易饿。阳明里实加上瘀血证，是适合用抵当汤的。

◎258 若脉数不解，而下不止，必协热便脓血也。

脉数不解，说明有热；下利不止，说明这个热是肠道滞热，人体在用下利排这个滞热，却一直未能排干净。滞热未解，而人的津液是有限的，津液因下利消耗得太多了，人体就要动血液来排邪气。血液与邪气相抗，兵力折损，就会形成很多败血，有时候表现为脓血，于是就会发生便脓血的现象。一般来讲，有热的情况下容易形成脓，这里也说是"协热"。

◎259　伤寒发汗已，身目为黄，所以然者，以寒湿在里不解故也。以为不可下也，于寒湿中求之。

这一条的表述也有问题，疑为后人所加。

身目发黄，也就是黄疸。黄疸有阳黄，为湿热，茵陈蒿汤主之；有阴黄，为有湿，但并不热，可以用五苓散之类的方子加茵陈，如果胃虚明显，可以用后面的麻黄连轺赤小豆汤。黄疸多少会有点热象，因为水湿瘀滞也会生热，所谓"淤而生热"。纯粹的阴证有没有黄疸，有，这种情况很少，常常是重病，晚期病才会有。比方说，肝肾病的晚期有腹水，再有黄疸的话，胡希恕先生的话说是没有见过治好的。一般说阴黄，只是指热象不明显，或者寒热夹杂的黄疸。如何判别阴黄阳黄呢？这就需要别的证来合参，这里单就一个发黄，便说是寒湿，不可取。

◎260　伤寒七八日，身黄如橘子色，小便不利，腹微满者，茵陈蒿汤主之。

将这一条和上几条对比，可以明显看出这又回到了《伤寒论》语境的文风，以客观而精准的寥寥几个证来确定一个病，没有主观推测的东西。

身黄得像橘子一样，说明是偏明黄色。一般来讲，人的肤色偏明亮是热证，偏晦暗是寒证。那这里就应该是湿热证。

一个证能不能确定一个病？不能，两点才能确定一条线。于是下面说"小便不利"，小便不利则水湿困积，这也是黄疸的主证之一。"腹微满"说明有里证。这几个证合参很准确的定在了茵陈蒿汤的方证。此方中有祛湿热利小便的茵陈和栀子，也有通里泻下的大黄。如果没有里证，只有阳黄呢？那就是下面这个方子——

◎261　伤寒身黄发热，栀子柏皮汤主之。

栀子柏皮汤方

肥栀子　十五个（擘）　甘草　一两（炙）　黄柏　二两

上三味，以水四升，煮取一升半，去滓，分温再服。

栀子是除烦热的，也能清湿热退黄。柏皮就是黄柏，和黄芩、黄连作用相类似。黄柏味厚，更能祛下焦之湿热。这里能不能用茵陈呢？当然也是可以的。茵陈不苦，其气轻升，更能走表。这里有发热，说明有表证，茵陈也是合用的。

◎262　伤寒瘀热在里，身必黄，麻黄连轺赤小豆汤主之。

麻黄连轺赤小豆汤方

麻黄　二两（去节）　连轺　二两（连翘根是）　杏仁　四十个（去皮尖）　赤小豆　一升　大枣　十二枚（擘）　生梓白皮一升（切）　生姜　二两（切）　甘草　二两（炙）

上八味，以潦水一斗，先煮麻黄再沸，去上沫，内诸药，煮取三升，去滓，分温三服，半日服尽。

黄疸都是因为水湿瘀滞引起的，分阴黄和阳黄。我们前面说过，黄疸纯粹的阴证少，阴黄一般来讲只是热象较轻的黄疸，我们可以用五苓散加茵陈来治。还有一种阴黄是寒热夹杂的：脾胃偏向于虚寒，因为脾胃不运化，淤而生热而发黄。这种情况就要用到这个方子。

方子里有姜草枣，这是建中温胃的；麻黄、赤小豆、连轺（也就是连翘）、生梓白皮、杏仁，这几味药无非是疏散和清热利水两种作用。

这个方子我在临证上运用很多，并不局限于黄疸。现在有一种身体失衡的局面很常见：脾胃是虚寒的；由于饮食滋腻又不运动，加之熬夜，于是会有上火，这种火是瘀热，其实并不热，用不着白虎汤；也不实，用不着承气汤，主要是由于身体处于瘀滞状态引起的。这种失衡引起的疾病很多，只要对证，都能用这个方子来治。我常用这个方子治疗各种瘾疹类皮肤病；其次就是咽喉或者泌尿系统的炎症。

连翘注解说是连翘的根，我们现在一般用的就是普通的连翘，它有类似薄荷的宣散的作用，也有微苦，能解热利尿。后世中医常用到连翘，说它治咽喉肿痛，治瘰疬，治风热感冒，治皮肤病，治黄疸。后世中医以用法讲药，太庞杂，也容易局限和误用药物。其实药物只是一个能量场，连翘有走表的发散作用，自然不管是瘰疬瘾疹，还是风热感冒咽喉肿痛，只要是人体上部的偏热的邪气都能将其散掉；它兼有微苦，自然就能利湿热退黄疸。

赤小豆不苦，淡燥微寒，是利湿热排脓的药。需重用才有效。这个药很压秤，这里用的是一升，汉制一升约200毫升。200毫升的容器装赤小豆是多少，大家可以去称称看，这个剂量不轻了。

生梓白皮这个药是梓树的白皮。《神农本草经》谓："梓白皮，味苦寒，主治热，去三虫。"这个药现在用得少，有时候药房没有，一般用桑白皮代之，也有用茵陈代的。《医宗金鉴》曰："茵陈可代本药，但不如桑白皮有泻肺、利水、消肿之效也。"

◎263　少阳之为病，口苦、咽干、目眩也。

从这一条开始进入少阳篇。

其实少阳病的主要方证前面已经讲过了，关于半表半里少阳证的人体原理，第37条有详尽的解释，这里就不再重复。这一篇只是系统地来梳理一下。

我们知道，少阳病有四个主证：往来寒热，胸满胁痛，心烦喜呕，嘿嘿不欲饮食。这一条作为少阳病的总纲，又提出三个纲领性的证。为什么不直接用四证来作为总纲呢？它们之间矛不矛盾？它们不矛盾，证后面的人体原理其实是一样的。少阳四证具其一便可定为少阳病；而少阳病的总纲却没有这样说。这里的三个证，只具其一不一定是少阳病，须和其他的证合参。就像太阳病的总纲里的三证，说"太阳之为病，脉浮，头项强痛而恶寒。"这三个证见其一是不能定为太阳病的，比如少阳病也会头痛，少阴病也会恶寒。这个需要注意。

现在来说一下这三个证的原理。

先说"口苦"。人体的外躯壳，最外面覆盖着皮肤；内腔壁覆盖着黏膜。这个黏膜区域属于半表半里范围的投射区。苦的东西一般来讲是寒降清热的，如果内黏膜组织有热，人体的自然机能就会分泌苦味的东西去清这个热。内黏膜没有味觉，而内黏膜的出口——口腔是有味觉的，于是口里头便会觉得苦。换言之，口里头觉得苦，整个上焦系统的内黏膜都已经有热了。

"咽干"，少阳病是半表半里之热郁于上焦，自然就会咽干。咽干的原理和口苦的原理相同，都是整个上焦内黏膜系统的热。

"目眩"，少阳病的根源是胃弱，气化循环受限，而上下不交通。邪热郁于上而不得下，上冲于头，就会目眩。

◎264　少阳中风，两耳无所闻，目赤，胸中满而烦者，不可吐下，吐下则悸而惊。

我们以前讲过太阳病的中风，这里提出一个少阳病的中风。中风到底是什么意思？通观《伤寒论》的条文，中风一般指的是因体表丧失津液而造成的津液虚，津液虚毛孔开则风邪容易进入人体，是这个意思。

少阳病同样也会中风，这时耳朵听不见了。肾经络表，肾主耳，风邪郁表，耳朵就听不见了。表虚也会造成耳朵听不见，表虚则肾虚，老年人肾气衰了，耳朵也会听不见。"目赤，胸中满而烦"，这是少阳证。少阳证而有津液虚，不能够再行吐法和下法耗散津液，否则会发生惊悸的反应。

◎265　伤寒，脉弦细，头痛发热者，属少阳。少阳不可发汗，发汗则谵语，此属胃，胃和则愈，胃不和，烦而悸。

头痛发热是典型的太阳证，为什么这里说是属少阳呢？因为有"脉弦细"，津液是虚的。少阳病的实质是胃虚津虚，邪气内陷，与正气相持于半表半里。少阳病的外证也是会有头痛发热的。假设这是一个病例，如果没有其他的太阳或少阳证来佐证，在这种相对含糊难断的情况下，但凭一个脉弦细，也可以怀疑是少阳，因为脉弦还有一个指向就是闭郁，津液虚而闭郁，照少阳处方不会有大错。再说，津液虚是要慎行解表之法的，当表证处理显然不妥当。

少阳既为胃虚津虚，若发汗津液更虚，加之少阳有上热反应，大脑就会产生缺少津液的热性反应，就会谵语。这个问题说到根源还是在胃，胃若能和，能生化津液，自然就会好；若不能和，那就会"烦而悸"，这是跟津液虚和上热有关的反应。

◎266　本太阳病不解，转入少阳者，胁下硬满，干呕不能食，往来寒热，尚未吐下，脉沉紧者，与小柴胡汤。

这一条的几个证就是典型的少阳证了。"脉沉紧"说明邪气入里了，不但胁下有硬满痞结，胃里面也不运化了，所以会"干呕不能食"。如果吐下了，胃里面空虚了，脉也就不会沉紧了。《伤寒论》的条文多数情况下没有完整的脉证，这两条已是脉证很齐全的病例了。

◎267　若已吐下、发汗、温针，谵语，柴胡汤证罢，此为坏病。知犯何逆，以法治之。

这里说的是柴胡汤证，却误用了吐下之治里之法和发汗温针的治表之法。这时候虽然柴胡证没有了，病却没有好，成了坏病。这时候《伤寒论》的原则是以当下的证为准，当下出现何种情况，用相应的方法治就好了。

◎268　三阳合病，脉浮大，上关上，但欲眠睡，目合则汗。

这里讲的是三阳合病的情况。"脉浮大，上关上"，脉浮说明有表病；大脉是指大而虚的脉，这是津液虚而邪气盛；"上关上"，脉的上部浮大明显，这是主上热的。

"但欲眠睡"，我们前面讲温病的时候说过，热病会有欲眠睡的反应；"目合则汗"，目合，人体进入半休眠状态才有汗，说明津液虚，人在正常醒着的时候津液消耗大，没办法出汗以驱邪。

综合来看，既有"脉浮"的太阳病，亦有上热津液虚的少阳病，还有欲眠睡的温病（温病必有里热，实质上是太阳和阳明的合病），此所谓三阳合病，治从少阳就好了。小柴胡加生石膏和大柴胡都可以考虑。

治病就是这样，不管证多么的不常规，或者多么的不常见，只要能弄清楚证后面的人体原理，自然就能按六经思维将其归类并治疗。

◎269　伤寒六七日，无大热，其人躁烦者，此为阳去入阴故也。

伤寒六七天之后，病有可能往阳证转，也有可能往阴证转。"无大热"，已经没有太严重的热象了。只是"躁烦"，躁是躁扰不安，烦是心烦，这都是偏情绪的反应，是由津血虚引起的。前面说过，人体一旦津血虚，就有可能烦躁，这是自保模式，通过亢躁来加速津液的运行以保证供应，也是通过提振人体来加强津液的生成。

既然是津液虚的躁烦，说明不是转入阳证，而是从阳入阴的趋势。

◎270 伤寒三日，三阳为尽，三阴当受邪，其人反能食而不呕，此为三阴不受邪也。

伤寒三天后，如果三阳证没有了，病还没好，就该是传三阴了。如果患者胃口很好，也不呕，说明胃气不衰，甚至胃中还有热。胃气不衰，津血自然不会太虚，从这种情况来看，那病有可能是快好了，三阴应该没有受邪。

◎271 伤寒三日，少阳脉小者，欲已也。

一般来讲，邪气盛的时候会出现弦脉、紧脉、大脉、数脉、滑脉之类亢盛的脉。如果脉平稳和缓了，哪怕是脉小脉微了，也说明邪气已退，脉回到了原本的状态，这是顺的表现，而非逆。这时候病就快要好了。

◎272 少阳病，欲解时，从寅至辰上。

这几个时辰是凌晨三点到七八点，犹如一天之中从冬到春的过渡，少阳病是半表半里证，如同地球的阳气生发到一半，对应的季节是春季，对应的时辰就是这段时间，顺其时病自然得解。也可以这么理解：寅时是肺经主时，卯时是大肠经主时，辰时是胃经主时。此三经均属里，肺为太阴，大肠和胃属阳明。少阳病之本质原为胃弱，此时里气充实，胃气来复，自然能驱邪外出。

道理上是讲得通的，但对于经方医学的临证并无直接的指导意义。像这种以脉和时辰论病的地方，都是王叔和加的，联系上下文就不难看出。

至此，少阳病就讲完了。本章虽名为讲少阳病，并没有对少阳病有详尽的分析，这是因为前面都已经讲过了。这一章侧重讲了少阳病和其他经病的传变，也是为了让大家更清晰少阳病在六经病里的坐标关系。

从这一章开始讲三阴病。

三阴病一言以蔽之就是：脾胃弱，津血虚少，人体对疾病呈现出消极衰退的反应。

我们说过，临证上辨表里病位，一般问证准确精细；辨阴阳，最准确的是脉。简而言之：诸如细、弱、虚、空之类血管里血少的脉是阴病的脉；反之不是阴病。哪怕脉象迟缓，只要血管里的血充实，也不可断为阴证；哪怕脉象躁数，只要血管里血虚少，要么是阴证，最多也就是阴虚阳亢，也不可断为阳证。所以血管里血的多少是判断阴阳的关键。

因为《伤寒论》论病不是每条都提及脉象，往往略去，但"脉证相应"是《伤寒论》的大原则。以上便是作为对三阴病脉象的补充。

◎273　太阴之为病，腹满而吐，食不下，自利益甚，时腹自痛。若下之，必胸下结硬。

此条为太阴病之总纲。

陷入阴证必定因津血虚；津血虚必定有脾胃虚，饮食不能生化为气血。太阴病的病位为里，亦可理解为里阴证，所以太阴病的总纲里首先提到的是脾胃系统的反应。

"腹满而吐，食不下"如果前提是阴证，这是脾胃系统的运行能力很弱了，胃虚寒而不能运化便会吃不下东西，吃下去的也不受纳便会呕吐出来。腹部也是胀满的，肠道也不运作了。第270条说过，如果患者胃口好便不会往阴证转，所以这里首先说的是胃口问题。

"自利益甚"，患者腹泻严重，腹部时而会隐隐作痛。这是寒泻。热泻一般会有排下有力，屁多屁响且大便偏臭，肛门灼热之类的反应；寒泻虽然也难以自控，却不感觉到排下有力，也不会屁多而臭。

"时腹自痛"，这个腹痛也须和实热的承气汤证腹痛区别开。除了隐隐的间歇疼痛这个特点外，虚寒的腹痛喜按喜温，按腹部或用暖水袋暖腹部会觉得舒服，因为里面没有热。实热的腹痛不喜按不喜温，按之痛剧。所以腹部的证应该是要按诊的，现在运用的人不多了。

"若下之，必胸下结硬"，这时候如果再用下药，就会胸下结硬。我们顺应人体来分析，这种结硬也是一种人体的自保模式，它用一种痞结状态阻止身体的能量继续上下流失。这里的结硬和结胸的区别是，结胸有按之痛或不按也痛，而这里的结硬应该是没有明显痛感的，因为只是寒水之结，并无结热。

◎274　太阴中风，四肢烦疼，阳微阴涩而长者，为欲愈。

"中风"是指腠理开，体表丧失津液，风邪得入的证候，所以四肢烦痛。同时又是太阴病，所以称为太阴中风。

脉浮取为阳，寸为阳。阳脉微，说明邪气已退。脉沉取为阴，尺为阴。阴脉涩为血少，同时又长，说明气血已经来复，邪气去而正气生，所以说病快好了。

我们给患者用了药，判断药用得对不对，不要但凭患者说的主观感受，应该结合脉象来审察。

◎275　太阴病，欲解时，从亥至丑上。

亥时到丑时，是晚上的9点到凌晨3点。这段时间是人体气机行至太阴的时候。夜11点到凌晨1点是子时，这是阴阳交换，从阴极到阳气复生的一段时间。太阴病是极阴的，在欲解的时候，也会顺应这个时间段阳气来复。

◎276　太阴病，脉浮者，可发汗，宜桂枝汤。

此处疑有误，三阴病原则上是不可以发汗的。况且，说桂枝汤发汗也不是严谨的说法。

◎277　自利不渴者，属太阴，以其藏有寒故也，当温之，宜服四逆辈。

太阴病的总纲里有一个鉴别要点："食不下"，准确说是脾胃虚寒的食不下。很多重症的患者，临死前几天的反应就是吃不下，胃气绝了。这里又加了一个不渴。胃中虚寒自然不想喝水。腹泻会脱水，一般来讲患者会想喝水的，如果不想喝水，说明里面已经很虚寒了。这时候应该用温里之法，可以用"四逆辈"，也就是用以姜附为主药的方子。

临证上，想不想喝水也是鉴别阴证一个要点，它直接反应胃里面是热还是寒。脾胃为中土，是能量生化的中心，是全局的关键。一般来讲，不管整体是寒是热，只要胃里面是虚寒的，都可以加一点姜温里。生石膏、黄芩、黄连这样的寒凉药和姜同用的方子《伤寒论》里很多，比如大青龙、越婢汤、柴胡汤、半夏泻心汤等。反过来讲，如果胃里有热，能食索饮，这些方子里的姜也可去掉。《伤寒论》所授的是加减变化之道。

◎278　伤寒脉浮而缓，手足自温者，系在太阴。太阴当发身黄，若小便自利
　　　者，不能发黄。至七八日，虽暴烦下利日十余行，必自止，以脾家
　　　实，腐秽当去故也。

脉浮缓，手足温，身发黄。从这几个要点来看，这不是里阴证，应该还有点瘀热，怎么说是太阴呢？《伤寒论》说到里阴证是太阴；当说到脾引起的问题，也是太阴。因为脾属太阴，胃属阳明。前面我们就碰到过，吴茱萸汤证不是里阳证，而是胃的虚寒，因为属胃，也归入阳明了。

这里的太阴身发黄，事实上是以脾为中心的运化水湿的系统出了问题，脾主肌肉，所以身黄，这就是黄疸了。如果小便自利，说明水湿运行通畅了，就不能发黄了。黄疸病只要小便正常了，就会退黄。到了七八日，如果"暴烦下利"，也就是热性的腹泻，这是因为脾实了，也就是脾的功能回来了，运化能力强了，自然肠道里淤积的腐秽就要排出去。排完了，腹泻就止了，哪怕一天有十来次，也一定会自己止住的。腹泻其实是人体排病邪的一种调节机制。热泻好理解，里面有多余的能量和淤积要排出去；寒泻其实也是一样，

胃肠虚寒不能运化，不能消化的食物也要排出去。更重要的是，邪气也会同时随之排出体外。现在很多医师见泻止泻，这是很危险的，强行止住，邪气留在体内，还会以其他形式作祟，以至于越治越复杂，迁延不愈，就是这个原因。《伤寒论》里的方法，寒泻用姜附，热泻用硝黄，都不是去止泻，前者是增加能量和气化作用，后者是顺应人体的排病之势以排邪。止泻的关键是人体自身，邪去了，泻也就自己止住了，如果邪不去，有时候你想尽办法也止不了。

◎279　本太阳病，医反下之，因尔腹满时痛者，属太阴也，桂枝加芍药汤主之。大实痛者，桂枝加大黄汤主之。

桂枝加芍药汤方

桂枝　三两（去皮）　　芍药　六两　甘草　二两（炙）　　大枣十二枚（擘）　　生姜　三两（切）

上五味，以水七升，煮取三升，去滓，温分三服。本云桂枝汤，今加芍药。

桂枝加大黄汤方

桂枝　三两（去皮）　　大黄　二两　芍药　六两　生姜　三两（切）　　甘草　二两（炙）　　大枣　十二枚（擘）

上六味，以水七升，煮取三升，去滓，温服一升，日三服。

太阳病是人体欲将病邪从表解，医家当用解表方顺势而为。如果用下药，属于误治。用了下药后，患者腹满，时而会隐痛，这是邪气被下药引入了里，人体只得调整模式，从里解病邪，于是发生了腹满隐痛的证。从所处的方剂来看，此时应该还有太阳中风的证，同时有腹部的隐痛，属于表里证皆有。人体被迫要从表和里两个通道解病邪。本着先表后里的原则，还是以桂枝汤为主方。这种腹满隐痛非实热的痛，而是津血不够，运化不力引起的，只需增加芍药到六两，敛津液下行即可。

如果是实痛，也就是里面有实热结滞，那就要用大黄了。还是本着先表后里的原则，用桂枝汤加大黄。大黄剂量用得不重，二两。这里的二两应该是生品二两，去皮晒干后，折合成现在的剂量，当在十克以内。说明这个所谓的大实痛没有严重到承气汤证的地步。如果真的那么严重的话，是可以先下承气汤的。在里证重急的情况之下，是可以打破先表后里的常规的。

◎280　太阴为病，脉弱，其人续自便利，设当行大黄芍药者，宜减之，以其人胃气弱，易动故也。

太阴病的脉应该是弱的。脉弱，说明整体津血虚，同时又有热利，肠道局部有实热，这种情况也是常有的，所谓的寒热夹杂证便是。在临证上，可以用建中的药合大黄芍药来治。甚至干姜和大黄，附子和大黄同用，我在临证上经常这样用，效果很好。条文中的意思是，在这种情况下，大黄和芍药还是要用，只是要减少用，因为胃气弱的人，只能经受得起小剂量的大黄，如果图一时之快，大黄芍药下多了，伤了津液和正气，病反而不解了。一般来讲，这种情况我下十克之内的酒大黄，宁可多服几剂，以图缓攻。

为什么内有实热的情况，条文里也归入太阴病呢？因为**所谓六经只是一个坐标体系，人体更多的病情未必在正坐标点上，而是在坐标点之间，甚至有交错情况，就像此条所说的，津血虚脉弱，同时里面又略有实热。我们不需要去纠结六经之名，而要把六经当检索工具，找到病邪具体的坐标和性质，然后用《伤寒论》的治病原则，按照实际情况变化组方治之就可以了。**此所谓不可死于句下。

至此，太阴病就讲完了。太阴病的实质是人体在津血虚弱的情况下，需要从里来排解病邪的局面。治病的首要原则是建立人体能量，然后才是引能量去排解病邪。三阴病都有津血虚少的问题，所以三阴病的治疗都要以能量为先，也可谓之治从太阴。

太阴病的主方是四逆汤。四逆汤里有三味药：干姜、炙甘草、生附子。干姜和炙甘草是温中化生津液的；生附子是扶阳第一药，其挽救沉衰的作用很强。生附子和干姜的区别是：生附子以走为主，通行全身，起阳救逆；干姜以守为主，温中建中，提振脾胃能量。

这一章没有专门讲到四逆汤，是因为前面已经有讲到，后面在少阴病和厥阴病的章节里还会继续讲。

◎281　少阴之为病，脉微细，但欲寐也。

少阴病为表阴病，此条为少阴病之总纲。

"脉微细"，前面说过，判断阴证和阳证，脉最直观。这里先讲脉，微细脉。"但欲寐"，总想睡觉。当阳气运行于外，阴气运行于内时，人是醒着的；当阴气运行于外，阳气运行于内时，人便睡觉。少阴病，表阴有余，患者便会发生"但欲寐"的现象。这个作"旦"欲寐讲更贴切，同音通解，白天总想睡觉，毕竟晚上想睡觉是常态。生活中，老年人比较容易随时随地打瞌睡，这就是因为阳气的生发之力不够了，阴行于表的结果。现在的年轻人容易失眠，是因为现在的生活节奏太快太紧张，阳气亢盛，阳有余而阴不足，所以晚上阴气置换不出来，于是便入睡困难。

这里关于少阴病讲得非常简略。我们前面学过很多关于阴证的指证，比如怕冷不欲去衣被；比如肢体僵紧转侧困难；比如不欲饮食；比如汗出多小便多。这里不再重复，临证的时候都可共参。

其实只要是有表证，同时津血虚到阴证程度的，都可以用少阴病的思路来治。比方说我们前面说过的桂枝加附子汤就是例子。表证为中风，同时津液大虚，于是加附子解决阴证的问题。《伤寒论》里这一类的方子很多，都可以归入少阴方，后面还会陆续讲到。

◎282　少阴病，欲吐不吐，心烦，但欲寐，五六日自利而渴者，属少阴也，
　　　虚故引水自救。若小便色白者，少阴病形悉具。小便白者，以下焦虚

有寒，不能制水，故令色白也。

这里说的实际上是少阴和少阳的合病。"但欲寐"是少阴；欲吐而心烦这是典型的少阳。

到了五六天的时候，小便多而且渴，这是少阴。因为少阴是表阴，表虚会出虚汗，当汗不能出时，便会转由小便出，所以小便多也会导致表虚或表阴证。小便多了，患者就会渴，这是津液虚了，饮水自救。如果小便色白，说明体内没有热，少阴病的指证就更具备了。

后面说，小便色白是因为下焦虚寒，不能制约水了，所以色白。像类似这样语境的话，我怀疑是王叔和加上去的。因为张仲景论病是大循环概念，一般会说此为表，此为里，或此为津液虚。这里说是下焦有虚寒，人体是一个大循环系统，能量运行到体表，气化剩余的部分下行为尿液，小便的颜色和多少难道仅仅和下焦有关？能不能制约水，难道只和下焦有关？关于水道系统的论述，之前的文字显然没有这样的语境。就连猪苓汤也没有明确定义为是治下焦病的。这就开了后世局部看待人体的先河。这本书的难读之处就在于有很多王叔和加上去的话，还有历代传抄者加上去的话。当然，我们也要感谢王叔和，没有他，兴许我们今天看不到这本书。

◎283　患者脉阴阳俱紧，反汗出者，亡阳也，此属少阴，法当咽痛而复吐利。

"脉阴阳俱紧"这是太阳伤寒，汗出应该脉缓，这里说"反汗出"，说明汗出了还有紧脉，这个紧脉就有点难以理解了。后面说的是亡阳，意思是亡了津液。津液虚再加上邪气盛，哪怕有汗出，也是有可能会现弦脉或紧脉的，因为血管里面的血少，一旦因为排邪气而亢盛起来，里面的血有限，便只能摸到脉管变得紧张起来，而摸不到血液的鼓荡。所以这里的脉紧主的是亡阳。这种紧脉应该同时有细，或沉取虚才对。条文里说这种情况属于少阴。

后面说会咽痛而吐利，说明胃气也很虚。那到底是少阴还是太阴，我说过，情况往往是交错的，不可死于句下，临证时依据证的反应用相应的方法处理就好了。

如果患者有少阴证，也有太阴证，照原则要太阴为先，因为能量是从里从脾胃生化起来的。

◎284　少阴病，咳而下利谵语者，被火气劫故也，小便必难，以强责少阴
　　　　汗也。

少阴病，怎么还有"谵语"这种阳明里热的证？后面说，这有可能被火疗劫发了汗。三阴病是不能发汗的，发了汗，津液大虚了，小便也困难了，而且这种外源性的热邪强行进入了人体，人体也要想办法排出去，所以有咳和下利这样的排邪现象。谵语是大脑缺津液，同时又邪热上冲时，产生的调集津液的自保反应。这里应该是外源性的热进入了人体，且灼干了津液。

虽然很混乱，随证处理就好了：津液虚，辨明阴阳，姜附草枣地黄阿胶都可用；热邪，分清层面，滑石、猪苓、大黄、石膏皆可用。总之行寒热并进之法即可解。

◎285　少阴病，脉细沉数，病为在里，不可发汗。

脉细沉，为津液虚；脉数为阳亢。阴虚而阳亢，这是滋阴药的适应证，比如地黄、天花粉、阿胶、麦冬。不管是阴虚阳亢，还是病在里，只要是阴证，都是不可以发汗的。

◎286　少阴病，脉微，不可发汗，亡阳故也。阳已虚，尺脉弱涩者，复不可
　　　　下之。

前面说少阴不可发汗。"亡阳"，阳指津液，"阳已虚"，尺脉弱涩，也不可下。

◎287　少阴病，脉紧，至七八日，自下利，脉暴微，手足反温，脉紧反去
　　　　者，为欲解也，虽烦下利，必自愈。

少阴病，"脉紧"说明有闭阻之寒邪。一般来说，如发生紧、弦这样的脉象，就可能跟宿食、瘀血、痰饮之类的淤阻有关系。若自身没有淤阻，大循环通畅，哪怕气血虚一点，也很难有缠绵不去的病邪。所以任何疾病的发生内因永远是第一位的。

大医至简——刘希彦解读伤寒论【第二版】

条文中说，到了七八天的时候，患者忽然下利，下利说明人体将里面的淤阻排出来了，这时候"脉暴微"，脉迅速变微弱了，因为邪气去了，脉不紧了，就回到了原本的微弱的脉象。而此时，手足反而温暖了，这是大循环通了，气血能走到肢体末端了，脉也不紧了。这就是病快要解了。这时候虽然还为下利所困扰，但一旦邪气排尽，就会自愈的。

从这一条再次可以看出，《伤寒论》看人体是很简单的，无非是能量和循环的问题而已，见过农村的柴灶吗？你只要明白烧火的原理，就能明白医学的原理。医学该回到简单直接的思维上来，"物有本末，事有终始"，大道至简，弄玄虚了，只会妨碍我们对人体的真实理解。

◎288　少阴病，下利，若利自止，恶寒而蜷卧，手足温者，可治。

少阴病发生泻下的情况，要是自己止泻了的话，说明胃气恢复了。这时候如果怕冷，倦怠喜卧的话，这是说明津液虚，还有残余的病在少阴，因为少阴病有"但欲寐"；如果同时有手足温的话，说明阳气回复，表里循环已通，这个病是很好治的。

◎289　少阴病，恶寒而蜷，时自烦，欲去衣被者，可治。

"恶寒而蜷"是少阴病的范畴。"自烦""欲去衣被"说明里面有热了，阳气回复了，这个病就好治了。

◎290　少阴中风，脉阳微阴浮者，为欲愈。

脉沉取为阴，尺脉为阴。一般阴证的脉浮取微弱的话，沉取只会更微弱，而此时沉取有上浮之象，也是说明阳气回复，病快好了。

◎291　少阴病，欲解时，从子至寅上。

子时到寅时上是晚上十一点到凌晨五点。是一阳复生到阳气初发的三个时辰；在一天当中，这段时间犹如冬季的后半段，在向春天过渡，少阴病在这个阳气由里运行至表的时间段容易好。

◎292　少阴病，吐利，手足不逆冷，反发热者，不死。脉不至者，灸少阴
　　　七壮。

　　阴证本为津液大虚，再吐泻而亡津液是很危险的，容易造成患者死亡。
如果吐泻的同时手足不冷，反而热了，患者是不会死的，因为这是人体阳气
回复。不但不会死，病还会向好转。如果脉象一时还不能有回复，那就在少
阴经施灸，帮助少阴经气血回复。这里体现的就是顺势而为的医学观念。注
意是施灸，而不是施针，灸更适于阴寒之症。

◎293　少阴病，八九日，一身手足尽热者，以热在膀胱，必便血也。

　　少阴病本为津液虚，到了八九天的时候，人体的阳气回来了一些，而津
液却因久病而亏耗。人体的阳气要亢盛起来去排邪气，这时候无足够的津液
可以调动，只能强行调动血液来帮助排邪了，于是发生"热在膀胱"，"便
血"的热象。有称为此种情况为"少阴热化证"的。这样说也通，因为阴证
的本质在津血虚，而不在于寒热，临证我们会发现，阴证的患者，上火、长
痘、长疮的也不在少数；厥阴病更是以有明显上热反应为特征，少阴也有热
化，就连太阴都偶见外热内寒的格局。所以，后世的医家，见火便清火；见
血便凉血止血，而不从人体的大局和自身之作为去思考问题，此为最常见的
流弊。我曾经碰过一个牛皮癣的患者，脉证一派阴寒，夏天都穿着长袖夹克，
再问吃过的药，说这些年吃过的金银花丹皮生地黄论麻袋装，病却只进不退，
这就是把癣疮等同于血毒和血热，然后见毒解毒，见血凉血，典型后世医家
见病治病的思路。

◎294　少阴病，但厥无汗，而强发之，必动其血，未知从何道出，或从口
　　　鼻，或从目出者，是名下厥上竭，为难治。

　　少阴病，"但厥无汗"，四肢厥冷，没有汗，津液大虚了。如果强行发汗
排邪，人体无津液可调动，只能调动血液来排邪。因脾胃大虚，中土不能制
衡，很可能失其常度，血就要从口鼻从眼睛出来。这种极端的情况名叫"下
厥上竭"，下面已经厥逆，上面却还在耗竭血液，说明人体已经完全逆乱了，
是很难治的。

◎295　少阴病，恶寒，身蜷而利，手足逆冷者，不治。

恶寒，身子蜷曲不能舒展，手足逆冷，都是津血虚极的表现，如果再有下利，这种情况是"不治"的。当然，还要看患者虚到何等程度，也不能一概而论，但这种情况，如果不能迅速止泻，患者是有可能很快虚竭而死的。

◎296　少阴病，吐利躁烦，四逆者死。

这种情况比上一种更极端，在下利的基础上再加了呕吐，这就是两个渠道在耗散津液。这是患者烦躁，这是阴阳离绝，阴不制阳的烦躁，也就是即将脱阳。患者如果同时还有四逆，这就是不治的了。

◎297　少阴病，下利止而头眩，时时自冒者死。

如果是自身排邪的下利，下利止就该手足温，各方面的情况好转，这里反而头眩了，这个头眩是津液大虚的头眩，说明这个下利止是无津液可下了，这就很危险了。后面说，"时时自冒"，有可能是虚阳在上的眩冒感，说明阴阳即将离决，这也是死症。

◎298　少阴病，四逆，恶寒而身蜷，脉不至，不烦而躁者死。

这几条讲少阴病，讲的却是下利和四逆这样的太阴证，可以理解为少阴病同时有太阴病，也可以理解为少阴病转变为太阴病。少阴转太阴是很常见的，张仲景在这里讲的无非病情转变的规律，古人行文多过简，理法而已，不必去纠结字面上的逻辑。

"四逆"是津血大虚不能充养全身了，津血就会先保内脏，于是四肢冰冷，冷过肘膝，如同往回逆流了一般，此为四逆。

"恶寒"不必说；"身蜷"，津血大虚，身子会发生蜷曲，前面说过还会有僵硬不可转侧，也是同样原因；"脉不至"，脉上不来了。

"不烦而躁"，这个要详解一下。"烦"常见的有两种：一为上热的烦，二为津血虚少的烦，有时候两种情况兼而有之，厥阴病的烦便是。"躁"就是因为津液虚，比烦更严重的津液虚，烦只是情志反应，躁则还有手足躁扰的动作反应，这是人体出于自保，用这种躁扰来调集津液。

这里说在一系列阴证的前提下，如果患者没有烦，而只是躁，说明津血大虚，而且还有虚亢，这样更容易消耗掉剩余的津血，这也是死症。

◎299　少阴病，六七日，息高者死。

"息高"是指呼吸高而短促，感觉吸不到下面去了，这也是虚阳在上，阴阳离绝之征兆，这也是死症。

◎300　少阴病，脉微细沉，但欲卧，汗出不烦，自欲吐，至五六日自利，复烦躁，不得卧寐者死。

前面几条讲少阴死症，无非就是因为转为太阴吐利了，以至津血大虚了，四逆了，身体蜷曲了，然后躁烦了，眩冒了，息高了，阴阳离绝了，人就死了。这是一个阴证常见的死亡过程。

这一条是结合具体的少阴证详细地讲了这个过程。"脉微细沉，但欲卧"是典型的少阴病。阴证是不可汗的，汗出则津液更虚，这时候汗出了。如果是人体阳气回来了的汗出，同时可能会有烦的反应。这里只是汗出，并不烦，那就要注意了。患者感觉欲吐，这种情况下的吐，说明胃里面不接纳了，胃气坏了。到五六日的时候转为自利，然后是烦躁却不能躺卧睡觉，少阴证没有了，彻底转为太阴了，而且虚阳在上了，这就是死症了。

◎301　少阴病，始得之，反发热脉沉者，麻黄细辛附子汤主之。

麻黄细辛附子汤方

麻黄　二两（去节）　　细辛　二两　　附子　一枚（炮，去皮，破八片）

上三味，以水一斗，先煮麻黄，减二升，去上沫，内诸药，煮取三升，去滓，温服一升，日三服。

少阴病是表之阴病，阴病不可发汗，我们前面学过，麻黄和桂枝的组合是发汗的，因为桂枝是解肌，能将肌肉里的水液逼出来。这里不能发汗，而病又在表，于是用了麻黄和炮附子的组合。

炮附子是温阳的，因为炮过，通行之力减了，能量不至于迅速走散，更能停留在肌体里，而温全身上下之阳。当体表的阳气足了，自然就能将邪气排出去，炮附子有固摄阳气的作用，所以能用于阴证虚汗的止汗。生附子也温阳，但通行经络的作用和气化的作用比炮附子强。当四逆的时候，生附子能将能量迅速送到肢体末端形成循环；当阴寒下利的时候，生附子能振奋肠胃形成气化。四逆汤里是生附子，因为四逆汤的主证就是四逆和下利。

细辛这个药有一种芳烈窜升的香气。《神农本草经》认为它主要有三个作用：主咳逆、除湿痹、利九窍。这里用细辛，对比前后条文来分析，应该是因为有"脉沉"。脉沉，在这里有可能是说里面有寒痰或寒饮之凝结，所以合用细辛。

说到细辛的作用，就要和麻黄、桂枝来做对比。桂枝的香气相比细辛，更厚更浓，质重则不能行远，桂枝的作用基本上是脾所主的路线，从中焦气化到肌肉而已。

麻黄没有明显的辛香，没有辛香则没有形质，无形的东西走得最远，比如声波，比如光，所以麻黄是开周身之孔窍的。没有形质也有个缺点，就是犹如刀没有柄，它没有力量，所以麻黄合桂枝这样的药就能发汗，单用则不能。麻黄和炮附子的组合是治少阴的主方。因为炮附子主温阳振奋，而非主发散。

细辛介于两者之间，比起麻黄它有香气，比起桂枝它香气偏轻偏烈。轻则升，烈则窜，所以在《伤寒论》里细辛主要治咳逆和上焦的寒痰凝结。

有一个问题，既然是阴证，为什么没有炙甘草之类建中补津液的药呢？这就是我推断细辛在这里是针对寒痰凝结原因。在经方里，如果要去攻一个顽固的结滞，是不会用甘草的，比如抵当类、陷胸类、承气类的方子大都没有炙甘草，因为甘以缓之，甘味会缓和攻的力量。

◎302　少阴病，得之二三日，麻黄附子甘草汤，微发汗。以二三日无证，故微发汗也。

麻黄附子甘草汤方

麻黄　二两（去节）　　甘草　二两（炙）　　附子　一枚（炮，去皮，破八片）

上三味，以水七升，先煮麻黄一两沸，去上沫，内诸药，煮取
三升，去滓，温服一升，日三服。

这个就是少阴病的正治方了，用了炙甘草。条文中说服了这个方子，"微
发汗"，其实这个汗与不汗，是要看人体自己的，人体有能量可以汗出以排
邪，它是会出的。麻黄合附子不是发汗剂。这里的意思是有可能会微微出点
汗，并不是一定会出。古书行文太简，需要根据一贯的语境和规律来理解。

麻黄附子细辛汤和麻黄附子甘草汤的寓意是一实一虚。一个是里有寒痰
寒饮，为实，用细辛温散之；一个为虚，用炙甘草建中补虚。这个思路和前
面的大小柴胡汤，麻黄汤和桂枝汤的思路是一以贯之的。

◎303　少阴病，得之二三日以上，心中烦，不得卧，黄连阿胶汤主之。

黄连阿胶汤方

黄连　四两　黄芩　二两　芍药　二两　鸡子黄　二枚　阿胶
三两（一云三挺）

上五味，以水六升，先煮三物，取二升，去滓，内胶烊尽，小
冷，内鸡子黄，搅令相得，温服七合，日三服。

前面说过，当津血虚极的时候，人会眩冒躁烦，这时候不要误以为有热，
这是阴阳离绝的死症。如果津血没虚到那么严重，人体只是出于自保亢奋起
来产生虚热，会出现什么情况？那就是现在这种情况"心中烦，不得卧"。

这个"心中烦"是有上热的。津血虚不够供给身体所需，人体便用烦来
亢奋，加速运行来生成与供给。在脉象上的反应比较常见的是细数脉；也有
可能是大脉，也就是大而沉取虚的脉。细和虚说明里面血少，阴虚；数和大
说明推动力有，阳热不缺乏，也就是阴虚阳亢。这种情况，一般来讲用生地
黄、阿胶、麦冬这样的滋阴药就可以解决了。阴补上去了，阳火就制约住了。
如果阳火更偏胜怎么办？那就是现在这个方子，不仅用阿胶、白芍、鸡蛋黄
滋阴强壮，还用黄连和黄芩清热。所以中医说简单也简单，中道之医而已，
在能量上不是越强越好，要取居中平衡。过与不及都会生病。现在那些顿顿

吃肉还敢进补的人，其实很多病是花钱补出来的，偏离中道了。

"不得卧"，不能躺下，躺下也不能睡。这种情况现在很多，很累了，想躺下睡一会儿却睡不着，烦乱，甚至躺都躺不了，稍躺一会儿心神不安的又要起来。问题还是出在津血虚上。当人血虚的时候，心脏每跳动一下的带血是不够的，这时候人体出于自保，不会让你深睡眠。深睡眠的时候，心跳极缓，带血就更不够了，人体组织就要缺血，大脑容易缺氧受损。所以血虚的人睡眠是很浅的。更严重的血虚，人体就不让你睡了。很多人用吃安眠药来入睡，久而久之会失效，因为人体的自保机制也很强大，它和安眠药的抑制作用是相反的力量，是对抗的力量。血不够而强行抑制入睡的话，有猝死的危险，这就是为什么有人服了安眠药就醒不过来了；老人有时候会在睡梦中突然死亡也是同样原理。

有医家说，这个方子是治"少阴热化"，倒是也可以这么说，但这个方子所治是不是归属于少阴呢？其实不必分得那么绝对，只要是阴虚而阳火偏胜都适用。人体只要产生这种困局就可以用这个方子去解这个困局，就可以治一切因此而产生的病。我举一个古代的医案：有人得了腹水，很多医家治过没治好，用药无非是健脾利水破瘀之类。后来有一个医师开了大剂量的阿胶和白芍，病家不敢服，说阿胶滋阴，白芍敛阴，患者有腹水，怎么能服这个药呢？后经医家劝告大胆地服了下去，一剂药腹水就消下去了。这个例子说明，药不是治病的，药是作用于人体能量的。当人体阴虚阳亢的时候，会不会出现腹水的情况呢？可能不多见，但也是会有的。这种时候，只有先让人体能量场回到正常状态，人体才有可能自己去排病。换言之，只有人体自己能治病，药物怎么能直接治病呢？后世医学之弊，就是臆想某药治某病，而不去研究药物与人体真正的能量关系和作用。这就只能动辄拿经验说事，但经验总归会时验而时不验的，验了不知道为什么验，一旦不验又不明白为什么不验，然后就束手无策。

◎304　少阴病，得之一二日，口中和，其背恶寒者，当灸之，附子汤主之。

附子汤方

附子　二枚（炮、去皮、破八片）　　茯苓　三两　人参　二两

白术　四两　芍药　三两

上五味，以水八升，煮取三升，去滓，温服一升，日三服。

少阴病刚开始一两天的时候，"口中和"，口里没有或苦或淡，渴与不渴，或干或涩之类，说明脾胃没有明显的问题。只是"背恶寒"，说明寒邪在表，最好的办法是灸，因为病在表从表解。我自己有过这样一次经历，因为长时间伏案写书，后背的夹脊窝里感觉酸胀发冷，晚上难受得睡不好觉。服了几剂解表的药，有些效果，但总觉得力量不够，解决得不够彻底。我家楼下有一家火疗店，便去做了个火疗，他们在后背覆上湿毛巾，再淋上酒精点火烧，这和条文中所说的灸法应该是同一类的，都属于用外热解表的办法。结果一次就全好了。病如果只是在表，汤药没有外用之法来得快。所以条文中先说当灸之，然后才说该用什么方子。

这个方子里为什么没有灸甘草。因为寒邪在表，去了灸甘草的缓和作用能增加达表之力，也是因为胃没有太大的问题。这里炮附子用得多，是二枚，一般只用一枚。茯苓和白术是化中焦水饮的。背恶寒，一般来讲里面是会有寒饮的，《金匮要略》里讲咳喘的时候会专门讲到。阴证的津虚，又有水饮凝结，水饮化去了，津液不能速生怎么办？灸甘草不用，那就用人参和白芍来生津液和敛津液。这里的用量不少，参二两，芍三两，芍药是偏阴性的，可见这里的阴证也不是很严重，条文中说了，刚"得之一二日"。

◎305　少阴病，身体痛，手足寒，骨节痛，脉沉者，附子汤主之。

一身皆痛，这是以表证为主的；脉沉说明里面有寒饮。和上一条的意思是一样的，附子汤是合用的。

◎306　少阴病，下利便脓血者，桃花汤主之。

桃花汤方

赤石脂　一斤（一半全用，一半筛末）　干姜　一两　粳米一升

上三味，以水七升，煮米令熟，去滓，温服七合，内赤石脂末

方寸匕，日三服。若一服愈，余勿服。

这种阴证便血的情况，老年人在医院吊水后出现得很多，一吊水，拉血了，然后病也越治越复杂。老年人气血衰退了，一般来讲身体比较容易呈现少阴的局面，所以老年人坐在那容易打瞌睡，"但欲寐"嘛。吊水，水是阴寒的东西，那么多水强行打进血管，加之抗生素也是苦味的、苦寒的，所以一吊水，邪反而进去了，大量的寒邪强行进入人体，人体必须立刻调动能量排解，津液不够就只能动血以驱邪，这就是便血的原因。一便血，西医就说是有炎症，加量抗生素接着吊，很多人就是这样给治坏的。

这个方子只有三味药。粳米是补津液的；干姜是温阳驱寒的；赤石脂是金石之药，金石之药都有重坠之性，能达下焦，方后写的是不煎而直接冲服，下行之力就更强了。赤石脂其味厚重，有固敛的作用。其实不单单是固敛，厚重下行之势首先是能增加下焦祛邪之力的，固涩作用又能增加下焦能量，这样止下利不是强行阻止，而是以增加能量的方式来让邪去利止，是为一举两得。

◎307　少阴病，二三日至四五日腹痛，小便不利，下利不止，便脓血者，桃花汤主之。

这一条从行文上来看，颇似上一条的补充。其实完全可以合并成一条，有可能是后人加的注解，传抄中变成了正文。

从主证而言，下利便脓血用桃花汤是没问题的。从其兼证来看，腹痛可加白芍；小便不利可加桂枝、白术、茯苓。但从抓主证的角度来看，抓住其主要矛盾，单用桃花汤是可以的。《伤寒论》的思路是抓大放小，大处解决了，小处自然会随之解决，无须面面俱到，所以方子里大都就是几味药。这一点对临证是很有借鉴意义的，若开药多，会在一定程度上造成力量的分散和能量场的混乱。现在有的大夫一开几十味药，这是乱枪打鸟。

◎308　少阴病，下利便脓血者，可刺。

这里说"下利便脓血者，可刺"，单说可行针刺之法，没说怎么刺。

◎309 少阴病，吐利，手足逆冷，烦躁欲死者，吴茱萸汤主之。

吴茱萸汤前面阳明病里面讲过。吐和利是胃肠反应，也就是阳明区域的反应。烦躁后面加了"欲死"两个字，说明里面有大淤堵，又因表不通，胃又不降，上冲所致。手足逆冷说明表气严重不通。那有没有可能是太阴四逆证呢？一般来讲有这么强烈的反应，不会是太严重的阴证，所以用的是吴茱萸汤，而不是四逆类的方子。

◎310 少阴病，下利、咽痛、胸满、心烦，猪肤汤主之。

猪肤汤方

猪肤　一斤

上一味，以水一斗，煮取五升，去滓，加白蜜一升，白粉五合熬香，和令相得，温分六服。

猪肤就是猪皮，这个熬成膏是滋阴润燥的。这里说的是少阴病，若是少阴病转为热证，有阴虚阳亢，这个药是可以的。后面说胸满心烦，又是典型的少阳证。明显矛盾，所以方证存疑。方后说加白蜜，蜜是滋阴甘缓的；加白粉，胡希恕先生考证说是米粉，那就是补中滋养的作用。

◎311 少阴病，二三日咽痛者，可与甘草汤，不差与桔梗汤。

甘草汤方

甘草　二两

上一味，以水三升，煮取一升半，去滓，温服七合，日二服。

桔梗汤方

桔梗　一两　甘草　二两

上二味，以水三升，煮取一升，去滓，温分再服。

这几条都冠以少阴病，说"二三日咽痛"，事实上是讲少阴病在变化，变化后就不一定是少阴病了。

大医至简——刘希彦解读伤寒论〔第二版〕

我们之前讲过"咽干",为少阳病之证,因为咽喉黏膜为三焦网络黏膜之出口,可反应半表半里的情况。这里是"咽痛"。当我们受邪气的时候,人体要调动津液排邪外出,咽喉的出口往往会表现为炎症为痛,事实上也就是邪气和正气的僵持之处,厮杀之处。咽喉从病位上而言,既能反应表证,也能反应半表半里证,是这两个区域的交界点。这里只用甘草这一味药,说明其他的表和半表半里证不明显。如果没有好呢?那就再加桔梗。桔梗是宣散的,这样力量就强些。

这里的甘草没有注明是炙用,那就是生甘草。《神农本草经》说它"甘平",主"五脏六腑寒热邪气",主"金疮肿、解毒",说明生甘草是既甘以和中,又散邪解毒的药,主要是宣散上焦之邪。炙甘草的运用很广泛,几乎无方不用,主要还是因其建中之用。温热病的方子用甘草,理应是生用的;如果是虚证,或者补津液之用,就用炙的。比方白虎汤里用的就是炙甘草,因为白虎汤是治津液虚的热病。

◎312 少阴病,咽中伤,生疮,不能语言,声不出者,苦酒汤主之。

苦酒汤方

半夏 十四枚(洗,破如枣核) 鸡子 一枚(去黄,内上苦酒,著鸡子壳中)

上二味,内半夏,著苦酒中,以鸡子壳置刀环中,安火上,令三沸,去滓,少少含咽之,不差,更作三剂。

这个比上一条严重,咽喉里有疮,连话都说不出了。但从用药来看,不是热证,热证不可能用鸡蛋清这样的滋养剂。鸡蛋清很有意思,民间偏方用来治咽喉失声,喝了就能说出话来;它还能用来抹古琴的丝弦,弦脱丝了可作护弦之用,弦也是发声的。半夏是可以用来治咽喉的,有一个治咽中有异物感的方子半夏厚朴汤,也是以半夏为主药。半夏其实是散结降逆的;苦酒是醋,醋是收敛的,也能软散坚结。这个方子是含服的,不是一口咽下去,是让它慢慢通过咽喉。这有点像民间偏方了,有可能是后人加注上去的。再者,这两条都是依单一病症出方,似不合《伤寒论》的语境,但方子还是可以参考的。

◎313　少阴病，咽中痛，半夏散及汤主之。

半夏散及汤方

半夏（洗）　　桂枝（去皮）　　甘草（炙）

上三味，等分，各别捣筛已，合治之，白饮和服方寸匕，日三服。若不能散服者，以水一升，煎七沸，内散两方寸匕，更煮三沸，下火，令小冷，少少咽之，半夏有毒，不当散服。

这个方子相比较更合经方之法。这里有半夏，主要是针对邪结；桂枝，是针对大循环的，外不通，邪才会内结于咽喉；炙甘草建中补津液，是针对能量的。经方组方无非是三套药：平衡能量的；调整大循环的；攻邪去实的。这个方子便是很好的范例，三味药正好各有所主，药虽少，理法却很周全。

◎314　少阴病，下利，白通汤主之。

白通汤方

葱白　四茎　干姜　一两　附子　一枚（生，去皮，破八片）

上三味，以水三升，煮取一升，去滓，分温再服。

少阴病，加上腹泻。少阴病是表阴证，腹泻在这里是太阴证。同时存在怎么办？三阴合病治从太阴，这是原则，当然要以治太阴为主。

太阴的主方是四逆汤，就是生附子和炙甘草、干姜的组合，因为生附子较之炮附子更偏向于通阳，也就是气化运行的作用，脾胃气化了，自然腹泻就止了。所以这里是生附子和干姜的组合。为什么不用炙甘草，因为还有少阴表证，炙甘草主缓和主内守，去了它能量则可迅速外达，所以暂可不用。

少阴的主方用麻黄的多，这里用的葱白。已经腹泻消耗了津液，不可以宣散太过，既然不用炙甘草，也就不用麻黄，只用少量葱白。

从白通汤的组方用药我们可以看出，仲景的组方是以客观的人体能量和循环为原则的，既不是所谓的凭经验，也不是用一堆玄奥的大道理来搞模糊

大医至简——刘希彦解读伤寒论【第二版】

概念。此方证所主的困局在于，有太阴腹泻，又有少阴表寒。阴证之津液如何能兼顾表里？照人体循环的规律办就是。于是就有了以太阴为主，少阴为辅的组合方式。且内不用炙甘草，外不用麻黄，其中寓进退之深意。要学就学这种客观实在之处，后人搞的东西，太爱讲大道理，道理一大堆，其实里面落不到实处。

315　少阴病，下利脉微者，与白通汤　利不止，厥逆无脉，干呕烦者，白通加猪胆汁汤主之　服汤脉暴出者死，微续者生

白通加猪胆汁汤方

葱白　四茎　干姜　一两　附子　一枚（生，去皮，破八片）
人尿五合　猪胆汁　一合

上五味，以水三升，煮取一升，去滓，内胆汁、人尿，和令相得，分温再服。若无胆，亦可用。

阴证下利是很危险的，很容易虚脱而死。像前面讲的白通汤方证，如果更严重的情况，利不止，且厥逆了，脉也没有了，而且还有干呕和烦，怎么办？那就要再加两味药，猪胆汁和人尿。猪胆汁是苦寒凉降的，人尿也是敛降下行的。

仲景的特点就是用药不驳杂不偏门，这里出来两味很奇怪的药。这是不得已而为之。津血虚极，再加上呕和烦，这就是虚阳在上，阴阳离绝之兆了。阴阳将离之时，人是反而会有阳气虚亢的反应，死前的回光返照就是这个原理，蜡烛在熄灭的时候火苗也会再炸一下。这时候如果只用扶阳药，阳火升得太快，很有可能造成虚阳暴脱而死，就像快灭的蜡烛不能用力吹一样，吹重了准灭。这时候就要加两味寒降的药来制约这个将脱之虚阳，让阳能降下来，与阴互抱互生。为什么不用芩连石膏之类的苦寒药呢？因为血肉有情之物相对来讲和人体比较能和合。在病情危重之时，必须谨慎，用药不可轻率。

平时我们碰到气血极亏的患者，用药也不可过于重剂，反而要轻药缓图，也是这个道理。

◎316　少阴病，二三日不已，至四五日，腹痛，小便不利，四肢沉重疼痛，自下利者，此为有水气，其人或咳，或小便利，或下利，或呕者，真武汤主之。

真武汤方

茯苓　三两　芍药　三两　白术　二两　生姜　三两（切）

附子　一枚（炮，去皮，破八片）

上五味，以水八升，煮取三升，去滓，温服七合，日三服。若咳者，加五味子半升，细辛一两，干姜一两；若小便利者去茯苓；若下利者去芍药，加干姜二两；若呕者，去附子，加生姜，足前为半斤。

真武汤以北方水神真武为名，可见是治水的。

"小便不利，四肢沉重疼痛"这是有水饮在四肢，四肢为表，在少阴范畴。"自下利"这是水不走小便，就走肠道；还有"腹痛"，于是有芍药。治表之阴寒水凝，炮附子和白术的组合。茯苓利水；生姜温胃通阳。

其实芍药在这个方子里不能简单理解为治腹痛。《伤寒论》治表水常常在气化药中加寒降或阴润的药，其实就是让气化能量遇寒遇阴而化水，就像湿暖空气遇上冷空气就会化雨一样，这样就不从汗解而从小便解，毕竟治水从小便解是正途，比如越婢汤里的生石膏。有时候津液虚也会如此，制约气化出表之力，而回收于小便，这样能量耗散会少些，利于回收利用，此方中当有此义。

方后的加减法是可取的，要是咳嗽就加五味子、细辛、干姜；要是太阴里寒的下利，那就去了芍药，加干姜；要是呕，就去了炮附子，增量生姜。

◎317　少阴病，下利清谷，里寒外热，手足厥逆，脉微欲绝，身反不恶寒，其人面色赤，或腹痛，或干呕，或咽痛，或利止脉不出者，通脉四逆汤主之。

通脉四逆汤方

甘草　二两（炙）　附子　大者一枚（生用，去皮，破八片）

干姜　三两（强人可四两）

上三味，以水三升，煮取一升二合，去滓，分温再服，其脉即出者愈。面色赤者，加葱九茎；腹中痛者，去葱，加芍药二两；呕者，加生姜二两；咽痛者，去芍药，加桔梗一两；利止脉不出者，去桔梗，加人参二两。病皆与方相应者，乃服之。

这是一种比较特殊的情况。本来是少阴病，表有寒，那么能量就要去体表驱这个寒，这时又发生了太阴腹泻，里面的津液迅速的空虚。人体不能让里外同时流失能量，于是便会启动应急模式，阻止里外的交通，于是格拒了，也就是体表相对热，体内相对寒，里寒外热，里外的寒热阴阳不顺接了。手足是厥逆的，脉也微弱欲绝，但是"身反不恶寒，其人面赤色"，身子感觉不那么怕冷，面色也发红。患者还有可能出现腹痛、干呕和咽痛，里面的邪气要寻求出口。有时候还会"利止脉不出"，里外格拒了，不交通了，就算腹泻止了，脉也出不来。

这里的虚阳格拒在外，和前面说的虚阳在上有相似之处，但用药和前面很不一样，前面是轻药缓图，这里是生附子和干姜比四逆汤剂量更重；前面有苦寒药辅助，这里没有。

前面药轻的原因是津血太虚，这里重用是因为津血没那么虚，也没那么寒，所以才会有"咽痛"和"不恶寒"这样的情况。至于"脉微""脉不出"是因为闭阻了，而非白通加猪胆汁方所言的无脉，如果不闭阻，应该不至于脉不出。这时候是可以承受重一点的剂量的。再者，里外不顺接是因为里外的寒热能量相差太远：热性外散，寒性内沉，此时热在外，寒在内，散者更散，沉者更沉，自然就阴阳隔绝，这时候必须要用重剂，才能打通里外阴阳。

问题是你怎么知道患者不是津血虚极，而是闭阻，这就是要综合辨证，如果津血虚极一定还有其他证，不可能没有别的显象，比如喘脱息高肉陷声陷神散之类，所以只要综合看问题，临证不难分辨出来。

方后的加减法是可取的。

这种情况在有些慢性病上面也很常见，只是反应没这么强烈。比方说有的患者感觉有些燥热，可脉却很微弱，还胃寒宫寒；或者看上去精神好，嗓门大，可一搭脉，脉很微弱，还腰痛腿凉。这就是有轻微的里外格拒了，这时候千万不要见火灭火，可以考虑用本方或白通加猪胆汁汤这样的思路来治。《伤寒论》常以外感病为例来讲怎么处理人体的困局，其实这些困局也可以产生其他的慢性病，《伤寒论》里的方子只要对证，是可以治各种病的。

◎318　少阴病，四逆，其人或咳，或悸，或小便不利，或腹中痛，或泄利下重者，四逆散主之。

四逆散方

甘草（炙）　枳实（破、水渍、炙干）　柴胡　芍药

上四味，各十分，捣筛，白饮和服方寸匕，日三服。咳者，加五味子、干姜各五分，并主下利；悸者，加桂枝五分；小便不利者，加茯苓五分；腹中痛者，加附子一枚，炮令坼；泄利下重者，先以水五升煮薤白三升。煮取三升，去滓，以散三方寸匕内汤中，煮取一升半，分温再服。

前面说过的四逆是津血大虚，不能到四肢末端，产生的四逆证。那有没有其他的原因会产生四逆呢？还有现在说的这个：津血虽然不虚，气机闭阻了，不能外达，于是出现了四逆的证。至于其他的证，都加了个"或"字，意思是有可能会有，不一定都有。

"或咳"，气机闭阻引起肺气不宣；"或悸"，气机不能外达，津液气化受限，心下便有悸动之感，这里可以理解为如同汽车遇到阻力开不过去的反应，这是能量在努力发动；"或小便不利"，向外不通，小便自然也不利；"或腹中痛，或泄利下重"，里外原为一体之运行，外不通则里也不得下，则腹痛，或有腹泻且坠胀排不干净的滞重感，此为下重。

这些"或"有之证都不是四逆散证专有的，在别的情况下也很常见。比方咳嗽不一定是气机闭阻；心下悸有可能是津液虚，或有水饮；小便不利有可能是湿证；腹痛泄利有可能是瘀血或宿食。

怎么才能判断是四逆散证？从方名来看是四逆证典型。不过，四逆是比较严重的闭阻，一般的情况下未必有。一般的四逆散证比如经常怕冷，比如手脚凉，比如遇热便燥热难安却又不耐寒。也常会显在脉上，脉会沉，因为

气血不外达，尤以沉而短躁之脉为典型，能量被闭在里面了。

我有一个朋友，患荨麻疹反复不愈，自己是懂医的，麻黄桂枝各半汤、麻黄连翘赤小豆汤、柴胡汤都服用了，无效，来找我。一问证，除了略有咽干乏力之外，没有别的证，脉沉短，略显有力，重按又偏弱。我用四逆散为主方作汤剂，再加了点祛湿的药，三四剂便痊愈了。这里没有四逆，也没有那些"或"有之兼证，为什么用四逆散呢？从脉象上来看脉沉，这就有四逆散证之嫌疑了，又没有别的明显的证，且建中解表，解半表半里，祛湿祛瘀的方法都用过了，都无效，这样看来，身体的主要矛盾则可能是气血闭阻不能外达，那就用四逆散。这个例子说明两个问题：一，学方证要参透方证后面的人体规律，否则难以运用经方处理非典型的情况。二，有了真正的《伤寒论》的思维，就算误治，也很容易再辨再找到路，因为理路就那么几个方向，不至于乱打乱撞方向不明。

这个方子可以归类为柴胡类方，但和大小柴胡汤有比较大的区别。小柴胡是以胃弱，邪热上冲为主。大柴胡是以胃弱，且下有宿食之实热为主。四逆散胃弱没有那么明显，所以没有呕逆厌食；热象也没那么明显，没有上热和便秘，而是以气机闭阻为主。方中的柴胡宣通气机于三焦，枳实宣通气机于里；人体之能量，上则化为气，下则凝为血，白芍能引津血下行，也有往下通达之意；炙甘草建中。药虽只有四味，理法清晰完备。

后世有个方子叫逍遥散，出自宋代的《太平惠民和剂局方》，是一个运用很广泛的方子，我曾经看过某名医的著作，里面录有很多他的医案，百分之七八十开的是逍遥散和逍遥散的化裁方，他自己也说，他这一辈子就是擅用逍遥散。逍遥散其实就是从四逆散变化出来的，其组方为柴胡、芍药、炙甘草、茯苓、白术、当归、薄荷、生姜。前面三味药和四逆散是一样的，方后说要加薄荷同煎，薄荷有透表散气之用。又加了祛水饮之茯苓白术和去瘀血之当归。除了气郁的闭阻，内有水饮和瘀血也有可能是闭阻的成因，加生姜同煎，生姜有驱寒瘀的作用。药虽增多，理则一致，这样一来，这个方子对气郁、湿瘀、血瘀、寒瘀就都有效了。所以，这个方子成为后世最有代表性的方子，其特点是用药比较杂乱，说得不好听就是乱枪打鸟。后世的医学由于没有《伤寒论》这样简明精准的辨证体系，这样的方子便能给医师方便，哪都照顾到了，总之会有点效；缺点是方向太多，力量就没那么集中，很难做到古经方那样的药简力专效宏。

四逆散和逍遥散都用的是散剂，就是磨成粉末煎服或冲服。散剂和丸剂的特点是药力释放缓慢，更能达于里和下焦，对于里面的淤阻证是更合适的，所以结胸证之陷胸丸，水饮证之五苓散，后世的逍遥散，都是丸散之剂。

四逆散方后的加减法里说腹痛加炮附子，这个不妥当，一般来讲腹痛该增量白芍。

◎319　少阴病，下利六七日，咳而呕渴，心烦不得眠者，猪苓汤主之。

猪苓汤方

猪苓（去皮）　茯苓　阿胶　泽泻　滑石各一两

上五味，以水四升，先煮四物，取二升，去滓，内阿胶，烊尽，温服七合，日三服。

渴而心烦不眠是猪苓汤方证，而咳、呕、下利却非典型的猪苓汤方证。还是要看本质，如果主要方面是热蕴于表，而欲从下解，以致于小便淋涩不畅，猪苓汤合用。有尿血或虚热之象，阿胶尤为适用。

◎320　少阴病，得之二三日，口燥咽干者，急下之，宜大承气汤。

单凭一个口燥咽干是不能用大承气汤这样的竣下之剂的，何况之前还是少阴病。读这种传抄了几千年的经典难就难在这，你不知道哪些是残缺的，哪些是后人加上去的。存疑。

◎321　少阴病，自利清水，色纯青，心下必痛，口干燥者，可下之，宜大承气汤。

这一条跟少阴病也没什么关系，不过方证是可取的。

有一种腹泻就是拉清水，一天十几次，这有可能是肠道里面有硬结的燥屎堵住了，人体就要调集津液去攻这个燥结，攻之不下，渣滓的东西堵在了那，而水液却能通过缝隙下来，于是就不停地拉水。后面还说"心下必痛"，人体如果下面消耗津液太多，中焦就会痞结，阻止运行，此所谓结胸，于是心下痛，这也是一种双向调节机制。"口干燥"说明有热。这里的证据是充分的，可以用大承气汤来下。实际操作必须有脉象支持，最好做一下腹诊。这种拉清水的情况服了大承气汤，腹泻会止，有可能会拉下几块硬邦邦的屎球来。

那有没有可能一天拉水很多次，是寒证的呢？有的。再提供两条鉴别方法，寒泄的时候虽急迫却无力，热证则有力；寒证一般来讲排泄物不会很臭，热证则恶臭且屁多。

◎322　少阴病，六七日，腹胀不大便者，急下之，宜大承气汤。

就算不大便，也不能单凭一个腹胀就用大承气汤，除了脉象之外，最好还应该有腹诊。大承气汤证该有腹痛，不能按，按之会痛增。

◎323　少阴病，脉沉者，急温之，宜四逆汤。

四逆汤方

　　甘草　二两（炙）　　干姜　一两半　　附子　一枚（生用，去皮，破八片）

　　上三味，以水三升，煮取一合二升，去滓，分温再服。强人可大附子一枚，干姜三两。

估计这里的脉沉是指有里证。三阴合病治从太阴，用四逆汤。

◎324　少阴病，饮食入口则吐，心中温温欲吐，复不能吐。始得之，手足寒，脉弦迟者，此胸中实，不可下也，当吐之。若膈上有寒饮，干呕者，不可吐也，急温之，宜四逆汤。

人体排病邪主要有汗、吐、下三个途径。汗下之法《伤寒论》中讲得很多，吐法讲得少，这一条就是讲吐法的。

患者吃东西，吃到嘴里就吐，"心中"，也就是胸口的地方感觉"温温欲吐"，但是又吐不出来。这是邪实结在上部了。这里的"手足寒，脉弦迟"是说明大循环受限了，而非阴证。阴证当有脉微弱，弦迟主瘀滞，并不能等同于津血虚。这时候不能下，而要用吐法，因为病在上从上解，病在下从下解。吐法的方子《伤寒论》里出得极少，前面有个瓜蒂散可以用。也可以人为催吐，比如喝酒想吐吐不出来的人，可以用手抠嗓子来抠吐。

我治过一个患者，胎停多次，不敢再怀孕，原本没有吐的症状，服了柴胡剂，呕吐得厉害。病家疑惑，质之于我。我想，少阳病本来就有心烦喜呕之主证，而柴胡汤本有治呕吐的功效，为什么服了反而会吐呢？后又想，患者本来不吐，喝了柴胡剂吐了，呕吐既为少阳的典型证，也可理解为是其典型的排病方式。复诊再辨，方证无误，还是柴胡剂。患者喝了还是吐得厉害，不喝药就不吐，但是患者不再疑，一直坚持服药，吐了一个来月，却自感情绪和身体状况反而见好。后来服药也不吐了，便再次怀孕，成功产下一子。这个例子说明，只要我们将人体理通，人体自己就会去排病，人体排病也是遵循病在上从上解，在下从下解；在表从表解，在里从里解的原则。我们用药只是顺势而为。

要是患者"膈上有寒饮"的话会发生"干呕"，也就是呕之无物，如果是寒饮造成的，要赶快用温的方法，温以化饮，可以用四逆汤。当然有个前提，就是阴寒之证才可用四逆汤。

◎325 少阴病，下利，脉微涩，呕而汗出，必数更衣，反少者，当温其上，灸之。

这里有下利，有脉微脉涩，有呕，有汗出，多个途径失津液，陷入严重的阴证了。三阴合病治从太阴，应该急用四逆汤；从病位上而言，当表里上下都有证的时候，也是要取乎中，建中为主。这里说要温灸其上，不妥当。

这是六经的最后一篇。

厥阴是阴发展到最后阶段，阴极则阳生。这是天地之理，所谓天无绝人之路。如果一阳来复，阴阳交融生长，那就会渐渐往好的方向走，疾病也就会退去；如果病邪未退，阴阳不能调和，阳亢于上，阴绝于下，这就是厥阴病。严重的厥阴病是很危险的，虚阳欲脱是其特征，就像烛火熄灭前要炸一下，临死前的回光返照也是这个道理。

厥阴病处阴阳变化之际，忽进忽退，病位也势必忽深忽浅，因为这种进退之间的特性，我们为归纳方便起见将其归入半表半里证，归于半表半里之阴病，实际上并不严谨。不过，六经本为名相，到了临证无非按其阴阳寒热的实际情况来处理而已，所以对于临证而言也是无碍的。厥阴病治法上是以扶阳温里为主，因为三阴病以建立能量为先。

◎326　厥阴之为病，消渴，气上撞心，心中疼热，饥而不欲食，食则吐蛔，下之利不止。

这是厥阴病的总纲。

《伤寒论》就是这样，只讲现象，不讲原理。在仲景时代有可能不需要讲，有些东西不用说大家也懂。可在后世就不同了，后世重术不重道，舍本逐末之学多，后面的道理不说清楚，就未必能参透，所以需要来讲清楚其原理。

厥阴病首先是阴病，可证又都是阳热反应，这就是所谓的阴绝于下，孤阳亢于上，则为上热下寒，寒热夹杂。

"消渴"，口渴欲饮，饮而不止渴谓之消渴。说明胃已经不能吸收气化了。胃衰又兼上热是其特征。

"气上撞心"，津血能量已衰，上到心脏区域就上不去了，一撞即落，于是便有撞心之感。

"心中疼热"，人体有瘀阳会疼，津虚也会疼。津虚了，筋腱失去滋养就会挛急，急性的挛急就是抽筋，抽筋很疼；胸膜缺津液也会疼，隐隐地疼，这是慢性的疼。若是厥阴，疼且热。

"饥而不欲食"，胃中有热，会容易有饥饿感；胃的津血不够不能受纳，人又会感觉吃不下去。

"食则吐蚘"，蛔虫喜欢热的地方，如果上热下寒，蛔虫就会往上面跑，所以食则吐蛔。现在农药运用广泛，得蛔虫的少了，这个证就少见了。食则吐还是会有的。

"下之利不止"，如果用下药，加重下焦的虚寒，下焦就更固摄不住了，于是下利不止。

◎327　厥阴中风，脉微浮为欲愈，不浮为未愈。

脉微浮，说明气血由阴入阳，能逐邪于表，那就很快会痊愈。如果脉不能浮，仍在阴，那就还是好不了。

◎328　厥阴病，欲解时，从丑至卯上。

丑时凌晨一点到三点；寅时三点到五点；卯时五点到七点。这个时间段犹如一年当中的春季，阳气生长之时。厥阴病为阴尽阳生之机，在这个时间段往往容易解。

◎329　厥阴病，渴欲饮水者，少少与之愈。

厥阴病为阴病，哪怕有上热，也不能给太多水喝，因为水也是偏阴性的，况且胃功能弱，吸收能力有限，稍微给一点，病就容易好；给多了，病反而不容易解了。

◎330　诸四逆厥者，不可下之，虚家亦然。

还是在说阴证不可行汗下之法，津血虚的也不可以。

◎331　伤寒，先厥后发热而利者，必自止，见厥复利。

伤寒，若津血不够，人体便会发生厥逆，四肢冰冷，这是津血要先保内脏。如果先厥逆，然后又发热和下利，说明人体的胃气回来了，津血功能增强了，又可以通过发热和下利来排邪了。这种下利自己会止的，邪尽则止。如果又发生厥逆了，说明人体又往阴的方向走了，那就有可能再次发生下利。这个下利应该是人体往阴走时，再次感受邪气，人体又从里来排邪。

从这一条可以看出厥阴病进退不定的特性。

◎332　伤寒始发热六日，厥反九日而利。凡厥利者，当不能食，今反能食
　　　　者，恐为除中。食以索饼，不发热者，知胃气尚在，必愈。恐暴热来
　　　　出而复去也，后日脉之，其热续在者，期之旦日夜半愈。所以然者，
　　　　本发热六日，厥反九日，复发热三日，并前六日，亦为九日，与厥相
　　　　应，故期之旦日夜半愈。后三日脉之，而脉数，其热不罢者，此为热
　　　　气有余，必发痈脓也。

这一条讲厥而下利，一般来讲原本应该胃口不好的阴病，忽然胃口反常的好，有可能是病向好，但也要防止是虚阳欲脱的胃口好，这事实上是胃气欲绝时的短暂的虚亢。这时可以让患者吃一点饼，如果没有发热，说明这点能量还固摄得住，那就是胃气还在，那这个胃口好就是病向好的征兆，那就"必愈"。有时候忽然发热，也有可能是虚阳欲脱的暴热，这种热不能持续，如果隔一天搭脉，这个热象还在，那也就是快好了。如果三天后脉数了，说明热气有余，必发痈脓。

此条以时间周期来论断病的，事实上临证未必这么确切，也不似仲景一贯的行文习惯。

◎333　伤寒脉迟六七日，而反与黄芩汤彻其热。脉迟为寒，今与黄芩汤，复
　　　　除其热，腹中应冷，当不能食，今反能食，此名除中，必死。

这里的脉迟是指阴寒之证，用黄芩汤为误治，腹中应该更冷了，也应该吃不下东西，现在反而能吃，应该是"除中"，也就是胃气将绝时短暂的虚亢，患者必死。这里讲的还是厥阴病的特性，就是阴阳离绝之反应。

◎334　伤寒先厥后发热，下利必自止，而反汗出，咽中痛者，其喉为痹。发热无汗，而利必自止，若不止，必便脓血。便脓血者，其喉不痹。

这一条讲的是人体的运行规律。

陷入阴证而四肢厥冷，气血不能达于体表，人体就只能从里面排邪，那就会下利；如果又发热了，那就是又从体表排邪了，那下利就会止了。汗出咽痛，这是通过体表和人体上部在排邪。如果发热无汗，而下利也不止，人体试图从内外两个层面来排邪，津液势必不够支配，津液不够，那就只能调动血液来支援了。于是便会拉脓血。拉脓血的话，咽喉不会痹，因为邪气已经有出口了。

从这一类的条文可以看出，《伤寒论》对于人体的理解很朴素很简单，大道至简，医学理论何其繁多，明道之人自然识得真伪。

◎335　伤寒一二日至四五日厥者，必发热。前热者，后必厥；厥深者，热亦深；厥微者，热亦微。厥应下之，而反发汗者，必口伤烂赤。

这里说的是热厥的情况。有时候热闭塞在里面也会阻碍气血的运行，尤其是内有实热阻滞容易发生这种情况。在临证上，经常会碰到这种患者，看脉象明明偏热，可患者说怕冷，而且手脚也是冰凉的。医师在这种时候往往难以判断，其实这有可能就是热厥的情况。四肢越冰冷，说明里面的热闭阻越深，也就是里面有实热阻滞；反之，则热轻。这种厥应该用下法来治，如果反而去发汗，就会发赤烂口疮。本来就有里热，再用热药去发表，便发生了这种情况。

这里是说里实证，里有阻滞牵制了能量，外面也会有厥的反应。这就要和阴证的厥区分清楚。

◎336　伤寒病，厥五日，热亦五日，设六日当复厥，不厥者自愈。厥终不过五日，以热五日，故知自愈。

这里说外感病的厥不会超过五日。任何事情都是有周期的，就像感冒一般五天之内会好。但是不是一定就是五天呢？这不好说。如果不是急证的厥，一直延续下去，手脚冰凉好多年都是有可能的。类似这样的条文是否仲景原文，存疑。

◎337　凡厥者，阴阳气不相顺接，便为厥。厥者，手足逆冷者是也。

厥的问题前面已经说过很多了，这里忽然又来解释什么是厥，应该是后人的注解。

关于厥的原因，仲景的解释是很实在的，或津血虚，或里有淤阻。这里说厥是阴阳气不顺接，这种话说了等于没说，肯定是不顺接了，我们要弄清楚的是为什么不顺接。后世医学有这个毛病，看起来话说得很高深，其实多为以现象说现象的废话。他们还喜欢说某某病是肾虚脾虚引起，比如腰疼是肾虚引起，腰疼是表象，肾虚也是表象，问题是什么引起的腰疼和肾虚。如果是体内长期有瘀阻，气血不能循环归肾，患者也有可能肾虚腰疼，难道也去补肾？这种情况滋补药只会加重淤阻。其实，腰疼是病，肾虚也是病，都是病灶，都不是根本原因，所谓"治病求其本"，并不是找到肾虚脾虚就找到了本，这和西医的定点思维其实并无多大区别。还是要从人体的能量和大循环来考虑问题，从大局着眼，才能不被小处所制，这才是真正的中医思维。

我怀疑这些地方是王叔和加上去的。王叔和大概是好心，怕后世惯用五行脏腑辨证的人看不懂《伤寒论》，还把很多五行脏腑的观念融入了《伤寒论》，为此他还附了自己的文章在《伤寒论》前面，但一看就和《伤寒论》的学术体系不统一，后来很多有眼光的注家就把他的缀文删去了。但他在《伤寒论》正文里做的修改就很难剔除出来。本着不擅自改动，保留原文面貌的学术精神，都不会去动《伤寒论》的内文，这就需要习学者自己分辨。

◎338　伤寒脉微而厥，至七八日肤冷，其人躁，无暂安时者，此为藏厥，非蚘厥也。蚘厥者，其人当吐蚘。令病者静，而复时烦者，此为脏寒，蚘上入其膈，故烦，须臾复止，得食而呕，又烦者，蚘闻食臭出，其人常自吐蛔。蛔厥者，乌梅丸主之，又主久利。

乌梅丸方

乌梅　三百枚　细辛　六两　干姜　十两　黄连　十六两　当
归　四两　附子　六两（炮、去皮）　蜀椒　四两（出汗）　桂枝
六两（去皮）　人参　六两　黄柏　六两

上十味，异捣筛，合治之，以苦酒渍乌梅一宿，去核，蒸之五
斗米下，饭熟捣成泥，和药令相得，内白中，与蜜杵二千下，丸如
梧桐子大，先食饮服十九，日三服，稍加至二十九。禁生冷、滑物、
臭食等。

"脉微而厥"，脉微弱，是阴证；厥是四肢冰冷。到了七八日，患者身体
皮肤也冰冷了。虽然如此，却很躁烦，没有一刻安宁。阴证而躁烦是很危险
的证，在这里叫"脏厥"，大概是指病很深，脏为深处，是很难治的了。如果
是蛔厥，而非阴极的躁烦那就要好办得多。

蛔厥是因为体内有蛔虫，当人体上热下寒之时，蛔虫生性趋暖，便会往
上走，患者就会烦躁，甚至吐出蛔虫来。有时候吃了东西也会烦躁，因为蛔
虫闻到食物的味道就会往上走。如果是蛔厥，可以用乌梅丸来治。

现在因为农药杀虫剂的普遍使用，蛔虫已经很少见了，但我们还是可以
从这个方子里了解厥阴病的治疗思路。

厥阴病首先是阴病，三阴病治从太阴，干姜附子人参建中温阳。不用炙
甘草是因为要驱虫。如果只是治厥阴病是可以用炙甘草的。炙甘草能缓中培
土，中土之气足了，自然循环通畅，阴阳顺接，寒热得和。

桂枝、细辛、当归主要是助血气，通关窍，建立循环的。大循环不通，
才会热在上寒在下不能和谐。先中气建立起来了，能量有了，继而要辅之以
建立循环的药。

黄连和黄柏是清上热的，和附子的温元阳相配合，使阴阳得接，寒热
得和。

乌梅和蜀椒主要是用来杀虫的。

乌梅，《神农本草经》云："味酸、平。主下气，除热烦满，安心，肢体

痛，偏枯不仁，死肌，去青黑痣，恶疾。"

我们可以将三样最常用的酸敛药来做一个对比。

乌梅味薄而轻，其性轻上，所以可用于体表之疾，收其浮阳虚火，所谓去"死肌"就是这个意思。夏天也可用乌梅做酸梅汤敛汗生津。此外，乌梅还可杀虫，这是其治标之用。乌梅丸没有滋养的作用，主要是清解的作用，所以息肉、痣、烦热之类的情况都可以用。

山萸肉味厚而温补，一般用于虚证固敛元气。这是元阳不固的主药。肾气丸里用到它。患者垂危之时，虚阳外越，脉虚急数而欲脱，这个时候除了救津液建立能量之外，还要用大剂量山萸肉才可摄住元气，不然很可能虚阳暴脱而死。

五味子酸而咸下，可用于实证，痰湿气阻之咳嗽常常用到它，取泄下之用。亦能固敛精气。补泄兼具，泄多补少，正是其妙用。小剂量的五味子还可以生津收汗，治夏天汗多失津的生脉饮就是用小剂量的五味子佐以麦冬人参。

就其补泻而言，山萸肉偏温补滋养，乌梅和五味子的滋养性没那么强，偏泄一些。

酸味的敛泄和辛气的发散相反，一为向内向下泄，一为向外向上散。

蜀椒就是花椒。蜀为四川，四川野生的花椒是很厉害的，我曾经在大理吃羊肉米粉的时候，见其蜀椒正宗，加了一小勺，少时嘴唇头面皆发麻，几分钟上不来气。用这个药要小心，所以这里的花椒注明要"出汗"后才用，也就是用加热挥发其芳香油的方式制约其彪悍之性。我们的医药监管制度，买六克以上的麻黄细辛要凭正规处方，可花椒在药店超市都可以成包成袋的买。其实花椒比麻黄细辛危险得多。麻黄细辛用几十克在经方家来说是常事，也没听说出过问题。花椒多用很危险，容易麻痹呼吸，我有过切身的体会。花椒是气化药，如果中焦有水湿，吃一点花椒反而不觉得渴了，这就是水湿气化成津液了。"辛以润肺"就是这个意思，不是说辛的东西能润肺，辛是燥热的，怎么能润肺呢？是因为辛将胃中的水湿气化成津液，肺才得以滋润。

黄柏是苦寒药，其作用和黄芩黄连类似，因其为树皮，性偏厚重，所以一般认为更能除下焦之热。

◎339　伤寒热少微厥，指头寒，嘿嘿不欲食，烦躁，数日小便利，色白者，此热除也，欲得食，其病为愈。若厥而呕，胸胁烦满者，其后必便血。

"热少微厥"，虚寒会厥，热阻也会厥，这里说的是里有热阻而厥，前面说过"厥深者，热亦深；厥微者，热亦微"，这是热不多，所以厥也不严重，只是手指感觉到冷，并没有冷至肘膝。后面说"嘿嘿不欲食，烦躁"，说明还有少阳病，少阳且里有热阻而厥，那就是大柴胡汤方证。几天后小便利了，颜色白，说明热已经解了，表里循环已经通了，患者这个时候如果想吃饭了，那胃气也复了，病就该好了。要是又厥又呕，"胸胁烦满"，说明病在加重，呕亦损伤津液，津伤只得动血排邪，所以后必便血。

◎340　病者手足厥冷，言我不结胸，小腹满，按之痛者，此冷结在膀胱关元也。

手足厥冷的反应，前面说了津血虚和里有热阻都会有，其实只要里面有瘀阻都有可能发生，这个淤阻包括且不限于结胸、痰湿、瘀血、宿食。

这里有厥，患者却说不结胸，只是小腹满，按之里面痛，说是冷结在膀胱关元的位置。为什么是冷结？而不是热结，还需更详细的脉证，这里没有细说，比如脉象不阳不热，腹部得温缓解之类的证。冷结在下，炮附子可温，大黄可下。可酌情处方治之。

◎341　伤寒发热四日，厥反三日，复热四日，厥少热多者，其病当愈。四日至七日，热不除者，必便脓血。

这里说的是典型半表半里病的特性，就是病在表里之间进退。发热四天，然后又厥三天，然后又再发热四天。发热的时间比厥的时间长，病在向外走，说明人体的阳气在增长，病的发展趋势是走向好的方面，所以说"其病当愈"。如果到了第四天和第七天之间，热还不除，人体烧这么久是很耗津液的，津耗过多则只能动血以排邪，于是会便脓血。

◎342　伤寒厥四日，热反三日，复厥五日，其病为进。寒多热少，阳气退，

大医至简——刘希彦解读伤寒论【第二版】

故为进也。

反过来，厥四日，热三日，然后厥又五日，病是在进，人体的阳气在退。

◎343　伤寒六七日，脉微，手足厥冷，烦躁，灸厥阴，厥不还者，死。

脉微而厥，这是极阴的证了，此时发生烦躁是更不好的，此为阴阳离绝之兆，仅存的津血会被迅速燃烧掉。此为厥阴，用灸法灸厥阴，没有说哪个穴位，各家的注解都说是太冲穴，可参考。灸后，如果厥的情况不改变，也就是津血功能回不来，患者是会死亡的。

◎344　伤寒发热，下利厥逆，躁不得卧者，死。

下利是消耗津血很快的，躁说明已到了极期，若是厥逆的患者，且"躁不得卧"，患者是会死亡的。

◎345　伤寒发热，下利至甚，厥不止者，死。

这里说如果有发热，加上严重的腹泻，表里耗散津液，如果再有厥，且腹泻不止，患者也是会死亡的。

◎346　伤寒六七日，不利，便发热而利，其人汗出不止者，死。有阴无阳
　　　　故也。

到了六七天的时候，七是来复之数，一般七天为一个周期，到了这个时候病按照常理就应该转好。本来不下利的，这时候如果反而发热而利，而且汗出不止，患者是会死的，说明病没有好，且汗、下、发热都会让人迅速消耗津液，陷入纯阴的境地，此所谓"有阴无阳"，患者是会死的。

◎347　伤寒五六日，不结胸，腹濡，脉虚复厥者，不可下，此亡血，下
　　　　之死。

患者发生厥，有可能是虚寒而厥；也有可能是里面有淤阻，气血内外循环受阻而厥，或热闭而厥。这里说不结胸，腹部里面也是柔软的，说明不闭阻；脉是虚的，那就是虚寒的厥。如果这时候再用下药，患者会死亡。

◎348 发热而厥，七日下利者，为难治。

发热是要消耗津液的，这时候厥，说明津液已虚。七日是来复之数，病在这时候往往会向好处走。如果没有好转，更添下利，那就难治了。

◎349 伤寒脉促，手足厥逆，可灸之。

《伤寒论》里的脉促，是指脉搏往寸部顶的上促之状。厥逆而脉促，不是脉微弱，说明气血没有太不够，只是到不了体表，那就只能往上顶了。这时候可以用灸法，通一通阳气就好了。

◎350 伤寒脉滑而厥者，里有热，白虎汤主之。

脉滑，是指脉里面的血像珠子一样流利地滚过，所谓脉如走珠是也。当人体有邪气的时候，气血的运行就要亢盛起来去驱邪。如果血不够，那就会摸到弦脉，就是像琴弦一样绷直的脉，这是血管亢盛紧张起来了，而里面的血不足以鼓荡起来。如果血是够的，那就会摸到滑脉了。

有厥，同时有滑脉，这就是里有热闭而产生的厥，可以考虑用白虎汤。如果再有明显的实证，还可以考虑承气汤。

◎351 手足厥寒，脉细欲绝者，当归四逆汤主之。

当归四逆汤方

当归 三两　桂枝 三两（去皮）　芍药 三两　细辛 三两　甘草 二两（炙）　通草 二两　大枣 二十五枚（擘，一法，十二枚）

上七味，以水八升，煮取三升，去滓，温服一升，日三服。

条文中的脉象需要推敲。"脉细欲绝"应该是阴寒重症，非姜附不能救，而这个方子只是以桂枝汤为底方，而且还去了生姜，可见不是很阴寒的证。从方子来看，津血虚是有的，但没有虚到很严重的地步。这时候假如真的脉细欲绝了，那也只是气血受限的假象。很好查明，单指沉取两手的尺脉即可，如果尺脉不弱，即是假阴；尺脉弱，即是真阴。这时候发生厥，主要是气血的发散之力不够，而且是轻微的厥，所以在药物的使用上是以发散为主的，当归、桂枝、细辛、通草都起这个作用。生津血的药相对用得较少，只有芍药、炙甘草和大枣三味。有医家说这个方子治冻疮很有效，冬天气血升发之力不够，不能达到体表，这个方子当然是适用的。有细辛，可能是兼有里面的寒饮之实。

那这种情况常规会出现何种脉象？我认为应该是沉弦脉比较合理，沉表示气血在里，弦表示气血的瘀滞郁结；尺脉正常而寸脉弱的脉象也有可能，寸主表，气血不能达表。

当归这味药后世医学说它补血。问题是，整本《伤寒论》没有补血补气这样的概念，只有建中生津液的概念。脾胃吸收了饮食中的营养物质才是血的来源，当归哪里能直接补血？南怀瑾曾经说过这样的话，说当归里面又挤不出一滴血来，补什么血？那当归是做什么用的？当归是增加血的运行能力的。它有非常浓厚的香气，厚重的香气就像粗的棍子，才能搅动黏稠的物质，所以能运行血，像薄荷、杏仁这样轻薄的香气则只能运行气。《金匮要略》里有个当归芍药散，治妇人腹痛的，腹绵绵而痛是典型的瘀血证。当归不但气辛厚味厚腻，且有微苦，富有油脂，这就能下行逐瘀血，且能润肠，所以肠燥也能用到当归。后世中医说当归补血也没有错，因为血液运行加强了，造血功能自然加强。更准确的说法应该是，当归是刺激造血的，而非直接补血。我经常对血虚的患者说，你要用当归补血也可以，但吃了以后必须静养才能生血，要是继续操劳思虑，当归只会助长虚火，让你进入更亢奋虚耗的状态。有些血虚的患者用了当归反而上火烦躁，甚至头晕失眠就是这个道理。

《本草经疏》曰："通草者，即木通也。"后世也多认为"汉代通草即今之木通。"木通性辛、平，是通利血脉关节的药。

◎352 若其人内有久寒者，宜当归四逆加吴茱萸生姜汤。

当归四逆加吴茱萸生姜汤方

当归 三两　芍药 三两　甘草 二两（炙）　通草 二两

桂枝 三两（去皮）　细辛 三两　生姜 半斤（切）　吴茱萸

二升　大枣二十五枚（擘）

上九味，以水六升，清酒六升，和煮取五升，去滓，温分五服（一方，水酒各四升）。

这是接着上一条来说的，因为患者内有久寒，于是加了两味药：生姜和吴茱萸。生姜是温热运化胃的；吴茱萸苦温辛散，主治寒性的胃中有积滞。从吴茱萸、生姜这两味药可以反推出更常见的证：应该有呕和上逆（可参考吴茱萸汤的条文）。阳明里实则气血牵制于里，也会造成四肢厥冷。从承接上文的语境来看，上一条主要是气血生发之力不够造成的四肢厥冷，而这一条则兼有寒性的阳明里实。如此更为合理。上一方主虚，此一方主实，也符合《伤寒论》立方的一贯法则。

◎353 大汗出，热不去，内拘急，四肢疼，又下利厥逆而恶寒者，四逆汤主之。

如果发热，当汗出而解。这里是大汗出，热还不解，说明这个汗的能量是不够的，比如说出冷汗，邪也是解不了的。为什么说这里是出冷汗，而非大热的汗出呢？因为后面说感觉到里面拘急，四肢疼痛，说明津液大虚了。这时候如果再腹泻不止，并发生厥逆和恶寒，那就是纯阴证了，应该速用四逆汤扶阳。

◎354 大汗，若大下利而厥冷者，四逆汤主之

这里和上一条的意思是差不多的。也是说大汗、大下利且厥冷的情况，宜用四逆汤。

◎355 患者手足厥冷，脉乍紧者，邪结在胸中，心下满而烦，饥不能食者，病在胸中，当须吐之，宜瓜蒂散

脉紧，一般的说法，既主风寒束表汗不出，也主宿食。这就说明了内有积滞和外感病的关系。内有积滞，津液牵制于内，则外易受邪；里面过于空虚，气血虚弱，外也容易受邪。人体感受邪气，无非虚实二途。这里说"脉乍紧"，手足又厥冷，说是邪结在了胸中，后面的"心下满而烦，饥不能食"是结在胸中的证据。《伤寒论》的原则，病在上从上解，病在下从下解。自下

而解是承气汤；自上而解用催吐法，就是瓜蒂散。

伤寒，厥而心下悸，宜先治水，当服茯苓甘草汤。却治其厥，不尔，
水渍入胃，必作利也。

前面说过，内有宿食瘀血牵制了气血，外面则容易厥冷。这里说里面有
水饮，外面也会厥冷。总之，里面只要有瘀滞，外面都有可能厥冷。这时候
应该先治水饮，水饮去了，厥冷也就好了，用茯苓甘草汤来治。如果只是治
其厥，不治其水，病是好不了的，水还有可能陷入胃肠之中，变成腹泻。《伤
寒论》里胃的概念是包含胃和肠道两个区域的。

◎357 伤寒六七日，大下后，寸脉沉而迟，手足厥逆，下部脉不至，喉咽不
利，唾脓血，泄利不止者，为难治，麻黄升麻汤主之。

麻黄升麻汤方

麻黄　二两半（去节）　升麻　一两一分　当归　一两一分
知母　十八铢　黄芩　十八铢　葳蕤　十八铢（一作菖蒲）　芍药
六铢　天门冬　六铢（去心）　桂枝　六铢（去皮）　茯苓　六
铢　甘草　六铢（炙）　石膏　六铢（碎，绵裹）　白术　六铢
干姜　六铢

上十四味，以水一斗，先煮麻黄一两沸，去上沫，内诸药，煮
取三升，去滓，分温三服，相去如炊三斗米顷，令尽，汗出愈。

此条从方子而言，用药驳杂，不合法度。如此厥阴重症，而且还兼有下
利和唾脓血，津血大耗，怎么能用桂枝和麻黄发汗呢？药物的剂量也不合仲
景的常规，石膏药力本来就轻，又是金石之药很压称为，六铢这样的剂量形
同虚设。干姜、茯苓、甘草、芍药用六铢也剂量太轻。唯一可取的是寒药和
热药同下，这个思路是治厥阴的思路。此条疑非仲景原文。

◎358 伤寒四五日，腹中痛，若转气下趣少腹者，此欲自利也。

伤寒四五日是快要解的时候了，这时候腹中痛，感觉有气往小腹走，这

是人体试图从里来排解这个病邪，这是要腹泻的前兆。这时候有可能自利而解，所以条文中没有说解决方法。如果要用药的话，那就顺应人体用一点下药便可顺势而解了。

◎359 伤寒，本自寒下，医复吐下之，寒格，更逆吐下，若食入口即吐，干姜黄连黄芩人参汤主之。

干姜黄芩黄连人参汤方

干姜　黄芩　黄连　人参各三两

上四味，以水六升，煮取二升，去滓，分温再服。

这一段注家都说是有错的。这里最主要的证是吐，吐的话要用半夏和生姜，这里的用药显然不那么精准。解释条文：寒泻，说明肠内没有实热，不能用下药，要温阳建中以止泻。医师用了吐药和下药，这是误治，于是发生寒格，就是上下格拒了，上下寒热不交通了。这也是人体的一种自保模式，它不可能一直让你吐泻，就采取这种阻滞的状态，不让能量外泄。这时候的吐就不是那种自发的吐了，而是食入口才吐，这是胃阻滞了，不受纳了。

这个方子会不会有效？会有效果，因为毕竟有干姜，生姜可以的，干姜也可以，干姜也能止呕，只是生姜止呕更好用。人参建中生津液；黄连黄芩降逆去痞。大的方向还是没有错的。

◎360　下利，有微热而渴，脉弱者，今自愈。

先下利，后有微热，说明病出表，微热而非大热，说明阳气已复，口渴说明胃气已复。脉弱，也说明病已退，因为病脉往往是偏躁动紧张的。所以说这个病"今自愈"。条文虽短，信息量大，且合理合法。

◎361　下利，脉数，有微热汗出，今自愈，设复紧，为未解。

本为下利脉数，说明邪气尚盛，如今微热汗出，说明病自表解，阳气已复，那就会自愈了。如果又发生了脉紧，说明病还没有解。

◎362 下利，手足厥冷，无脉者，灸之不温，若脉不还，反微喘者，死。少
　　　阴负趺阳者，为顺也。

　　下利、厥冷、无脉，这已是阴寒重症了。如果施灸也不能复温，脉也不
回来，而且还发生微喘，这是阳气将脱了，这是死症。如果少阴脉比趺阳脉
弱，趺阳脉是主脾胃的，趺阳脉胜，胃气在，这个病是顺的，也就是说会朝
好的方向发展。

◎363 下利，寸脉反浮数，尺中自涩者，必清脓血。

　　下利，病在下，为什么寸脉反而浮数呢？我有这样的经验，阳明里热的
患者，一般来讲，尺脉亢盛的情况极少，一般都是寸脉亢盛。从人体的循环
来理解，肠道有邪热排不掉，热之性是往上走的，自然邪热要从上部寻找出
路，因而是寸脉浮数。因为有脉浮数，可见这里的下利是偏热的。尺中涩，
说明津液已经虚了，那就只能动血排邪。所以会下脓血。这里还要注意，有
脓一般来讲是热证多，比如痢疾就是热证居多，拉痢疾事实上拉的是脓一类
的腐烂物质。

◎364 下利清谷，不可攻表，汗出必胀满。

　　下利当然不可攻表，如果攻了表发了汗，损伤了津液阳气，胃就更虚了，
不运化了，便会发生胀满。

◎365 下利，脉沉弦者，下重也；脉大者，为未止；脉微弱数者，为欲自
　　　止，虽发热，不死。

　　凭脉论病，不合《伤寒论》惯例，疑为后人的衍文。

◎366 下利，脉沉而迟，其人面少赤，身有微热，下利清谷者，必郁冒汗出
　　　而解，患者必微厥，所以然者，其面戴阳，下虚故也。

　　下利的患者发生面赤，身有微热，然后汗出而解了，这好理解，病从表
解了，自然就不下利了。解后"患者必微厥"，是因为又利又汗后患者津血
虚，发生了轻微的厥证。这时津血虚于下，面有"戴阳"，戴阳是虚阳浮于头

部的意思。

◎367　下利，脉数而渴者，今自愈。设不差，必清脓血，以有热故也。

下利的患者，如果发生脉数口渴，有可能是胃气复了，阳气回来了，那就会自愈。如果没有自愈，说明是转为热证了，那就会下脓血。

◎368　下利后，脉绝，手足厥冷，晬时脉还，手足温者，生；脉不还者，死。

下利至津血虚极而脉绝，手足厥冷，这是死症。如果"晬时"，也就是一个对时，即二十四小时，患者的脉回来了，手足也温了，患者就能活过来。如果脉没回来，患者就会死。

◎369　伤寒，下利，日十余行，脉反实者，死。

里热下利，一天十几次，脉还是很实的情况有没有，当然有，很多见，说明热没下干净。所以这里的前提应该是下利以至津血大虚后，这时候脉还是实的，那就是邪气仍盛，这种情况条文说是死症。这个脉实，是否沉取依然实？不会。津血虚的脉，沉取是虚的。所以这个实不大可能沉取也实。沉取也实，说明津血尚足，是可以继续下的。这里有可能是类似于紧脉硬脉的"实"，这种脉说明血竭而邪盛。

◎370　下利清谷，里寒外热，汗出而厥者，通脉四逆汤主之。

虚寒下利，同时发热，汗出后发生厥逆，这时候要用通脉四逆汤。这里所体现的是三阴合病治从太阴的原则。

◎371　热利下重者，白头翁汤主之。

白头翁汤方

白头翁　二两　黄柏　三两　黄连　三两　秦皮　三两

上四味，以水七升，煮取二升，去滓，温服一升，不愈，更服一升。

下重就是想拉却拉不出来，肛门感觉重坠。这个方子的四味药都是根或皮类的苦寒药，所以擅长走下焦，祛肠道湿热。秦皮兼有收涩的作用，白头翁兼有化癥祛瘀的作用。从组方来看，适合并不急迫的热利和缠绵不愈的痢疾，久痢之人必气血有亏，不宜用承气类的攻破药，这个方子解热毒而非攻下，正好合用。当然，临证的时候还是要灵活地运用，如果热结重还是要合大黄，有血证可合阿胶。

◎372　下利，腹胀满，身体疼痛者，先温其里，乃攻其表。温里宜四逆汤，攻表宜桂枝汤。

我们说三阳合病治从少阳；三阴合病治从太阴；三阳病的表里合病先表后里。这里有表里合病，却要先温里，后攻表，说明是阴病。阴病的表里合病亦是先里后表，治从太阴的，其实质是能量为先。

◎373　下利，欲饮水者，以有热故也，白头翁汤主之。

◎374　下利，谵语者，有燥屎也，宜小承气汤。

◎375　下利后，更烦，按之心下濡者，为虚烦也，宜栀子豉汤。

前两条都是阳明里热的下利。白头翁汤方证只是肠中有热，并无实热；承气汤的方证是有燥屎，也就是有实热。言其鉴别。

"下利后"，说明下利已经好了，肠道的热解了，却更"烦"了。里有热结是会烦的，这里说按心下是濡软的，说明没有结滞，那就是虚烦。烦属上焦，上焦虚烦，用栀子豉汤。

以上三条同样是有里热，根据热的位置和虚实的不同，方子也是不同的。《伤寒论》就是这样简单清晰。

◎376　呕家，有痈脓者，不可治呕，脓尽自愈。

呕家如果呕痈脓的话，不是强行止呕，应该顺势而为，让人体把脓排干净，自然就不呕了。这个和热利的原理一样，热利应该用大黄下热，热尽则泻止，不能强行止泻留邪以误病。

◎377　呕而脉弱，小便复利，身有微热，见厥者难治，四逆汤主之。

脉弱是阴病，阴病有呕，小便又频数，会加重津液的损耗，这是很危险的。这时候发生微热，很可能是虚阳浮越的热，怎么确定呢？如果再有厥逆就可见是因虚极而来的外越之阳，无根之火了，这就很难治了。当用四逆汤速温阳建中。

◎378　干呕、吐涎沫、头痛者，吴茱萸汤主之。

这里重复出现这一条，是为了鉴别。可参看吴茱萸汤条。

◎379　呕而发热者，小柴胡汤主之。

此条不太准确，呕而发热也有可能是太阳病。心烦喜呕才是柴胡四证之一。心烦说明有上热，呕是胃弱，胃弱而上下表里不交通才是柴胡汤的实质。

◎380　伤寒，大吐大下之，极虚，复极汗者，其人外气怫郁，复与之水，以发其汗，因得哕。所以然者，胃中寒冷故也。

大吐、大下，已经极虚了，这时候陷入阴病不会有汗了。如果这时候患者出大汗了，这是阳气外越，脱阳了，这时候如果给患者饮水，会呕吐出来，这是因为胃里头虚冷了，连水都不受纳了。

◎381　伤寒，哕而腹满，视其前后，知何部不利，利之即愈。

哕而腹满，原因有虚有实，有寒有热，要全面地看问题，辨脉证，看问题出在哪，随证治之，治病以当下的证为依据便可，解决了病就好了。厥阴病的最后一条又强调了知犯何逆，随证治之的原则。

◎382　问曰：病有霍乱者何？答曰：呕吐而利，此名霍乱。

这里讲的霍乱，涵盖今天说的传染病霍乱，但也不完全是今天说的霍乱，这里的霍乱是病的一种类型。这种类型的特点是呕吐而又下利，病情迅速而缭乱。下一条接着讲这种病的特点。

◎383　问曰：病发热、头痛、身疼、恶寒、吐利者，此属何病？答曰：此名
　　　　霍乱。霍乱自吐下，又利止，复更发热也。

"发热、头痛、身疼、恶寒"这是表证；"吐利"这是里证。这是什么病？说是霍乱。霍乱的特点是什么？后面又说先吐下，等不下利了，又开始发热。那这个病就是在表里之间来回转换，也可以说是邪气在里外寻找出路，所以说是"乱"。这就是霍乱病的基本特点。

◎384　伤寒，其脉微涩者，本是霍乱，今是伤寒，却四五日至阴经上，转入
　　　　阴，必利，本呕，下利者，不可治也。欲似大便，而反失气，仍不利
　　　　者，此属阳明也，便必硬，十三日愈。所以然者，经尽故也。下利
　　　　后，当便硬，硬则能食者愈。今反不能食，到后经中，颇能食，复过
　　　　一经能食，过之一日当愈，不愈者，不属阳明也。

这一段是讲病在传经过程中如何鉴定，其实类似的情况前文已多次讲过。阴病如又呕又下利，如果不能止住，是不可治的。如果想大便却便不下来，只是打屁，这是阳明里有实热。腹泻后，再次发生大便硬，而且病人很能吃

的，说明胃气回复了，病会好。后面也是说怎样用能吃不能吃来判断病是不是该好了。基本的理念是一以贯之的，就是治病以胃气为先。

◎385　恶寒，脉微而复利，利止，亡血也，四逆加人参汤主之。

四逆加人参汤方

　　甘草　二两（炙）　　附子　一枚（生、去皮、破八片）　　干姜一两半　人参　一两

　　上四味，以水三升，煮取一升二合，去滓，分温再服。

　　恶寒脉微，这是阴病。阴病再发生下利，更亡津液，如果下利又自己止了，有可能是"亡血"了，也就是津血虚竭，想下利也下不了了，因为下利也是要有津液和能量来推动的。这里用四逆汤是没问题的，为什么要加人参？关于这个问题，我们可以先说说白虎加人参汤，白虎汤加人参是因为有口渴，因为胃里的津液被里热迅速的烧灼干了，人参是亢奋阴的，能让脾胃迅速化生津液。在这里也是同理，胃的津液被下利消耗干了，因为是阴证，没有感觉到口渴，人参让脾胃迅速化生津液，胃里有津液才能蠕动消化。从这两个方子可以看出，人参是寒热不禁的，它不是后世中医所谓的温补药；人参不是寒药，却也不是热药，是亢奋阴的药，因其作用于阴，四逆汤里加参，也用量不大，只用一两。此处不可不察。

◎386　霍乱，头痛发热，身疼痛，热多欲饮水者，五苓散主之；寒多不用水者，理中丸主之。

理中丸方

　　人参　干姜　甘草（炙）　白术各三两

　　上四味，捣筛，蜜和为丸，如鸡子黄许大。以沸汤数合，和一丸，研碎，温服之，日三四，夜二服。腹中未热，益至三四丸，然不及汤。汤法，以四物，依两数切，用水八升，煮取三升，去滓，温服一升，日三服。若脐上筑者，肾气动也，去术，加桂四两。吐

多者，去术，加生姜三两。下多者，还用术。悸者，加茯苓二两。渴欲得水者，加术，足前成四两半。腹中痛者，加人参，足前成四两半。寒者，加干姜，足前成四两半。腹满者，去术，加附子一枚。服汤后如食顷，饮热粥一升许，微自温，勿发揭衣被。

这一章虽说是讲霍乱病，但开方处药跟霍乱这个具体的病好像没什么关系，和前面一样，还是方证相应而已。

头身疼痛，发热，这是表证；热多，言下之意寒少，那就是偏热的病，而非纯热病；欲饮水，内有停饮。这种情况用五苓散是可以的。五苓散里不仅有利水饮的药，桂枝亦可解决表证。后面说，如果寒多不喜欢喝水，那就可以用理中丸。理中丸这个方子，是建中祛中焦寒饮的。有白术，说明有饮证；有人参，说明饮证也并不严重，寒是主要的，寒用干姜。只是有表证怎么能去桂枝？

理中丸以理中为名，它和前面的脾四味有什么区别呢？区别是将大枣换成了白术，将生姜换成了干姜。脾四味是针对中虚缺少津液的，大枣和炙甘草，温甘，能迅速补足津液。如果只是日常调理脾胃，那就不需要这么多甜的，太滋腻，久服也不宜，所以换成了白术；再者，脾胃久虚的人多少有点湿气也很常见，白术服之合宜。干姜是温中主守的，温热脾胃也比生姜力专且和缓。这里是用丸药，且量少，这是典型的后世调理思路，面面俱到，真说治病，方向不明确，用药也驳杂，疑为后人加上去的方子。

◎387　吐利止，而身痛不休者，当消息和解其外，宜桂枝汤小和之。

桂枝汤的典型方证是汗出恶风，此条并没有此证，为什么用桂枝汤？因为身痛指向表病，吐利之后意味着津液虚。津液虚的表病是可以用桂枝汤的。我们不能只停留在方证相对，而要去理解方证后面的实质，才能活学活用。

◎388　吐利，汗出，发热恶寒，四肢拘急，手足厥冷者，四逆汤主之。

吐、利、汗，三者皆有，人会迅速陷入阴证，拘急和厥冷都是极阴的表现。用四逆汤。

◎389 既吐且利，小便复利，而大汗出，下利清谷，内寒外热，脉微欲绝者，四逆汤主之。

此条也是因吐、利、汗陷入阴病。重点在后面，"内寒外热"，表里同病，三阴病，先里后表，所以用四逆汤。

◎390 吐已下断，汗出而厥，四肢拘急不解，脉微欲绝者，通脉四逆加猪胆汁汤主之。

通脉四逆加猪胆汁汤方

甘草　二两（炙）　干姜　三两（强人可四两）　附子　大者一枚（生、去皮、破八片）　猪胆汁　（半合）

上四味，用水三升，煮取一升二合，去滓，内猪胆汁，分温再服，其脉即来，无猪胆，以羊胆代之。

猪胆汁是苦寒的东西，通脉四逆汤为什么要加它？当患者陷入极阴的时候，一方面需要大剂量的药扶阳救逆，太慢了恐延误；一方面又怕阳气激发得太快，变成阳脱之症，患者会有危险，这就好比将灭的火不能重吹一样。这时候可以加一味苦寒药，稍制其阳，以化合阴阳，就好比炖汤的时候加个盖子，盖子是凉的，热气在盖子上凝结成水回落于锅内，不至于耗散出去。这个方法，也可以称为之为"从阴引阳"。为什么用猪胆汁，有一种说法是：动物药材为"血肉有情之物"，更容易融合受纳。

◎391 吐利，发汗，脉平小烦者，以新虚，不胜谷气故也。

这一条说的是津液虚且胃虚，人不能多吃，吃多了会烦，因为运化不了必生热。民间有一句话叫"虚不受补"，《红楼梦》里贾宝玉病后吃了很长时间的清粥小菜，不给肉食。这都是合道的方法。而时下之人，总以为身体虚靠吃就能补回来，妄食鱼肉滋腻，胡乱进补，这样的人气血没补上来，吃出一身病的我见过很多。

◎392　伤寒，阴易之为病，其人身体重，少气，少腹里急，或引阴中拘挛，热上冲胸，头重不欲举，眼中生花，膝胫拘急者，烧裈散主之。

妇人中裈近隐处，取烧作灰。

上一味，水服方寸匕，日三服，小便即利，阴头微肿，此为愈矣。妇人病，取男子裈，烧服。

这个方子没试过，不敢妄说。如果不用这个方子，就证而言，可考虑小建中汤；如更阴，可考虑乌梅丸方，因为有热上冲胸，似合厥阴病气上冲胸，心中疼热之证。又能量亏于下，扶阳解外再加敛降，这是乌梅丸的能量思路。

◎393　大病差后，劳复者，枳实栀子豉汤主之。

枳实栀子豉汤方

枳实　三枚（炙）　栀子　十四个（擘）　豉　一升（绵裹）

上三味，以清浆水七升，空煮取四升，内枳实、栀子，煮取二升，下豉，更煮五六沸，去滓，温分再服，覆令微似汗。若有宿食者，内大黄如博棋子五六枚，服之愈。

大病之后，如果将息不当，病会劳复，因劳而反复，不仅仅是劳累，还有比如房事，称为房劳；比如多食，称为食劳。这一条从方子来看，应该是食劳。也就是胃气还弱，多食便会生胀满烦热。栀子豉汤去虚烦，枳实消胀满。

◎394　伤寒差以后，更发热，小柴胡汤主之。脉浮者，以汗解之；脉沉实者，以下解之。

伤寒病后劳复，如果是有胃虚的虚热，可用到小柴胡汤；如果脉浮的，可用汗法；脉沉实的，可用下法。这一条说得极简，真要处方是要脉证相应的，不可单凭脉。

◎395　大病差后，从腰以下有水气者，牡蛎泽泻散主之。

牡蛎泽泻散方

牡蛎（熬）　泽泻蜀漆（煖水洗，去腥）　葶苈子（熬）　商陆根（熬）　海藻（洗、去咸）　栝楼根　各等分

上七味，异捣，下筛为散，更于白中治之，白饮和服方寸匕，日三服。小便利，止后服。

腰以下有水气自然从下解，所以用的全是利水敛下药。《伤寒论》已经快讲完了，核心的原则也就那么几条：在表从表解，在上从上解；在里从里解，在下从下解。用药的原则也就是平衡能量和引导能量而已。实在是一套大道至简的医学体系。

蜀漆和商陆根这两个药不常用，下水祛瘀的。泽泻、葶苈子都是下水的药。牡蛎和栝楼根（天花粉）这个组合，是敛阳止渴的。海藻咸寒散结，也有敛阳止渴的作用，亦能祛瘀利水，癌肿类疾病经常用到。

◎396　大病差后，喜唾，久不了了，胸上有寒，当以丸药温之，宜理中丸。

"喜唾"，这里的喜唾说是胸中有寒所致，这种情况用理中丸是适合的。干姜作为一味温热药，作用不是定点的，非但是胃，胸中的寒也能去。

◎397　伤寒解后，虚羸少气，气逆欲吐，竹叶石膏汤主之。

竹叶石膏汤方

　　竹叶　二把　石膏　一斤　半夏　半升（洗）　麦门冬　一升
（去心）　人参　二两　甘草　二两（炙）　粳米　半斤

　　上七味，以水一斗，煮取六升，去滓，内粳米，煮米熟，汤成
去米，温服一升，日三服。

　　这是《伤寒论》的最后一个方子。风热温病，用白虎汤；有虚热，用麦
门冬汤，麦门冬是滋阴的，是滋养剂，可补虚。如果患者的情况在二者之间，
没那么热，也没那么虚，兼而有之，那就用竹叶石膏汤。麦冬和生石膏皆有，
这里示范的是进退之法。

　　这个方子放在瘥后劳复篇里，是因为这种病后的虚热很常见。胃弱了，
虚火炎上，便会"气逆欲吐"。竹叶淡凉降，和半夏在一起是能止热性的呕
逆。现在治热呕惯用竹茹，效果更好。寒性的呕逆用生姜和半夏；热性的呕
逆可以用半夏合竹茹、柿蒂这样的药。

◎398　患者脉已解，而日暮微烦，以病新差，人强与谷，脾胃气尚弱，不能
　　　消谷，故令微烦，损谷则愈。

　　这里说的是病后多食，脾胃弱不能消谷，就会"日暮微烦"，这是轻微的
阳明病了，早上和正午没有烦热，傍晚气血运行渐慢才发生烦热，说明没那
么热，是淤而生热，里有微结，少吃就会好。

　　至此，《伤寒论》全部解完。

辨阴阳易瘥后劳复病脉证并治

后世中医研究肝如何？肾如何？气如何？血如何？痰如何？湿如何？……诸如肝肾气血痰湿之类，只是人体的现象。

古经方中医思考人体之作为：人体如何解决这个问题，人体的排病途径在哪里？这是一种道法自然的观念，不以药治病，而是弄清楚人体意欲何为？先将人体的能量复其常；再顺应人体自身的排病途径和势能，帮助人体去排病。

认识人体自身应对疾病之作为是辨证之目的。

真正能治万病的只有人体自身，而非药物（在前文《大道至简的古中医》中有详细阐释，此处不再赘言）。

人体先有能量之失衡，循环之受限，才有病邪之进入。

有因外界的风寒暑湿燥及诸无形力量而来的病邪，也有因情志饮食不当自内而生的病邪。

病邪一旦发生，人体就要与之相抗，抗之不下相持在人体的某一部位，这就是病位。在经方体系里病位分表、里、半表半里三个区域。

人体对抗疾病的具体反应称为之为"证"。比如发生于表的汗出、肌肉疼痛、发热；发生于里的腹泻、便秘、心下痞；发生于半表半里的往来寒热、口苦、胸胁满痛等等。

那什么是病呢？西医所讲的病是病灶，诸如肿瘤、高血压、肺炎、胃溃疡、瘾疹之类。这是人体没能有效地排邪而产生的后果，是末端的产物。中医反对头痛医头脚痛医脚，就是反对直接针对病灶。

简而言之，经方古中医的解病之法有三个原则：

阴阳原则。

病位原则。

淤堵原则。

阴阳原则就是自身能量，自身能量永远是第一位的；其次是病位原则，就是人体排病的势能途径；再次是祛除人体淤堵的原则。

阴阳原则

阴阳在《伤寒论》里的概念，落实于临证上是指津血的多少，现在习惯称为之为气血功能，这是免疫力的载体。真正的古中医不是以药治病的，而是顺应人体的排病之势，引导自体能量去治病的。世上能治病的只有自体免疫力，而非药物，所以津血的多少是治病的根本。

在经方的组方规律里，一个方子的组成首先是建立能量的药物。

举例说明：桂枝汤共有五味药，其中作用于津血能量的姜草枣芍就占了四味，只有桂枝是达阳于表而驱邪外出的（生姜也兼具此功能）。

能量（津血）以平衡居中为贵，偏多偏少都不好。《伤寒论》里平衡能量的方法主要有四：

一为建中生津之法，以姜草枣参为主药；

二为扶阳救津之法，以干姜附子为主药；

三为解热存津之法，以石膏硝黄为主药；

四为滋阴敛津之法，以地黄山萸为主药。

此四法有寒热虚实之辨。

津血要靠脾胃来化生，岂能直接补？所以补津血以建中为先，此为阴阳之本，临证之要，这也是经方里甘草大枣生姜频繁使用的原因。

病位原则

病位分表、里、半表半里三个层面。

《伤寒论》言半表半里为"表里之间"，如今经方界习惯称为半表半里，故袭之。

阴阳和病位都可以通过"证"的反应来体现的，关于"证"在《伤寒论》里讲得最多。证在哪里，说明能量和邪气相持在哪里。

严格意义上来讲，人体多数的所谓病并不是病，而是证，是排病反应而已。《伤寒论》所言病位不是指具体某病灶的位置，而是指人体排病的层面方向。

组成经方的第二类药物就是作用于病位的药物，这些药物是引能量到相应层面，以驱邪外出的。

举例说明：桂枝汤里的桂枝就是引能量于表以驱邪的。

所谓六经，既包含阴阳观念，也包含病位观念。

在临证上，有几个关于病位的大原则：病在表从表解，病在里从里解；病在上从上解，病在下从下解。三阳病之表里同病，先表后里；阳明里病重急之时，暂可先里后表。三阳合病，治从少阳。三阴病之表里同病，治从太阴，先扶脾胃之阳，实质是能量为先；三阴合病，治从太阴，实质是能量为先。

阴阳和病位是经方组方的两大核心原则。

以治少阳病的主方小柴胡汤为例：首先是作用于能量的建中药——参姜草枣。然后是针对病位的药——柴胡疏通半表半里；黄芩半夏清降上焦。

此七味合为小柴胡汤。

淤堵原则

这个层面的问题不是必有的。因为前面两个原则即可组成一个常规的经方了，针对病位的引导能量药往往也能祛除淤堵。如果淤堵较重，才需要另外增加祛除淤堵的药。

何为淤堵？就是结实之邪，如：气、湿、饮、痰、痈脓、瘀血……

名词虽异，其理一也，津血能量与邪气僵结代谢而形成的废物淤堵。

较轻之结是气结；如雾之津为湿；有形之津为饮；顽结之津为痰为痈脓；血之郁结为瘀血；结而坚则为燥屎为瘤为癌。

以上是经方组方之大原则。

临证之时三大原则必须同参，问证之时不可偏听漏诊。组方用药进退变化皆以证为凭，不可有丝毫主观。

为医忌入流入派，忌偏执外因。后世之医家，或执于寒凉；或执于滋阴；或执于攻邪；或执于扶阳，且谓之流派。人体无流派，病亦无流派，医家若执流派难免偏执难免误人。

天地间纵有地域时气之殊异，但最终要以人体之"证"为确凭。形成病的外因众多，若都去关注，只会自乱，于疗效无益。最终还是以人体的反应为凭据，人体是阴是阳，是寒是热，是表是里，是痰是气，皆以人体为准。例如，干燥之北秋亦多湿证；湿寒之南冬亦多温病。医家若偏执外因，秋燥就要滋阴，冬寒就要温阳，难免误人。

逐条逐字看《伤寒论》，看其眼目着落何处，便可知大要就在此处，一言以蔽之——涉内不涉外。

落于人体之实处，但以证论病，便是涉内。就便是涉内，《伤寒论》之辨证原则也非面面俱到，而是抓大局取大象，抓大而放小。医圣之道取其大者，易学易用，效如桴鼓；后世之医，至博至繁，难学难用，疗效不彰。

所谓大道至简，小道至繁，邪道至玄。不可不慎思。

当识药物在人体当中之"势",而非只识其"用"。

所谓"势"就是药在人体当中之能量走势。

所谓"用"就是药治某病某症之用。

此"走势"非后世所言之入经络入脏腑。因为药物不能智能的,不能只循某经而行,也不能单入某脏某腑。

药物只能入大层面。比如桂枝走外,大黄走里,柴胡走半表半里。后世药学在此处经常难以自圆其说。比方一味黄连,云清心热清肝热清胃热清肠热。其实黄连只是有苦降之势,能引内热下行而已。一味枸杞子,云补肾云补肝云明目云补血。其实枸杞子只是味厚质黏,其滋养之性能入阴血而已。

此所谓一势可为多用。

区分药之"势"与药之"用",在临证上有何意义?

我们以桂枝和大黄为例来解释。

先说桂枝之用,可用于发汗、止汗、化瘀、祛湿、止咳、镇痛、强心、宣肺、运脾、舒肝、利水……

大黄,既能通便,又能止泻,还能祛食瘀、血瘀、水瘀、痰瘀、痈脓……

看似这两味药几乎能用于一切病,如此以用学药,如何下手?事实上此多用实为一势。

桂枝只是秉辛厚之香气，有向外发散之走势；大黄只是有沉寒破下之走势。若此药势能顺应人体的排病之势，或云人体能借此势恢复正常之能量和排病途径，则一切病邪能去；若人体不需此势，则不能应之于病。

后世谈药偏于谈用，比如某药止咳，某药化痰，某药祛湿祛瘀，某药补血补气，甚至说某药治某病。其实从临证上来看，是药都能止咳，亦都不能止咳。以用论药，容易陷入主观臆断。以用论药是医学衰退变乱的重要标志，如此用药必定是时效时不效；治好不知道为什么能治好，治不好也不知道为什么治不好。

为什么经方用常见的几十味药物来回组合，就能治万病，且效如桴鼓？因为药物只是襄助人体，而非自己去治病。病虽千变万化，人体排病的方式只有那么几种，人体能量失衡的方式也只有那么几种。一个小柴胡汤只有七味常用药，临证却能应用于几乎一切疾病，成为最常用的经方，非此七药为神药，而是此方所解为人体常见之困局。

治病，最重要的不是认识病，而是认识人体之作为，认识人体的排病之势。

用药，重要的也不是看药能治什么病，而是看药在人体中之能量走势。

方药之势能顺应人体排病之势能，形成合力来排除病邪。二力相合，自能药到病除；二力不合，反倒相互牵制，缠绵难愈。这是古中医的独特理念。

如此一打通，则万法归一，以一御万。

习得此法自能参透上古经方医学之核心辨证心法和组方奥妙。

汉朝《伤寒论》中的
度量衡同当代换算

1 石 = 4 钧 = 29760 克

1 钧 = 30 斤 = 7440 克

1 斤 = 16 两 = 248 克 = 液体 250 毫升

1 两 = 24 铢 = 15.625 克

1 圭 = 0.5 克

1 撮 = 2 克

1 方寸匕 = 金石类 2.74 克

　　　　 = 药末约 2 克

　　　　 = 草木类药末约 1 克

半方寸匕 = 一刀圭 = 一钱匕 = 1.5 克

一钱匕 = 1.5 ~ 1.8 克

一铢 = 0.65 克

一铢 = 100 个黍米的重量

一分 = 3.9 ~ 4.2 克

1 斛 = 10 斗 = 20000 毫升

1 斗 = 10 升 = 2000 毫升

1 升 = 10 合 = 200 毫升

1 合 = 2 龠 = 20 毫升

1 龠 = 5 撮 = 10 毫升

1 撮 = 4 圭 = 2 毫升

1 圭 = 0.5 毫升

1 引 = 10 丈 = 2310 厘米

1 丈 = 10 尺 = 231 厘米

1 尺 = 10 寸 = 23.1 厘米

1 寸 = 10 分 = 2.31 厘米

1 分 = 0.231 厘米

梧桐子大 = 黄豆大

蜀椒一升 = 50 克

葶苈子一升 = 60 克

吴茱萸一升 = 50 克

五味子一升 = 50 克

半夏一升 = 130 克

虻虫一升 = 16 克

附子大者 1 枚 = 20 ~ 30 克

附子中者 1 枚 = 15 克

强乌头 1 枚小者 = 3 克

强乌头 1 枚大者 = 5 ~ 6 克

杏仁大者 10 枚 = 4 克

栀子 10 枚平均 15 克

瓜蒌大小平均 1 枚 = 46 克

枳实 1 枚约 14.4 克

石膏鸡蛋大 1 枚约 40 克

厚朴 1 尺约 30 克

竹叶一握约 12 克

（注：要考虑到汉代的用药习惯大部分是生鲜药材。现在是用晒干的饮片药材来测量剂量。可以根据具体情况来折算干品的实际用量。建议：根据不同的药材，一般用原剂量的百分之三十到六十为宜。）

方剂索引

方剂索引

图书在版编目（ＣＩＰ）数据

　　大医至简 ： 刘希彦解读伤寒论 / 刘希彦著.-- 2 版. -- 长沙：
湖南科学术出版社，2019.1(2025.2 重印)
　　ISBN 978-7-5710-0021-9

　　Ⅰ．①大… Ⅱ．①刘… Ⅲ．①《伤寒论》一研究Ⅳ.①R222.29

　　中国版本图书馆 CIP 数据核字(2018)第 264878 号

DA YI ZHI JIAN　　LIUXIYAN JIEDU SHANGHANLUN

大医至简 —— 刘希彦解读伤寒论

著　　者：刘希彦

出 版 人：潘晓山

责任编辑：王跃军

出版发行：湖南科学技术出版社

社　　址：长沙市芙蓉中路一段 416 号泊富国际金融中心

网　　址：http://www.hnstp.com

湖南科学技术出版社天猫旗舰店网址：

　　　　　http://hnkjcbs.tmall.com

邮购联系：0731-84375808

印　　刷：长沙鸣翔印务有限公司

　　　　　（印装质量问题请直接与本厂联系）

厂　　址：湖南省长沙县黄花工业园扬帆路 8 号

邮　　编：410100

版　　次：2019 年 1 月第 2 版

印　　次：2025 年 2 月第 11 次印刷

开　　本：710mm × 1000mm　1/16

印　　张：19.25

字　　数：300 千字

书　　号：ISBN 978-7-5710-0021-9

定　　价：69.00 元